U0241220

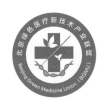

肿瘤绿色调护技术

GREEN NURSING OF CANCER

胡凯文　主编

北京科学技术出版社

图书在版编目（CIP）数据

肿瘤绿色调护技术 / 胡凯文主编 . — 北京 : 北京科学技术出版社，2021.7
ISBN 978-7-5714-1524-2

Ⅰ . ①肿… Ⅱ . ①胡… Ⅲ .①肿瘤—中医治疗法 Ⅳ . ① R273

中国版本图书馆 CIP 数据核字 (2021) 第 069894 号

策划编辑：马 驰 曾小珍
责任编辑：周 珊
责任校对：贾 荣
封面设计：异一设计
图文制作：天露霖文化
责任印制：李 茗
出 版 人：曾庆宇
出版发行：北京科学技术出版社
社 址：北京西直门南大街 16 号
邮政编码：100035
电 话：0086-10-66135495（总编室） 0086-10-66113227（发行部）
网 址：www.bkydw.cn
印 刷：北京捷迅佳彩印刷有限公司
开 本：787 mm×1092 mm 1/16
字 数：374 千字
印 张：20
版 次：2021 年 7 月第 1 版
印 次：2021 年 7 月第 1 次印刷
ISBN 978-7-5714-1524-2

定 价：158.00 元

主编简介

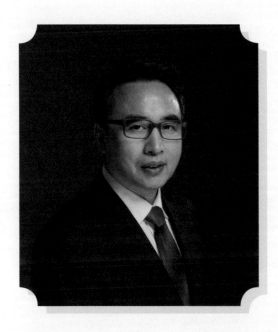

　　胡凯文　北京中医药大学教授、博士研究生导师、博士后合作导师，主任医师，肿瘤绿色治疗学创始人，国家重点研发计划项目"肺癌中医防治方案的循证优化及机制研究"首席科学家，首都名中医。现任北京中医药大学东方医院副院长，北京中医药大学中医肿瘤学系主任，北京中医药大学肿瘤研究所负责人；兼任北京绿色医疗新技术产业联盟理事长，中华中医药学会肿瘤分会副主任委员，中国医师协会肿瘤消融治疗技术专家组副组长。担任中华人民共和国国家卫生健康委员会《肿瘤消融治疗技术管理规范（试行）》（卫办医政发〔2009〕190 号）、《肿瘤消融治疗技术临床应用质量控制指标》、《热消融治疗原发性和转移性肺部肿瘤专家共识》起草专家，北京经济技术开发区"新创工程·亦麒麟"领军人才，《医药导报》编委，《中华肿瘤杂志》《中华中医药杂志》等学术期刊审稿人。首创肿瘤绿色治疗体系，著有《肿瘤绿色治疗学》（北京科学技术出版社 2017 年出版），重视对癌症病人生活质量的维护，建立了以"微创手术 + 中医中药"为主的肿瘤治疗新模式，为年老体弱或不适于手术、放化疗的癌症病人，提供了具有中国特色、中医特色的治疗新方案。主持、参与国家级及省部级课题 20 余项，发表学术论文 200 余篇，出版著作共 5 部。获国家发明专利 6 项，中华中医药学会科学技术奖、北京中医药大学科技进步奖等共 4 项，并获国际冷冻外科学会"杰出贡献奖"。

前　言

与癌症的抗争，是全人类的一场伟大征程。在漫长的抗争过程中，我们时常会感到自己很渺小。但是，在过去近20年的临床工作中，总有一些人、一些事，给我们以温暖和力量。

有这样一位病人，始终令我们难以忘怀。2009年，47岁的他被确诊为"晚期肺癌，腰椎转移，淋巴转移"，病情发展之快让他错过了最佳的治疗时机，不少专家都束手无策。茫然过后，他反复权衡，最终选择了我们的氩氦刀减瘤消融术和骨水泥椎体成形术微创治疗。术后，为了缓解他的种种不适，我们中医护理组想出了种种办法。他曾提过自己怕冷，我们就将中药打粉，调制成膏，贴敷在他足心的涌泉穴。第二天，他惊喜地跟我们说："感觉一股热流从脚心升到了膝盖，舒服极了。"出院之前，他还主动找我们学习种种调护的方法，以便在家中自己操作。就这样，除了定期住院外，他始终在努力生活，直到生命的尽头。这种温和的治疗和护理，让他向上天"借"来了6年时间。对他而言，这是一段6年的温情陪伴；对他的家人和朋友而言，这是一场6年的温柔告别。

感怀之余，我们也不禁思考，对于癌症病人，特别是那些年老体弱、无法手术和肿瘤晚期的病人，当他出现种种不适时，我们能为他们做些什么？我们能为他们带去怎样的安慰和关怀？在这样的思考后，北京中医药大学东方医院肿瘤科（以下简称东方医院肿瘤科）创建了肿瘤绿色调护模式，在低损伤、可持续的绿色治疗体系下，针对病人的不适症状，汲取中医辨证施护及整体观念理论，借助中医特色外治技术，从局部到全身，从改善症状到增强体质，在症状、饮食、情志等方面，给病人以个体化、全方位、连续性的调养和护理。这样的护理能够从医院治疗延伸至居家调养，能够从医疗团队的护理延伸至家人亲友的陪伴，让肿瘤病人得以身心平和地带瘤生存，这也是慢性病管理的一大特色优势。

本书分为肿瘤绿色调护基本理论、肿瘤绿色调护技术、外治疗法操作及临床典型病例举隅4章，其中"外治疗法操作"一章列举了穴位贴敷、中药泡洗、中药含漱等多项中医外治调护技术，图文并茂，易懂、易学、易操作；"临床典型病例举隅"一章列举了肿瘤病人出现的疼痛、乏力、呕吐、便秘（溏）、腹胀、胸腹腔积液、肢体肿胀、皮肤破溃等20余种临床症状，分别从临床表现、中医外治、辨证施膳、心理及康复调护等方面进行详细描述。文后另附有穴位图例，以图示方式展示症状调护中所提及的穴位，为临床护理工作者、肿瘤病人及其家属在肿瘤调护中提供指导。

编者

2021年3月

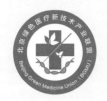

北京绿色医疗新技术产业联盟
Beijing Green Medicine Union (BGMU)

北京绿色医疗新技术产业联盟简介

北京绿色医疗新技术产业联盟由北京中医药大学东方医院牵头，全国7家教学医院、科研院所、高新医疗企业共同发起，经北京市民政局批准，于2015年7月14日正式注册成立，被评为北京市AAA级社会组织、北京经济技术开发区创新战略联盟。联盟宗旨：以创新驱动为指导，以创建绿色医疗综合服务体系为目标，为提升我国医疗产业技术水平和推动产业发展做出积极贡献。

北京绿色医疗新技术产业联盟自2015年成立至今，已经有40余家单位成员及50余位个人成员，单位成员包括北京、河北、河南、湖北、广东、天津、重庆、山东多地的多家三甲医院以及多家高新医疗企业。

联盟代表性工作

学术成果： 2017年出版《肿瘤绿色治疗学》。

绿色治疗基地： 2016年开始在全国各省市建立肿瘤绿色治疗基地，授予"北京绿色医疗新技术产业联盟基地"牌匾，建立"绿色医疗"品牌，推广绿色医疗理念。

重大活动： 举办第一届至第九届中国肿瘤绿色治疗新技术论坛暨全国中西医结合肿瘤治疗新技术培训班。

公益项目：

2016—2017年度完成北京市福利彩票公益金资助项目"疏解首都医疗功能：京津冀基层医师医疗技能提升项目"，2016年10月成立京津冀工作委员会。

2017—2018年度完成中央财政资金项目"基层医师绿色治疗医疗技能提升项目"。

海外推广： 2016年、2017年联盟资助多位成员出国进行学术交流，促进肿瘤绿色治疗向海外推广。

目 录

第一章

肿瘤绿色调护
基本理论

一、肿瘤绿色调护的概念

肿瘤绿色调护是肿瘤绿色治疗体系中有关调养和护理的部分，以中医基础理论及肿瘤绿色治疗理论为指导，以医疗护理措施和中医特色疗法为技术手段，以缓解症状、增强体质、提高生活质量、延长生存期、预防肿瘤复发为目的，可使病人机体达到阴阳平衡的状态，最终实现与肿瘤共存的长期稳态。

二、肿瘤绿色调护的理论基础

中医学主张三分治疗、七分护理。这里的"护理"包括患病时期的护理、病愈之后的康复及治未病。肿瘤的绿色调护是以中医基础理论及肿瘤绿色治疗理论为基础而形成的一类护理理念与技术。

整体观和辨证施护是中医临床护理的理论基础。中医学认为健康是天地阴阳和人自身阴阳均保持平衡的结果，即天人相应、形神合一、静以养神、动以养形、动静结合、阴阳相调。《素问·调经论》言："阴阳匀平，以充其形，九候若一，命曰平人。"从整体观理论出发，人的健康状态是机体在内环境（脏腑功能状态、精神心理因素等）与外环境（自然环境、社会环境等）的多重因素的作用下维持的动态平衡。在对肿瘤病人进行调护时，宜顺应自然界四时变化，帮助病人及其家属培养健康的心理素质，满足病人内心需求，使病人主动适应环境改变，从生理、心理、文化、精神等多方面进行调护。

辨证论治是中医治疗的核心，辨证施护是中医护理的基本原则。《素问·阴阳应象大论》曰："善诊者，察色按脉，先别阴阳……形不足者，温之以气；精不足者，补之以味……审其阴阳，以别柔刚……定其血气，各守其乡，血实宜决之，气虚宜掣引之。"辨证施护包含了辨证施药、辨证施术、辨证施膳、辨证施教、辨证施养等内容。

肿瘤绿色治疗理论是在传统中医整体观及辨证论治的基础上，结合肿瘤疾病本身的特点提出的，更加突显局部辨证的重要性。中医学有"孤阳不生，独阴不长"的理论，结合肿瘤的临床表现，我们认为恶性肿瘤是阴阳合体的有生命的邪气，在人体局部有明确的占位病灶（即有迹可循的形体表现），肿块生长迅速，易走窜，善掠夺，具备活跃的阳动功能，具有"体阴用阳"的生命属性。肿瘤就像是被机体"孕育"出的新生寄生生命，与五脏六腑血脉相连，同生共荣。肿瘤是一种慢性全身性疾病，为了最大限度地保护病人正常组织功能，实现延长有效生存期的目标，我们提出了肿瘤绿色治疗理念。绿色治疗理念提倡控制而非根治的治疗模式，有积极的现实意义，符合中医学的"大毒治病，十去其六""大积大聚，衰其大半而止"等治疗思想，更注重保护病人的正气。

三、肿瘤绿色调护的策略

肿瘤绿色治疗中"控制而非根治"的慢病管理理念，主张根据不同病势给予不同治疗措施及调护方法，打破邪盛正衰的不利局面。

在肿瘤急性发展阶段，医护需要迅速与病人建立和谐的关系，建立病人档案，设定治疗护理目标，尤其重视对病人及其家属的情志疏导。治疗时选择"杀伐有力"的现代微创技术，给予局部病灶快速有效的打击，遏制肿瘤迅猛生长的势头。调护以中医外治法为主，根据局部阴阳寒热属性，借助具有"直达病所"功能的穴位贴敷、中药膏摩等疗法，进一步加强对肿瘤局部病灶的控制。

在有效地打击局部病灶之后，病情进入慢性期，会残存一些不适的症状，此时以全身治疗为主，扶正与祛邪并重。肿瘤慢性期的调护以攻补兼施为主，可以选用针灸、穴位贴敷、中药膏摩等外治疗法，情志上主要采用移精变气法、顺情从欲法，以上方法既可辅助抑制肿瘤生长，又可明显改善症状。

在肿瘤基本得到控制，病情稳定的阶段，以中医治疗为主，为了预防肿瘤复发，可借助中药泡洗、艾灸等外治疗法，辅以饮食调护、情志调护、导引吐纳等方法，改善病人的癌体质，改变内环境，促使机体恢复阴阳平和的状态，使之不再适合肿瘤的生存。

四、肿瘤绿色调护的目的

肿瘤绿色治疗与传统肿瘤治疗模式的目标有所不同：传统肿瘤治疗模式追求最大程度地打击肿瘤病灶，以肿瘤病灶的缩小程度为疗效评价要点，即便关注病人生存也仅以总生存期为着眼点；肿瘤绿色治疗则是以延长有质量、有尊严的有效生存期为目标，使生存的质量和时间同样有意义。与带瘤生存相比，我们更希望通过绿色调护的手段帮助病人实现带瘤生活，这样更符合中国人的健康观。

五、肿瘤绿色调护的意义

"医乃仁术"是中医学的重要特点，即以人为本，尊重生命，不论是医疗活动还是护理活动都应遵循。我国肿瘤病人以老年人常见，所患癌症分期较晚，基础病多，体质差，不具备接受创伤较大的规范化治疗的条件。为给肿瘤病人寻找合适的治疗方案，胡凯文教授结合临床实际情况提出包括肿瘤绿色治疗和肿瘤绿色调护在内的中国式抗癌方案。坚持控制而非根治的中医理念，建立起一个包容众多符合微创化、低损伤、可持续技术手段，如微创手术、中医外治法、生物免疫治疗等的治疗体系，本着"以病人为中心"的理念，追求福寿双全的生命观。

肿瘤常规护理通常包括病情观察、围手术期护理、放化疗护理等内容，当遇到年老体弱、无法手术或者晚期肿瘤病人时，在常规护理之外我们还能做些什么？北京中医药大学东方医院（以下简称东方医院）肿瘤科创建了肿瘤绿色调护模式，在低损伤、可持续的绿色治疗体系下，针对病人的不适症状，基于整体观念和辨证施护理论，从局部到全身，从改善症状到增强体质，在症状、饮食、情志上给予病人合理的调养和护理。

肿瘤绿色调护是个体化的、全面的、连续的，可延续至居家调养，让肿瘤病人得以身心平和地带瘤生活，这也是慢病管理中的一大特色优势。肿瘤绿色治疗体系在中国哲学思想的基础上，将现代微创技术与中医传统理论相融合，充分发挥了现代技术优势，是中医理论在现代条件下的创新，我们应认真开展肿瘤绿色治疗和调护的实践研究，向全国乃至全世界推广肿瘤绿色治疗和肿瘤绿色调护。

参考文献：

[1] 余涵 . 阴阳学说在临床护理中的应用进展 [J]. 护理研究：上旬版 ,2015,29(8).

[2] 李颖 . 浅谈中医理论在整体护理中的应用 [J]. 中国卫生产业 ,2012,9(12):159.

[3] 张雅丽 . 中医理论及辨证施护概述 [J]. 上海护理 ,2019,19(4):71-75.

[4] 刘传波 , 胡凯文 . 中国式治疗肿瘤法则：肿瘤绿色治疗 [J]. 医药导报 ,2018,37(7):827-829.

第二章

肿瘤绿色调护技术

肿瘤绿色调护以中医特色外治疗法为主要技术手段，配合情志、饮食、起居的调养，从而改善病人的癌体质，促使其机体恢复阴阳平和的状态，改变适宜肿瘤生长的环境。

一、中医特色外治法

（一）外治法的概述

中医特色外治法是中医学的重要组成部分，是最能体现中医学特色的方法之一。中医学历史悠久，中医学者对特色疗法的探索孜孜不倦。中医学是一门实践医学，中医特色疗法来源于生活。由最初的无意识模仿、尝试，到后来的总结经验、主动运用，中医特色疗法的理论、治则治法、临床运用逐渐完善，中医特色疗法同其他伟大发明一样流传至今。

（二）外治法的历史源流

1. 起源于原始社会

在原始社会，人类的生存条件极差，为了生存，人类会与野兽厮杀，与其他部族争斗，还要对抗恶劣的自然环境。起初人类发现动物有时候会把树叶、草茎敷在伤口上，并发现将这些树叶、草茎捣烂后敷在伤口处可以帮助止血，甚至加速伤口愈合，于是人类便开始模仿这种行为，这就是外治法的萌芽。

火的使用进一步推动了中医外治法的源起。在远古时代，人类除了要应对各种外伤、疾病，还要对抗恶劣的自然气候，尤其是寒冷。钻木取火发明后，人类在反复的生活实践中发现：用烘热的石块温暖身体的某些部位，可以减轻疼痛；把某些草木、花叶点燃后用以熏烤，也可治疗一些疾病。随着经验的积累，热熨、熏洗、艾灸等外治法渐渐产生。

关于外治法的最早文字记载见于殷墟出土的甲骨文《殷墟小辞》，其中的"头有创则沐，身有病则浴"及"烧其酒"，记录了用外治法治疗创伤、疮疡及以酒消毒的方法。《山海经》也记录了"薰草佩之可防疠"的外治佩戴法。

2. 形成于先秦时期

战国时期，人类社会的政治、经济、文化得到了显著发展，出现了众多与医学相关的记载，医学著作相继问世。相传战国时期最著名的医学家扁鹊，曾以针刺、药熨等方法治疗虢太子之尸厥症。现存最早的医书《五十二病方》载方近300首，其中用于外敷的方剂100余首。该书还对敷法的用途、敷药的剂型、外敷的方法及注意事项做了较为详细的描述。

《黄帝内经》一直被认为是中医学的源泉和理论基础，该书记载的疗法为中医特色疗法的形成和发展奠定了理论基础，如《素问·异法方宜论》云："东方之域……其病皆为痈疡，其治宜砭石。……西方者……其病生于内，其治宜毒药。……北方者……脏寒生满病，其治宜灸焫。……南方者……其病挛痹，其治宜微针。……中央者……故其病多痿厥寒热，其治宜导引按𫏋。"该书记载了针灸疗法、砭石疗法、情志疗法、饮食疗法等10余种中医特色疗法。虽然该书所载方剂仅有13首，但其中就包括了治疗猛疽、米疽的豕膏，治疗口僻的马膏，治疗寒痹的热熨药酒等外用药方。"用醇酒二十升，蜀椒一升，干姜一斤，桂心一斤，凡四种，皆㕮咀，渍酒中"，记录的就是制作用于温熨患处治疗寒痹的药酒的方法。

中医外治法的理论、治则、治法、处方在这一时期都得到了初步的整理与总结，为后世中医外治法发展奠定了基础。

3. 发展于汉唐时期

这一时期中医外科学及中医外治法都得到了飞速的发展。汉代医家华佗被称为"外科鼻祖"，《后汉书》记载华佗在病人麻醉的状态下实施手术，并配合外治法促进其恢复："乃令先以酒服麻沸散，既醉无所觉，因刳破背，抽割积聚""若在肠胃，则断截湔洗，除去疾秽，既而缝合，敷以神膏"。华佗既开创了麻醉技术的先河，也充分实践了中医外治技术"直达病所"的理念。虽然张仲景以治伤寒闻名，但其《伤寒杂病论》也记录了诸多外治理论及外治疗法。张仲景首次运用妇科坐药、阴道冲洗、药物塞肛等方法治疗疾病，这些将药物直接作用于患病部位的方法，在如今的临床中依然被沿用。

这一时期中医外治技术得到了系统总结，大量外科专著问世。葛洪《肘后备急方》记载了多种剂型，如丸、散、膏、栓等。该书还记载了多种简便易行的外治法，如"治痈肿坚核不清，白蔹贴方"，方用"白蔹、莽草、大黄、黄连、黄芩、吴茱萸、芍药、赤石脂八味各等分捣筛，以鸡子黄和如泥涂布上，随核大小贴之，燥易"，现今之临床仍在使用该方药。《肘后备急方》所载内容充分展现了中医外治法简、便、验、廉的优势。《刘涓子鬼遗方》是目前已知现存最早的外科学专著，详细记载了痈疽的辨证论治方法，还介绍了既可治疗深部脓肿又可烧烙伤口止血的烙法、火针的运用。

隋唐时期用外治法治疗疾病已经相当普遍。孙思邈《备急千金要方》称得上中国古代的医学百科全书，收集医方近5000首、外治处方1200余首、外治法50余种，总结了唐代以前中医学发展的成就。该书记载了大量的中医外治法的内容，如用大剂黄芪、防风熏蒸治疗中风不语（这是典型的内病外治的体现）。

隋唐时期中医外治理论逐渐形成，外用处方剂型丰富，外治方法繁多，为后世中医外治的专科化创造了有利条件。

4. 成熟于宋元时期

活字印刷术的发明为中医古籍的流传创造了条件，此时期医学学术百家争鸣，中医外治法的理、法、方、药理论逐步成熟，并且已经开始探讨外用药作用机制，出现了以"外科"命名的专著。伍起予编撰的《外科新书》是我国医学史上目前已知的最早以"外科"命名的书籍。灸法在宋代兴起，陈自明编著的《外科精要》着重记载了痈疽等外科疾病的病因、病机、诊断、预后等，强调以灸法治疗痈疽的必要性。窦材著《扁鹊心书》，注重灸法，并创制睡圣散以减轻艾灸时的痛苦。

金元四大家的出现及其学术流派的形成都有力地推动了中医外治法的发展。张从正偏于攻邪，把众多外治方药归于汗、吐、下三法，认为汗法的治疗机制在于"开玄府而逐邪气"，并把灸、蒸、洗等经皮给药方法均归于汗法。他还认为放血可达到扶正的目的，至此放血正式发展成一种专门的治疗方法。《丹溪心法》记录了治虚火用附子末涂足心，以引火下行。

在宋元时期，官府重视医学发展。随着对外治机制的逐渐探讨总结，中医外科体系逐渐成熟。宋代官方编撰的《圣济总录》《太平惠民和剂局方》等书几乎涵盖了当时所有的外用方剂，详细记录了外用方的制备方法，并指出了外用经皮给药的作用机制。《圣济总录》指出，"治外者，由外以通内，膏熨蒸浴粉之类，藉以气达者是也"。在这一时期，中医外治法的应用领域也扩大到妇科、儿科等专科中，陈自明《妇人大全良方》涉及以中医外治法治疗的妇科疾病约20种，钱乙《小儿药证直诀》将中医外治法用于治疗小儿惊风、夜啼等儿科疾病。在元代，医家更是将中医外治法引入宫廷，如许国祯《御药院方》专门记载了用于宫廷的外治方药。官方的认可代表着中医外治法体系已趋于成熟。

5. 辉煌于明清时期

明清时期，大量的中医外治医家涌现，著名外治专著问世，中医外治法在中医领域大放异彩，其中最具代表性的就是外科三大主要学术流派（正宗派、全生派、心得派）。以陈实功的《外科正宗》为代表的正宗派，提出"外科尤以调理脾胃为要"，主张应用外治法和外科手术治疗疾病。《外科正宗》记载了熏、洗、熨、湿敷等多种外治方法，并记载了手术14种，后世医家称赞其"列证最详，论证最精"。以王维德《外科全生集》为代表的全生派，提出以"阴阳辨证"为核心的辨证论治法则，主张"消为贵，托为畏"，创立阳和汤、犀黄丸、醒消丸等治疗阴疽之名方，这些方药沿用至今。以高锦庭《疡科心得集》

为代表的心得派，指出"外疡实从内出论"，在对外科疾病病因病机进行阐释时注重外证与内证的关系。

张介宾在《类经图翼》中着重分析了脐疗的优势。《急救广生集》于嘉庆年间成书，收集了嘉庆以前千余年的外治法经验与处方，专"为救急而设"，书中记载的方法和处方简便而起效迅速，如五倍子研末敷脐治疗盗汗有良效。

这一时期中医外治法的运用已经从靠经验运用逐步转为在外治理论指导下运用。徐灵胎在《医学源流论》中提出，针对筋骨肌肉间的有形之邪，外治法更为有效，其云："闭塞其气，使药性从毛孔而入其腠理，通经贯络，或提而出之，或收而散之，较之服药尤有力。"为中医外治法做出突出贡献的当属"外治之宗"吴师机的《理瀹骈文》，该书云："外治之理即内治之理，外治之药亦即内治之药，所异者，法耳。医理药性无二，而法则神奇变幻，上可以发泄造化五行之奥蕴，下亦扶危救急，层见叠出而不穷。"此书除对外治方法及处方进行收集整理创新外，还对外治理论进行完善，在用外治法治疗疾病时始终坚持中医基础理论的指导，极大地丰富了中医外治法的理论依据。

6. 创新于现代

中医外治法起源于原始社会，来源于生活实践，并被不断创新完善，以满足人类的社会需求。其疗效确切、操作简便、安全毒性小，在现代医疗活动中仍占有很重要的地位。随着疾病谱的改变及人类对治疗手段要求的提高，增强中医外治法的疗效，减轻治疗带来的不良反应，传承和创新特色疗法技术，促使中医外治技术与时俱进，为人类健康事业做出更大的贡献，是我们必当肩负的使命。

（三）中医外治法在肿瘤临床中的意义

中医外治法在肿瘤临床中的重要性是由肿瘤的本质及疾病自身特点所决定的。随着现代临床中西医结合治疗模式的发展，将局部辨证的方法与中医传统思想相结合，有助于我们更好地认清肿瘤的本质。肿瘤是一个具有"体阴用阳"属性的有生命的邪气，中有血脉灌行，并与五脏六腑相连，与人体各脏腑、组织同为一个有机的整体，是由体内过盛的阴浊之邪化生而来的、有功能的"病理性组织"，其与机体的关系为一损俱损，一荣俱荣。肿瘤自身的疾病特点体现在病灶对全身和局部影响的不均衡上，治疗时要注意将全身调摄和局部治疗相结合，在调摄全身气血阴阳的同时，加强对病灶局部的治疗，以使药物直达病所，毁瘤之本体。内病外治是中医的治疗特色，《理瀹骈文》指出："一是拔，一是截。凡病有所结聚之处，拔之则病自出，无深入内陷之患；病所经由之处，截之则邪自断，无妄行传变之虞。"肿瘤的治疗宜以外治技术为先导，先用截法切断瘤体与机体的血脉联系，再以拔法毁掉瘤体。

除有肿瘤病灶外，肿瘤病人在疾病的发展过程中会出现疼痛，乏力，放疗、化疗相关不良反应，消化系统、呼吸系统等不适症状，中医外治法可以为其提供新的用药途径，有效缓解症状，减少口服、静脉输注药物对身体的损害，提高病人的依从性，丰富肿瘤的临床治疗手段，使更多的病人得到有效的治疗。

二、其他调护方法

《素问·生气通天论》记载："阴平阳秘，精神乃治；阴阳离决，精气乃绝。"阴气平顺，阳气固守，两者相互调节而维持相对平衡，是生命活动正常进行的基本条件。因此，中医学认为，阴阳失调是疾病发生的主要原因。基于此理论，东方医院肿瘤科针对肿瘤病人实施绿色健康宣教：在理论上，运用阴阳的变化来阐释人体的生理病理变化，讲求协调阴阳以达平衡、保健康；在实践上，根据阴阳二气变化的自然规律以及人体病变情况，使用适当的方法帮助病人调养正气，形成护场，从而进行不息的生命活动；在疾病的预防上，使用泡洗、按摩、艾灸等养生方法以维护和培养人体的正气，扶正祛邪，从而达到治未病的效果。

治未病，强身体。中医学认为未病先防很重要。未病先防是消除或减少致癌因素、促进健康、防患于未然的有效措施。中医有"孤阳不生，独阴不长"的理论，结合肿瘤的临床表现，我们认为恶性肿瘤是有生命的邪气，在人体局部有明确的占位病灶（即有迹可循的形体表现），肿块生长迅速，易走窜，善掠夺，具备活跃的阳动功能，具有"体阴用阳"的生命属性。肿瘤就像是被机体"孕育"出的新生物，与五脏六腑血脉相连，同生共荣。肿瘤的诱发期可以是一年、数年或几十年，这期间，我们可从最基本的日常生活入手，积极改变不良生活方式，调摄情志，保养生命，改变体内气血郁结瘀滞状态，降低癌症发生的可能性。对于已经治愈和病情稳定的病人，调整阴阳，改变体内环境，通过全身用药改变体质、养生调摄，使之不利于癌毒的生存，可预防癌症再发，延年益寿。

绿色健康宣教主要从节嗜欲、护形体、养精神出发，根据生命发展的规律教导病人保养身体，并促使其做到未病先防、既病防变和病后防复。绿色健康宣教因人而异，即针对病人体质、年龄、季节等的不同，采取不同的宣教方法。

（一）节嗜欲——祛邪气

1. 节食欲

"民以食为天"，人类生活离不开饮食，食疗（药膳）文化作为中医学的重要组成部分，有着悠久的历史和丰富的内容。

原始社会时期，人类在寻找食物的过程中，发现有些动物、植物不但可以作为食物充饥，还可以缓解身体的某些不适症状。随着火的使用，人类开始懂得把生食加工为熟食，从而防止了一些胃肠疾病的发生。《周礼·天官》提出"以酸养骨，以辛养筋，以咸养脉，以苦养气，以甘养肉，以滑养窍"，饮食与药物相辅相成，食养食疗理论初见框架。张仲景所著《伤寒杂病论》中的当归生姜羊肉汤、甘麦大枣汤等一直沿用至今。隋唐时期是食疗发展的兴盛时期，第一部食疗学专著《食疗本草》的问世，使食疗真正成为一门独立的学科。该书详细记载了食物的性味、功效，偏嗜的危害，各种食物的烹饪方法等。《饮膳正要》作为我国现存最早的营养学专著，特别突出了每一种食物的养生、医疗效果。明清时期药膳发展到了鼎盛时期，药膳作为日常饮食在皇室贵族中风靡。除功效外，此时期的医家更加重视饮食禁忌，这极大地促进了药膳理论的完善。

饮食不节是引发肿瘤的一个重要因素。中医学认为，肿瘤病因可概括为毒、癖、痰、虚四个方面，肿瘤是由机体感受六淫邪气所致或因饮食不节、七情内伤、过度劳倦引起机体结构及功能与代谢发生失衡、失调、失序所致，是人体整体病变在局部的表现。绿色调护中，饮食的科学摄入尤为重要。《黄帝内经》提出了"五谷为养，五果为助，五畜为益，五菜为充"的养生大法。在这里，五谷指我们平日所谓的主食，其供给我们身体大部分的营养，故为主要食物；蔬菜有一定的量，才能起到"充"的作用，故为次要食物；而肉类、水果、坚果则是锦上添花之物。《素问·异法方宜论》云："美其食……其病皆痈疡。"合理饮食以饮食有节为原则，即在饮食方面，任何食物都不要吃太多，要保持七分饱的饮食状态，做到定时定量、荤素搭配、温软淡鲜、少食多餐。

除了要做到饮食有节，还要做到避免过食膏粱厚味，做到不食或者少食霉变及烧烤食物，做到忌口。忌口是中医学的重要内容之一，狭义的忌口指针对疾病和治疗的忌口。广义的忌口指禁忌一切不利于疾病、治疗、养生的饮食内容和方式，包括疾病忌口、药物忌口、辨体质忌口和忌食物相克、忌饮食不节以防病养生等。有下面几种表现的肿瘤病人要相对忌口。

（1）热证。表现为发热，烦躁，口渴，胸腹灼热，面红，舌红，苔黄，脉数等。对于一般的癌性发热的病人，热性之物（如羊肉、狗肉等）要忌食。

（2）寒证。表现为畏寒，肢冷，口淡不渴，小便清长，大便溏薄，舌淡胖，苔白滑，脉沉迟等。对于化疗后出现脾肾阳虚的病人，西瓜、梨以及柿子等寒凉之品是不能多吃的。

（3）气血亏虚证。表现为乏力，面色苍白，舌质淡，脉细无力等。这种症状常出现在病人手术、化疗后，此时病人白细胞及红细胞含量都偏低，这些病人除了要忌食辣椒、胡椒之外，还要忌食寒凉的食物，如西瓜、冬瓜等。

（4）湿热证。表现为胸闷，痰色黄稠，苔黄厚腻，脉滑数等。对于痰热郁肺型肺癌病人，饴糖、糯米、猪肉等湿热之品以及胡椒、羊肉、狗肉等热性之物都是要忌食的。蟹、鹅、鲤鱼等物，服之恐有助湿之弊。

2. 戒酒毒、烟毒

酒，是用米、麦、黍、高粱等发酵制成的饮品，自古以来就是人类生活中必不可少的一部分。《战国策·魏策》记载："昔者帝女令仪狄作酒而美，进于禹。"《说文解字》记载："古者少康初作箕帚、秫酒。少康，杜康也。"仪狄、杜康均为夏朝人，可见酒的文化源远流长。明代李时珍在《本草纲目》中记载酒能"通血脉，厚肠胃，润皮肤，散湿气，消忧发怒，宣言畅意""行药势，杀百邪恶毒气"等。然过度饮酒会伤人，如《本草纲目》言"过饮不节，杀人顷刻""过饮败胃伤胆，丧心损寿，甚则黑肠腐胃而死"。中医学认为，少量饮酒可以防病治病，有益健康；而过量饮酒易造成酒精中毒，且耗气血，损伤脏腑，严重影响人类的健康，极易诱发肝癌。

关于烟，我国最早的字典《说文解字》写道："烟，火气也。"此句是说，烟之本意就是火气，是物体燃烧时产生的气体。印光任、张汝霖之《澳门记略·澳蕃篇》云："其居香山澳者……服鼻咽，亦食烟草，卷纸如笔管状，燃火吸而食之。"此时虽然中国人知有烟草，然尚无人吸食，吸烟之风实起于明神宗。烟毒是伏毒的一种，在肿瘤病因病机理论领域，伏毒参与了多种肿瘤的发病及演变过程，如六淫伏毒是乳腺癌发生的主要外因，正虚伏毒为肺癌发病的核心病机，肿瘤干细胞病理特性符合伏毒特点等，而烟毒与肺癌关系最为密切，烟毒浸淫是肺癌高发的主要原因之一。烟毒具辛燥之性，最易克伐肺金清润之体。若正气不足，烟毒侵肺日久，直损肺络，耗气伤阴，炼津为痰，烁血为瘀，碍气为滞，痰气瘀毒胶结，蕴积成结则发为肺癌。

在不良的生活习惯所致癌症当中，嗜烟酒所致者占3%~5%，为了预防癌症的发生及反复，人类应远离烟毒、酒毒。

（二）护形体——顺四时，增气血，护正气

1. 生活起居顺四时

《黄帝内经》云："人以天地之气生，四时之法成。"这是说我们的生活起居要适应自然界的变化。《素问·上古天真论》云："上古之人，……食饮有节，起居有常，不妄作劳，故能形与神俱，而尽终其天年，度百岁乃去。今时之人不然也，以酒为浆，以妄为常，醉以入房，以欲竭其精，以耗散其真，不知持满，不时御神，务快其心，逆于生乐，起居无节，故半百而衰也。"

"生病起于过用"出自《灵枢·经脉别论》。如今人们的生活水平明显提高，生活越来越智能化、奢华化，吸烟、饮酒、进食不规律等不良生活习惯大大增加了患病的风险，恶性肿瘤、心脑血管疾病、糖尿病的发病率越来越高。健康的生活方式对疾病康复及预防至关重要。

对肿瘤病人的调护，亦应当遵从天地自然之道。人们要善于观察、应用自然规律，取类比象，探索肿瘤的致病特点，顺应其生长特性而发现有效的治疗规律。四季养生，重在起居调摄，对于肿瘤病人来说起居养生更重要。对于能够治愈的病人，良好的起居养生可使疾病不容易复发；对于带瘤生存的病人，良好的起居养生有助于对抗肿瘤、增大护场；对于晚期肿瘤病人，良好的起居养生能够帮助其减少痛苦，获得尊严，提高生活质量。李中梓《医宗必读》在论积聚时谈道："积之成也，正气不足，而后邪气踞之。"《临证指南医案》讲："至虚之处，便是留邪之地。"肿瘤绿色调护时刻注意保护病人的正气，注重机体的自我修复能力。正气是抵御邪气的核心力量，所以肿瘤病人应随着大自然的秉性调整阴阳。根据病人的临床表现调整调护方案，对不同的肿瘤病人给予不同的调护方案，是绿色调护的原则之一。

春气内应肝，阳气升发，肝气、肝火易随春气上升，而肝阳旺盛易导致乳腺癌、肝癌、胆道肿瘤及其他相关疾病。肿瘤病人宜早睡早起，每天保持充足睡眠，以晚上10点左右入睡、早晨6点半左右起床为宜；每天中午睡半小时，注意房间通风，保持室内空气清新。春天昼夜温差大，病人应注意春捂防寒，衣服宜渐减、下厚上薄。肿瘤病人体质虚弱，建议背部、腹部保暖，加穿背心。

夏天肿瘤病人宜晚睡早起，坚持午睡1小时，以顺应自然界阳盛阴衰的变化。肿瘤病人既要预防中暑，也要防止风寒湿邪侵入，睡眠时不宜用扇类送风，更不宜夜晚露宿，可在树荫下、水亭中、凉台上纳凉，但不要时间过长。中医里讲"心藏神"，意思是心掌控

人的情绪，心绪稳定、平和，人才会长命百岁。《黄帝内经》讲："心为君主之官，主不明，则十二官危。"意思是说，如果心里不平静，人体所有的脏腑就会陷入危险之中。肿瘤病人要顺应天气的变化，做好自我调节，保持心态平和，多参与一些文娱活动或多外出旅游消夏避暑等，以做到阴阳平衡、水火相济。夏天是"冬病夏治"的好时机，肺癌及怕冷畏寒的病人可进行外治治疗。

秋天，自然界的阳气渐渐收敛，阴气逐渐增长，气候由热转凉，是由阳盛向阴盛转变的关键时期。《素问·四气调神大论》说："秋三月……早卧早起，与鸡俱兴。"肿瘤病人应早睡，顺应阴精的收藏，以养收气，尽量避免秋天晚上凉气伤肺；也应早起，以使肺气舒展，防止收之太过，以顺应早晨阳气的舒长。肿瘤病人免疫力低，最易发生感冒、咳嗽等病，所以秋季重在养肺。俗话说："春捂秋冻，不生杂病。"秋冻是秋季一种有效的养生方法，有意识地让机体冻一冻，避免多穿衣服产生的身热汗出、汗液蒸发、阴津耗伤、阳气外泄，顺应了秋天阴精内蓄、阳气内收的养生需要，也为冬季藏精做好了准备。秋冻应掌握好尺度，如衣服的添加与否应根据天气的变化来决定，只不过不宜添得过多，裹得太紧，应以自己感觉不寒冷为准。

冬季寒冷，要"无扰乎阳，早卧晚起，必待日光"。肿瘤病人应早睡晚起，保证充足的睡眠，适当减少活动，遵循自然界闭藏之规律，注重养肾防寒，以敛阴护阳为根本。肿瘤病人身体本来就虚弱，加之放化疗更加损伤正气，导致抵抗力下降，所以肿瘤病人应该和太阳一起"起床"，根据自己的体质、爱好，安排一些安静闲逸的活动，如养鸟、养鱼、养花，或练习书法、绘画、棋艺等。恰当的运动会让人感到全身轻松舒畅，使人精力旺盛，体力和脑力功能增强，食欲、睡眠良好。如果进行室外锻炼，运动量应由小到大，逐渐增加，以感到身体热量外泄、微汗为宜。

2. 养生运动防衰老、增气血

生命在于运动。人的寿命长短取决于人体各器官的健康程度，而人体脏器的健康依靠充足的气血供养，气血盛衰的关键在于其运行是否流畅，而保证气血流畅的重要因素是人体的运动。老年人是需要身心锻炼的主要人群，随着年龄的增长，身体、生理功能的衰退，老年人通过身心锻炼从根本上强壮体魄，才能保持健康，因此体育运动对于预防肿瘤也是非常有帮助的。中医运动养生内容极为丰富，种类甚广，方法极多，如气功、导引、五禽戏、八段锦、太极拳、按摩等。中医运动养生锻炼讲求意、息、行动的和谐统一，即意守、调息、行动的协调统一。需要强调的是，锻炼应劳逸结合、持之以恒。不同人的体质、体力不同，故在劳动或者运动时要根据自己的实际情况量力而行，不可运动过度，要适可而止，运动时间以 30 分钟左右为宜，以稍事休息后身体即可恢复为宜，即以"但欲小劳"和"形劳而不倦"为度。

随着年龄的增长，衰老过程逐渐降临，人体的免疫监视功能也逐渐降低，从而增加了对致癌物质的易感性，所以老年人发生癌症的概率较高。俗话说："树老根先枯，人老腿先衰。"首先，扶正应从足部养护开始。老年人要特别注意足部保暖，因为肾经起于足底，而足部很容易受到寒气的侵袭。每晚睡觉前用 1 把花椒、5 片生姜煎水 1000ml，兑水，使水温适合个人，泡脚，微微汗出时擦干脚，涂护肤油，用左手掌来回搓揉右脚底涌泉穴 5 分钟，右手掌来回搓揉左脚底涌泉穴 5 分钟，摩擦到脚心发热为止，此可起到养肾固精之作用。其次，保持大便通畅。早晨睡醒后，将双手搓热，顺时针按摩腹部 60 圈，范围由小到大；亦可用双手手背贴住双肾区用力按揉，以激发肾气，加速排便，且在按揉的同时叩齿吞津养肾以缓解腰背酸软、身体疲劳。再次，常握固。将大拇指扣在手心，指尖位于无名指（第四指）的根部，然后屈曲其余四指，稍稍用力，将大拇指握牢，如攒握宝贝一般，握固不拘时间，随时随地都可以。走路、坐车、闲聊、看电视、开会等手臂闲下来的时候都可以握固。常握固能达到固护肾气、滋阴降火、抵御外邪侵害的目的。《诸病源候论》说："握固两手，如婴儿握，不令气出。"握固可以培养我们的浩然正气，从而抵御外邪侵害，达到《黄帝内经》上说的"正气存内，邪不可干"的境界。通过养生，可修复损伤，增强新陈代谢，保持细胞年轻态，减缓衰老，增强免疫力。

3. 专业指导持久护正气

已病和高危人群应到门诊建档，接受专业指导和调护，从而达到改变体质、与邪气持久抗衡的目的。针对特定的高风险人群，应及时筛检癌前病变和早期的肿瘤病例，从而进行早期预防和早期治疗。针对个人症状，医护给予内治和外治的长期调护，通过调整阴阳改变机体内环境，通过全身用药改变体质，养生调摄，使机体不利于癌毒的生存。针对已病病人，应及时防变，因为肿瘤与机体血脉贯通，易于走窜各处，发生传变。以中医外治指导思想，采用栓塞、围药等传统中医手段，截断血脉，切断癌毒传变的路径，可有效防止肿瘤转移。在防止肿瘤转移的同时固护正气，"先安未受邪之地"，可使机体阴平阳秘，正气充实。随着肿瘤治疗模式及疗效评价标准的转变，肿瘤的绿色调护综合考虑了病人的生理、心理、社会需求，用以"人"为中心的综合护理模式取代了以"疾病"为中心的传统护理模式。

（三）养精神——调七情，顺五气，和气血

上古时人们认为鬼神是导致疾病的原因，因而期望借助鬼神的力量来治疗疾病与解除灾厄，这实质上是一种宗教式的原始心理疗法。人们对情志的最早认识，可以追溯到先秦时期，《礼记·礼运》云："何谓人情，喜、怒、哀、惧、爱、恶、欲，七者弗学而能。"《黄帝内经》是中医学理论发展的源泉，其对情志与脏腑关系、情志致病、情志调护做了系统介绍。《素问·阴阳应象大论》记载"人有五脏化五气，以生喜怒悲忧恐"，并指出五气对应的五脏，即"肝在志为怒，心在志为喜，肺在志为悲，脾在志为思，肾在志为恐"。它还指出七情致病，并根据五行规律提出情志相胜的原则，即"怒伤肝，悲胜怒""喜伤心，恐胜喜""思伤脾，怒胜思""忧伤肺，喜胜忧""恐伤肾，思胜恐"，为中医情志疗法奠定了理论基础。南宋陈无择《三因极一病证方论》明确将七情作为一类重要的内因。金元时期学术流派蓬勃发展，许多学术流派对情志致病和情志疗法都做了大量研究：刘完素提出"五志过极皆从火化"，主张治疗时"泻心火、补肾水"；张从正著《儒门事亲》，治疗情志病善用以情胜情及平心火之法；朱丹溪认为"阳常有余而阴常不足"，认为情志养生应养阴抑阳及节欲。

中医学对情志失调导致肿瘤的认识由来已久，历代医家亦十分重视情志因素致病。早在《黄帝内经》中就有"百病皆生于气也"的经典论述，《灵枢》云："内伤于忧怒……而积聚成矣。"《格致余论》曰："忧怒抑郁，朝夕积累，脾气消阻，肝气横逆，遂成隐核……又名乳岩。"虞抟《医学正传》提到乳腺癌，认为"此疾多生于忧郁积忿之中年妇人""情思如意则可治愈"。陈实功认为"乳岩由于忧思郁结……所愿不遂……结聚成结"。所以情志因素在肿瘤的发病中占有重要地位。调摄精神的原则是"精神内守，养静藏神"，故调摄精神需要做到知足寡欲、心无旁骛、顺其自然、随遇而安、移情易性，慎喜怒，少思虑，去忧愁，保持一种平静的心态。人们应当"智欲圆而行欲方"，做事时要考虑得尽量全面、果断坚决。所谓谋事在人，成事在天，不要过分注重结果，只需做到尽全力就可以了。真正的畅情志，就是达到"恬淡虚无，真气从之"的状态，从而有效地预防疾病。

恶性肿瘤诊断期，医护应迅速与病人建立和谐关系，建立病人档案，解答病人问题，疏导病人情绪，为病人设定个体化治疗护理目标，邀请病人加入肿瘤绿色体质调理群，暗示他不是一个人在战斗，有一个强大的致力于肿瘤绿色治疗的医护团队在其身后与其一同战斗。进入恶性肿瘤治疗期，护士需要用语言、动作、微笑去鼓励病人坚持治疗，用移精变气法分散其注意力、用顺情从欲法满足其需求。恶性肿瘤平稳期，疾病得到控制，病人

进入与肿瘤和平共处阶段,此时应改变不良性格和情绪,修身养性,坚持练习气功、八段锦,同时坚持内治、外治相结合的方法调理体质。

善医者先医其心,而后医其身。中医情志护理贯穿肿瘤病人护理的各个阶段,护士要具备良好的沟通技巧,熟练地运用谈心、释疑、开导、讲解、暗示、移情、鼓励等方法对病人的不良情绪进行疏导,并针对其临床症状选择中医外治疗法联合辨证施护,帮助病人树立信心,积极配合治疗。

(四)生命观教育

生老病死是每个人都要经历的人生过程,人来源于自然,死即回归自然。事物的变化遵循着一定的规律,每个事物都经历着生、长、壮、老、已的必然过程,当它发展到极致的时候,就会慢慢归于消亡而变为另一种新的事物,这是亘古不变的规律。但是怎么样平静地对待死亡、接受死亡、没有遗憾地离开,是人性化护理的重点内容。让逝者无憾、生者无愧是医护应尽的责任和义务。要对病人和家属进行理性生命观的教育,让其认同人活着不是单纯地为了追求生命的长度而是为了追求有质量的生命的长度,也就是让其认同绿色治疗中"人道"的福寿双全的生命观。肿瘤绿色调护的终极目标就是帮助病人有尊严地活着,快乐地活着,而不是一味地追求没有质量的生命长度,让自己及家人都处于痛苦中,换句话说,为了使肿瘤病人,尤其是中晚期肿瘤病人达到高质量的生活状态,针对其各种不适症状制订最适宜的治疗路线是肿瘤绿色治疗和肿瘤绿色调护的特色。护士在日常护理中要对病人进行"人道"的福寿双全的生命观教育,掌握病人及其家属对疾病治疗的需求,及时调整护理方案,解惑答疑,安慰陪伴,并有效地预防自杀。在病人住院期间,护士与病人及其家属接触最多,每一名护士都要站在每一个病人及其家属的角度,运用自己的专科护理知识和个人的职业道德修养,正确地给病人在疾病的不同时期拟定护理目标,并与病人及其家属一起努力完成这一目标。这期间,病人身心上的各种问题都由主管医生、责任护士一起解决,病人慢慢形成正确的生命观与治疗观,积极乐观地带瘤生活与平静地接受死亡。

1. 营造阳光式护理环境

恶性肿瘤被称为"众病之王",是人类至今尚未攻克的难题,是威胁全球人类健康的主要疾病之一,在中国的发病率与死亡率更有着逐年上升的趋势。恶性肿瘤寄生于人体内部,导致机体正气损伤,脏腑组织形质破坏,生理功能失常,甚至个体体质特点被改变。肿瘤是一种邪气,经曰:"阳化气,阴成形。"归根结底,肿瘤病人最需要的是正气。正气指人体的活动功能和抗病能力,是守卫身体不得疾病的根本所在。正气也是人体整个功能的统一体现,正气在内,气血充足,就算有邪来犯,也不会发病,因为正气可将病邪消灭于无形中。相对于肿瘤科病房环境而言,疾病带给病人的各种不好的体验,影响着病人及其家属的情绪,这种不好的体验、负面的情绪就是邪气,医护给予病人的缓解症状的治疗和护理是充满阳光的正气,在病人心里医护是最后的期盼、救命的稻草,所以接触病人最多的护士,必须拥有满满的正能量。新的一天开始,护士要带着最真诚的微笑,与病人一起互动,总结病人昨天的不适,与病人商讨今天的计划,此过程其实是进行个体化护理的关键。护士要谦恭有礼,用中国人习惯的拟亲属称谓来称呼病人及其家属,以示尊敬与亲近,要用眼睛观察、用手去感触、用耳朵真诚地倾听,认真回答病人及其家属的问题,让病人及其家属都安心。护士要调动病人的积极性,主动和病人商讨治疗与护理的目的,使病人参与其中,要对病人的一点点进步和改变进行鼓励、表扬,还要像个小太阳一样给病人及其家属阳光般的温暖,用自己的正气调动病人的正气。在病人加入肿瘤科这个大家庭以后,我们会关注所有病人,及时肯定病人的进步,并带领老病人认识新病人,让老病人去现身说法,带动新病人的正气。简单地说,护士以一个积极、饱满的状态工作,在潜移默化中带动病人的士气来提升病人自身的阳气去对抗肿瘤的邪气,与病人处在同一战线。

2. 勇敢地并肩作战

我们会告诉每一个病人及其家属:"在抗癌的路上,我们并肩作战,共同抵御敌人。"在疾病的发展和长期治疗过程中病人会出现各种的不适症状,要想使其处于舒适状态,就需要在对症治疗的同时,在无症状时期进行长期的体质调理,提升身体的阳气,这样才能达到使人体正气与邪气抗衡的目的。这需要病人、家属、医护人员共同坚持不懈的努力,根据不同的症状及时调整方案,彼此信任。医护人员的士气和决心会影响病人,病人的士气和决心也会影响到医护人员,所以说我们是在并肩作战。恶性肿瘤的基本病机可归纳为脾胃功能紊乱,清浊相干而成癌。《黄帝内经》有云:"正气存内,邪不可干。""邪之所凑,其气必虚。"罗天益《卫生宝鉴》云:"养正积自除。"恶性肿瘤的发生、发展、转移,与机体正气不足关系密切。调理脾胃、固护正气是绿色调护的重中之重。我们常采用中药贴敷、中药膏摩、艾灸等疗法对病人进行治疗与护理。无论采取何种操作疗法,都要根据病人的反馈及时调整,也可以一边操作一边加以解说,以化解病人的疑虑,使其放松身体,以更好地配合操作,这样疗效也会更上一层楼。与此同时,这还是一个逐渐深入的交流过程,期间病人身体症状与紧张心情不断缓解,医护与病人间增加了对彼此的理解、信任。每一次操作也是一次诊断和评估的过程,护士要果断地向医生反馈是否更换方案,给予病人最适合的技术疗法。

3. 审时度势，谈生命归期

福寿双全、寿终正寝是世间每一个老人所期盼的结局。在现实中老年癌症病人越来越多，而这类人如何才能活得好，有"福"？如何活得长，有"寿"？这就是东方医院肿瘤科多年研究的方向，也是肿瘤绿色治疗的目的。肿瘤并不是人类的敌人，只不过是自然秩序的一种，现实中很多健康人实际是肿瘤病人，只是他们没有发现，一直带瘤生存到生命结束。对于已经被明确诊断的肿瘤病人，医护会根据其病情制订诊疗计划，协助指导其达到带瘤生存的状态，一直到生命结束，并且让病人在有限的生命周期里珍惜生命，冷静思考，多与家人团聚，抓紧时间做一些想做而没做的事情，不留下遗憾，比起那些无预兆的意外死亡的人，肿瘤病人还是幸运一些，这是一谈生命归期。随着肿瘤病情的进展，有效的治疗会越来越少，我们要做的是给予病人更多的安慰、对症处理，以减轻病人痛苦，提高病人生命质量，还需要告知家属实情，使家属有心理准备，询问家属需求，判断科室的能力能否满足需要，并选择时机帮助、指导家属进行后事的处理，这是二谈生命归期。病人进入器官衰竭、生命不可逆之时告知家属病情，指导家属握手陪伴病人，共同回忆过往生活点滴，完成病人最后意愿，减少病人恐惧，按照病人愿望准备后事，做到善终，这是三谈生命归期。在病人心跳、呼吸停止，确认临床死亡后，护士要有条不紊、庄严肃穆地请家属移步室外，进行尸体料理，通知太平间工作人员将遗体存放于太平间，与家属处理病人遗物，带领病人家属开死亡证明等，与家属商量后面事宜。

参考文献：

[1] 章进，章震，景亚莉.外治法的历史渊源与创新方略 [J].中医外治杂志,2015,24(6):3-5.

[2] 孙占学，李曰庆.中医外治法源流 [J].中华中医药杂志,2016,31(11):4416-4419.

[3] 赵法新，蒋维英，赵晓东，等.子和汗法与现代药浴 [J].中医研究,2002,15(4):9-10.

[4] 李柳，杨克卫.张子和对刺络放血疗法的贡献 [J].吉林中医药,2008,28(9):627-628.

[5] 张彩勤.中医"忌口"的概念研究 [D].北京：中国中医科学院,2014.

[6] 陈康，张忠其，徐雅萍，等.张宗良酒疗治疗验案三则 [J].中国乡村医药,2019,26(14):33-34.

[7] 梁启军，熊墨年，唐晓玲，等.熊墨年教授"益气清毒"法治疗肺癌经验拾萃 [J].实用中西医结合临床,2016,16(4):53-54.

[8] 何伟，佟雅婧，胡勇.从"伏毒入络"论中晚期肺癌病因病机 [J].中国中医药信息杂志,2019,26(11):5-8.

[9] 方杨，林子龙.探析河间学派三大医家饮食与情志养生特点 [J].陕西中医药大学学报,2019,41(1):50-52.

[10] 李宪锐，商建伟，丁劲.王沛教授治疗乳腺癌临床经验总结.现代中医临床,2017,24(5):37-39,56.

第三章

外治疗法操作

中医外治疗法源远流长，内容极为丰富，方法简便易行，有简、便、廉、验之优势，临床用于治疗肿瘤及其相关并发症，与全身治疗配合，发挥中西医结合综合治疗优势，有助于提高疗效。

中医外治疗法的运用离不开中医理论的指导，辨证论治是其核心内容。外治疗法具有直达病所的特点，临床运用时以局部辨证为主，首辨阴阳寒热。临床上凡亢进的、明亮的、温度升高的、病情变化较快的一般都可归属为阳证、热证；凡衰退的、晦暗的、温度降低的、病情变化较慢的都可归属为阴证、寒证。临床应用外治疗法时应以"寒者热之、热者寒之"为原则选择治疗方法及遣方用药。

胡凯文教授首创肿瘤绿色治疗模式，组建中医外治团队，对传统中医外治疗法进行系统的归纳整理，总结临床应用经验，以更好地指导肿瘤的临床治疗与调护。

第一节 中药外用

一、中药穴位贴敷疗法

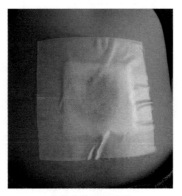

中药穴位贴敷疗法

【概念】

中药穴位贴敷疗法是将中药研磨成细末或使用中药免煎颗粒剂，根据功效选用赋形剂将之调制成膏状，贴敷到人体穴位、患处，通过刺激腧穴，改善经络气血的运行，调节五脏六腑的生理功能和改善病理状态，达到治疗疾病目的的方法。

【历史沿革】

1. 萌芽阶段（远古—春秋战国）

在人类历史上，穴位贴敷疗法作为一种最古老的药物外用疗法之一，广泛流传于民间。在原始社会，人类为了自身的生存和健康，不得不在与灾害搏斗中寻求自救、消除病痛之法。通过长期反复实践，人们总结出了将泥土、树叶、草茎等捣烂涂敷伤口或某一部位的治疗方法,这是贴敷疗法的雏形。我国现存最早的临床医学文献《五十二病方》记载"傅""涂""封安"等疮口外敷之法。该书中还有"蚖……以葪(芥)印其中颠"的记载,即用白芥子泥贴敷于百会穴治疗毒蛇咬伤。这是关于贴敷疗法最早的文字记载。中医经典著作《黄帝内经》中,有"内者内治,外者外治"的论述,有"桂心渍酒,以熨寒痹"的记载(指用白酒和桂心涂治"风中血脉")。这一时期,贴敷疗法无论是基础理论还是具体方法都比较幼稚,虽然可以从中看到很多后期的成熟外治方法的雏形,但尚无贴敷疗法的完整体系和相关专著出现。

2. 发展阶段（汉代—明代）

东汉时期张仲景在《伤寒杂病论》中记述了烙、熨、外敷、药浴等多种外治方法,而且列举了各种贴敷方药,他曾提到"四肢才觉重滞,即导引、吐纳、针灸、膏摩,勿令九窍闭塞"。晋代葛洪《肘后备急方》首次记载了用生地黄捣烂外敷治伤、用软膏剂贴敷疗金疮,并收录了大量外用膏药(如续断膏、丹参膏、雄黄膏、五毒神膏等),注明了其具体的制作方法,同时对黑膏药的制法、用具均有详细记载。在唐代,药膏外敷又有了很大的发展,这个时期的主要著作《备急千金要方》《外台秘要》《太平圣惠方》《针灸资生经》《外科正宗》等,记载了大量贴敷方药,并将贴敷的部位与穴位相结合;《刘涓子鬼遗方》记载了薄贴之法;明代李时珍的《本草纲目》收载了穴位贴敷疗法,并述及外贴膏药治疗痈疽、疮疡、风湿之证,这些方法为后人所熟知和广泛采用,如吴茱萸贴足心治疗口舌生疮之法至今仍在临床应用。

3. 成熟阶段（清代）

贴敷疗法成熟的标志是其理论体系的建立,而其理论体系的建立又以《急救广生集》《理瀹骈文》等中药外治专著的问世为代表。《急救广生集》所载外治疗法包括涂、针、灸、砭、镰、浸洗、熨渍、蒸提、按摩等。继《急救广生集》之后,清代医家吴师机所著《理瀹骈文》,是我国第一部专门研究膏药的专著,其指出"外治之理即内治之理,外治之药即内治之药,所异者法耳"。此书同时也总结了我国清末以前千余年的外治方法,把敷贴疗法的治疗范围推广到内、外、妇、儿、皮肤、五官等科,建立起贴敷疗法的理论体系。

4. 中西医结合阶段（民国—现代）

民国时期,中医学在极其困难的条件下缓慢发展,这一时期中医外治在临床的应用特点为内外治相结合,外治的应用范围有所扩大,已充分渗透到内、外、妇、儿各科。此时期各医家对中药成分及作用机制进行深入研究,其中也包括外用中药。中华人民共和国成立以后,中医药事业得到了迅速的发展,中医药学家不仅系统地挖掘、整理了前人应用膏药的经验，而且对膏药的作用机制进行了深入的研究，并在膏药的制法和应用上进行了改进。20 世纪 50 年代出版的《膏药方集》及 20 世纪 60 年代出版的《中国膏药学》，对传统膏药的机制、制备、组方等进行总结、创新。

穴位贴敷疗法因安全简便、疗效显著，在现代已被广泛应用于肿瘤及其他慢性病的治疗。李小东等通过对 19 项 RCT 研究进行 Meta 分析，证实中药穴位贴敷治疗恶性肿瘤化疗后呕吐效果显著。杜娟等利用通补法穴位贴敷治疗痰湿瘀阻型肺癌咳喘，有效缓解了病人咳喘症状，提高了病人生存质量。陈婷玉等通过对 16 项研究进行 Meta 分析，证实中药外敷阿是穴可以安全有效地控制肿瘤病人的疼痛。

【理论基础及作用机制】

穴位贴敷疗法是经络、药效、穴位等因素综合作用的结果。中医学认为，人体是一个统一的整体，人体各部分在功能上相互联系，在病理上相互影响。《灵枢·海论》曰："夫十二经脉者，内属于脏腑，外络于肢节。"《灵枢·经筋》曰："经脉者，所以决生死，处百病，调虚实，不可不通。"经络内属于脏腑，外络于肢节，沟通表里，贯穿上下，是调节人体气血平衡的有效通道。穴位是经气运行通路中的交汇点，通过经络循行与脏腑密切联系，是平衡脏腑气血阴阳的有效刺激点。吴师机云："外治之理即内治之理，外治之药即内治之药，所异者法耳！医理药理无二，而法则神奇变幻。"所以，运用中药贴敷时必须以中医理论为指导，坚持辨证论治的原则。

中药可以透皮吸收是穴位贴敷疗法发挥效力的一个重要因素。清代名医徐灵胎曾说："汤药不足尽病………用膏药贴之，闭塞其气，使药性从毛孔而入其腠理，通经贯络，或提而出之，或攻而散之，较之服药尤有力。"现代研究也证实，中药成分在使角质层脂质的排列变疏松、改善细胞通透性、增高皮肤温度、增加血流量、松弛角质层结合力等方面有着显著的作用。药物可以透过表皮，进入真皮层，被丰富的毛细血管网吸收进入体内，透皮给药可以消除药物对胃肠道与肝脏等的损害，也可以避免胃肠道与肝脏对药物的影响，提高生物利用度。

穴位贴敷疗法以整体观念、辨证论治、经络学说为理论基础，以五脏为中心，利用腧穴的调节作用，使药物持续刺激腧穴而产生整体调节作用，达到防病、治病的目的。

【适应证】

1. 肿块

主症：体表可触及肿物。若肿势急剧，局部红肿，皮温升高，肿势高涨，质硬痛剧，则属阳；若局部漫肿不红，皮温不高，质软，隐痛或酸痛，则属阴。

辨证分析：阳证多由火热毒邪留滞，局部气血凝聚，经络壅遏，郁结不散而致；阴证多由运化失司，痰浊内生，局部痰湿凝聚而致。

治疗：阳证则清热解毒、软坚散结；阴证则温阳化湿、消肿散结。

常用药物：浙贝母、土贝母、夏枯草、鳖甲、乳香、没药等。阳证加金银花、连翘等；阴证加麻黄、白芷等。

2. 咳嗽、咳痰、咳喘

主症：咳嗽，咳痰，气喘。若痰黄质稠，胸中烦热，身热咽痛，则属阳；若胸闷气短，痰多、色白、黏稠或稀薄，则属阴。

辨证分析：脏腑失调，运化失司，肺失宣降，痰浊内生，气郁化火，湿蕴化热所致咳痰喘属阳证；肺肾不足，脾胃受损，肃降无权，运化无力，痰湿不化所致咳痰喘属阴证。

治疗：阳证则宣肺泻热、化痰平喘；阴证则温肺化饮、补肾纳气。

常用药物：麻黄、半夏、细辛、五味子、苦杏仁、射干、陈皮等。阳证加知母、瓜蒌、竹茹等；阴证加附子、干姜、蛤蚧等。

3. 术后胃瘫

主症：腹胀满，恶心，呕吐，进食困难，无排气或少排气，无明显腹痛。若反酸烧心、胃灼热，则属热证；若胃寒喜温，则属寒证。

辨证分析：手术后气血大伤，脾胃虚弱，运化无力，或术中冲洗等操作，致寒湿之邪直中胃肠；或术中出血致离经之血停而成瘀，瘀血阻碍气机升降；或素体亏虚，胃阴不足，阴虚火旺，灼伤津液，终致中焦气机受阻，升降失职。

治疗：行气健脾、升清降浊。

常用药物：木香、丁香、厚朴、全蝎等。阳证加黄芩、黄连、栀子等；阴证加半夏、生姜、肉桂等。

4. 癌性疼痛

主症：局部疼痛。若痛势较剧，局部灼热，得冷稍减，则属阳；若疼痛或缓或急，常有冷感，痛有定处，得温痛减，或喜按，遇寒加剧，则属阴。

辨证分析：热毒内蕴，灼伤津血，血行不畅，壅塞经络所致疼痛属阳证；寒邪凝滞，阳气不达，气血不畅，经气闭阻所致疼痛属阴证。

治疗：阳证则清热解毒、散瘀止痛；阴证则温经散寒、通络止痛。

常用药物：丁香、全蝎、乳香、没药、细辛等。阳证加冰片、大黄、芒硝等；阴证加当归、肉桂、延胡索等。

5. 纳差

主症：不思饮食，进食减少，食后脘腹胀满不适。

辨证分析：脾胃功能受损，受纳、腐熟、运化、消化吸收功能失常，则不思饮食，食后水谷不化。

治疗：芳香醒脾、化湿开胃。

常用药物：藿香、佩兰、半夏、茯苓、陈皮、木香、厚朴、丁香等。

6. 便秘

主症：大便秘结，排出费力，排便周期延长，或虽有便意，但排出不畅。

辨证分析：脾胃功能受损，大肠传导功能失司，推动无力，糟粕内停而致便秘。

治疗：温中健脾、顺气导滞。

常用药物：木香、厚朴、枳壳、肉桂、砂仁等。

7. 呕吐

主症：恶心呕吐，呃逆反胃。

辨证分析：脾失健运，胃气失和，升降失职，或肝失疏泄，气机逆乱，胃失和降，均可致呕。

治疗：疏肝健脾、和胃降逆。

常用药物：半夏、厚朴、紫苏、枳壳、茯苓、柴胡等。

8. 腹泻

主症：大便次数增多，粪便清稀，甚至泻如水样。

辨证分析："无湿不成泻"，脾虚健运无权，水谷精微不化，湿浊内生，混杂而下，即发生泄泻。

治疗：温中健脾、燥湿止泻。

常用药物：人参、茯苓、白术、砂仁、佩兰等。

9. 贫血、乏力、化疗后骨髓抑制

主症：形神衰惫，头晕乏力，心悸气短。辅助检查见白细胞、血红蛋白、血小板均减少等。

辨证分析：大病久病，失于调理，正气虚损，或化疗药物毒性过大，损伤脾肾，气、血、阴、阳亏耗难复。

治疗：补肾健脾、益气养血。

常用药物：人参、黄芪、熟地黄、淫羊藿、桑寄生、阿胶、当归、肉桂等。

10. 恶性积液

主症：胸闷喘憋，腹胀如鼓。若水液浑浊或为血性，属阳证；若水液清晰，属阴证。

辨证分析：疾病日久，肺失宣降，肝失条达，脾失健运，肾虚气化功能障碍，水湿停聚不化。

治疗：阳证则清热利湿、行气利水；阴证则健脾补肾、温阳利水。

常用药物：附子、黄芪、肉桂、茯苓、泽泻、防己、大腹皮等。

【中药穴位贴敷疗法操作】

1. 评估

（1）病室环境、温度。

（2）病人主要症状、既往史、药物及敷料过敏史。

（3）病人敷药部位的皮肤情况。

2. 告知

（1）中药穴位贴敷疗法的作用及简单操作方法。

（2）出现皮肤微红为正常现象，若出现皮肤瘙痒、丘疹、水疱等，应立即告知护士。

（3)穴位贴敷时间一般为4~6小时。可根据病情、年龄、药物、季节调整时间，小儿酌减。

（4）若出现敷料松动或脱落应及时告知护士。

（5）局部贴药后可出现药物颜色、油渍等污染衣物。

3. 物品准备

中药、无纺布敷料、塑形器、药勺、纱布、压舌板、油膏罐、黄酒、蜂蜜、香油等。

4. 操作流程

（1）核对医嘱，评估病人和环境，告知相关事项，注意保暖。

（2）调制药糊备用：①将中药40~50g倒入油膏罐；②依次加入赋形剂，其中黄酒∶香油∶蜂蜜＝4∶1∶1；③搅拌调制，加盖，室温放置2小时。

（3）制作膏药：①将纱布十字交叉；②在纱布中心倒入药糊；③交叉折叠纱布；④用

塑形器将纱布压成饼状；⑤将压成饼状的药膏置于无纺布敷料上；⑥将膏药加热到43℃（微波炉高火加热30秒）。

（4）携用物至床旁，协助病人取适宜体位，充分暴露患处，必要时用屏风遮挡病人，并注意保暖。

（5）用温水清洁病人局部皮肤。

（6）将药物贴敷于病人穴位上，做好固定（以胶布或绷带固定，松紧适宜）。为避免药物受热溢出污染衣物，可加棉垫覆盖。

（7）贴敷4~6小时后取下敷贴，擦净局部皮肤，观察局部皮肤有无过敏情况，询问病人有无不适。协助病人着衣、取适宜体位，整理床单位。

（8）处理用物，洗手，记录。

5. 注意事项

（1）药物应均匀涂抹于纱布中央，厚薄一般以0.2~0.5cm为宜，覆盖的敷料应大小适宜。

（2）贴敷部位应交替使用，不宜单个部位连续贴敷。

（3）贴敷时间为4~6小时/天，夏冬季节、老人或小孩等皮肤敏感人群可缩短贴敷时间至2~3小时/天。

（4）敷药后出现红疹、瘙痒、水疱等过敏现象者，暂停使用，报告医生，对症处理。

参考文献：

[1] 朱晓龙. 穴位贴敷疗法的历史沿革及现代研究 [J]. 贵阳中医学院学报,2010, 32(2):1-3.

[2] 袁燕萍. 穴位贴敷疗法的临床研究近况 [J]. 针灸临床杂志,2004,20(12):53-55.

[3] 韩建伟.《理瀹骈文》中关于中药透皮吸收的理论和认识 [J]. 湖北中医杂志,2006,28 (10): 14-15.

[4] 张勇. 鞘内注射小剂量吗啡辅以穴位贴敷在剖宫产术后镇痛的临床研究 [D]. 广州：广州医科大学,2011:1-42.

[5] 高林兵. 小剂量氯胺酮辅以穴位贴敷在无痛人流的研究 [D]. 广州：广州医科大学,2011:1-41.

[6] 于心同,杨文佳,陈云飞. 中药穴位敷贴的临床应用现状与思考 [J]. 中医药信息,2013,30(4):61-63.

[7] 王艳宏,王锐,管庆霞,等. 中药经皮给药的研究思路 [J]. 中华中医药学刊,2010,28(9):1906-1908.

[8] 李小东,侯凤刚,张洁. 中药穴位贴敷对肿瘤化疗后呕吐治疗效果的Meta分析 [J]. 上海护理,2020,20(1):12-18.

[9] 杜娟,宋萌萌,张旭,等. 通补法穴位贴敷治疗肺癌咳喘（痰湿瘀阻型）临床研究 [J]. 光明中医,2019,34(14):2202-2204.

[10] 陈婷玉,林旭星,方凤贞. 中药外敷阿是穴对肿瘤患者疼痛影响的Meta分析 [J]. 中医药临床杂志,2019,31(4):706-712.

[11] 彭云,江琪. 穴位贴敷疗法在中医儿科中的应用 [J]. 中国临床医生,2013,41(12):68-69.

[12] 刘琳,张仲源,张宇雁. 促进透皮吸收的中药作用机理介绍 [J]. 中国药业,2010,19(20):78-79.

[13] 刘未艾,叶德宝. 穴位贴敷疗法透皮给药的研究进展 [J]. 中医药通报,2004,3(4):59-62.

[14] 刘静,吴耀持. 中药穴位贴敷的临床应用现状及机制探讨 [J]. 上海医药,2018,39(24):3-5.

中药穴位贴敷疗法操作流程图

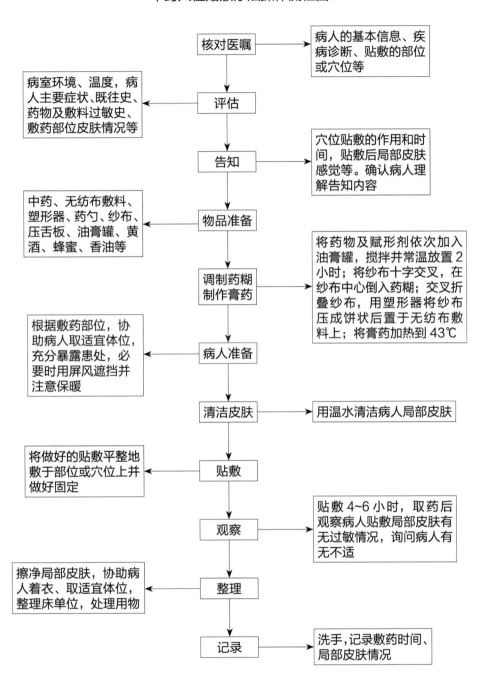

核对医嘱 → 病人的基本信息、疾病诊断、贴敷的部位或穴位等

病室环境、温度，病人主要症状、既往史、药物及敷料过敏史、敷药部位皮肤情况等 ← 评估

告知 → 穴位贴敷的作用和时间，贴敷后局部皮肤感觉等。确认病人理解告知内容

中药、无纺布敷料、塑形器、药勺、纱布、压舌板、油膏罐、黄酒、蜂蜜、香油等 ← 物品准备

调制药糊制作膏药 → 将药物及赋形剂依次加入油膏罐，搅拌并常温放置2小时；将纱布十字交叉，在纱布中心倒入药糊；交叉折叠纱布，用塑形器将纱布压成饼状后置于无纺布敷料上；将膏药加热到43℃

根据敷药部位，协助病人取适宜体位，充分暴露患处，必要时用屏风遮挡并注意保暖 ← 病人准备

清洁皮肤 → 用温水清洁病人局部皮肤

将做好的贴敷平整地敷于部位或穴位上并做好固定 ← 贴敷

观察 → 贴敷4~6小时，取药后观察病人贴敷局部皮肤有无过敏情况，询问病人有无不适

擦净局部皮肤，协助病人着衣、取适宜体位，整理床单位，处理用物 ← 整理

记录 → 洗手，记录敷药时间、局部皮肤情况

中药穴位贴敷疗法评分标准

项目		分值	技术操作要求	评分说明
仪表		2	仪表端庄、戴表	仪表形象不佳扣1分，未戴表扣1分
核对		2	核对医嘱	未核对扣2分，核对不全扣1分
评估		4	临床症状、既往史、药物及敷料过敏史	未评估扣4分，评估少一项扣1分
		1	敷药部位皮肤情况	未评估扣1分
告知		4	贴敷的作用和时间，贴敷后局部皮肤反应，敷料松动或脱落及时告知护士，贴敷会污染衣物等	未告知扣4分，告知少一项扣1分，最高扣4分
物品准备		2	洗手、戴口罩	未洗手扣1分，未戴口罩扣1分
		4	备齐并检查用物	未备齐用物扣2分，未检查用物扣2分
环境与病人准备		2	病室整洁、光线明亮、温度适宜	未准备环境扣2分，温度不合适扣1分
		2	协助病人取适宜体位	未进行体位摆放扣2分，体位不适宜扣1分
		6	充分暴露治疗部位，保暖，保护隐私	未充分暴露皮肤扣2分，未保暖扣2分，未保护隐私扣2分
操作过程	敷药	2	核对医嘱	未核对医嘱扣2分，核对不全扣1分
		12	调制药物备用，制作膏药	中药调制不适宜扣4分，敷料放置顺序不正确扣4分，未加热扣4分
		4	用温水清洁局部皮肤	未用温水清洁皮肤扣4分
		10	将制好的贴敷贴于穴位或患处	贴敷穴位或部位一处不正确扣5分，最高扣10分
		4	固定牢固，贴敷时间一般为4~6小时	贴敷不牢固扣2分，贴敷时间不合理扣2分
		1	询问病人有无不适	未询问病人扣1分
		2	告知注意事项	未告知扣2分，告知不全扣1分
		4	协助病人取适宜体位，整理床单位	未安置体位扣2分，未整理床单位扣2分
		2	洗手，再次核对医嘱	未洗手扣1分，未再次核对扣1分
	取药	2	取下敷药，清洁皮肤	未取药扣1分，未清洁皮肤扣1分
		4	观察局部皮肤，询问病人有无不适	未观察皮肤扣2分，未询问病人扣2分
		2	洗手，再次核对医嘱	未洗手扣1分，未核对扣1分
操作后处置		2	用物按《医疗机构消毒技术规范》处理	处理方法不正确扣1分，最高扣2分
		1	洗手	未洗手扣1分
		1	记录	未记录扣1分
评分		8	流程合理、技术熟练、局部皮肤无损伤、询问病人感受	一项不合格扣2分，最高扣8分
理论提问		5	中药穴位贴敷疗法的适用范围	未答出扣5分，回答不全面扣3分
		5	中药穴位贴敷疗法的注意事项	未答出扣5分，回答不全面扣3分
得分				

主考老师签名：　　　　　　　　　　　　考核日期：　　年　　月　　日

二、中药膏摩疗法

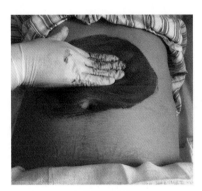

中药膏摩疗法

【概念】

中药膏摩疗法，是将特制药膏涂在人体适当的穴位或部位，并点揉、按摩上述穴位或部位，通过手法促进药物渗透，使拘紧之筋脉柔润、闭阻之筋脉畅通，达到温通经脉、调理气血、改善脏腑功能、扶正祛邪、增进健康的目的的方法。

【历史沿革】

1. 萌芽阶段

膏摩历史悠久，在春秋战国时期就有记载。我国推拿按摩史上最早有关药膏与膏摩的记载见于长沙马王堆出土的《五十二病方》，虽然该书所载制备方法还相当原始，但它为后世膏摩的发展奠定了基础。关于膏药制作及膏摩操作手法的最早记载见于《灵枢·经筋》，书言："卒口僻……治之以马膏，膏其急者……为之三拊而已。""马膏"即马脂。上文指出膏摩的外用药以动物油膏剂为主；配合手法三拊之，也说明膏摩与一般膏药外敷不同。

2. 发展阶段

东汉时期，张仲景《金匮要略》记载的头风摩散方成为后世摩顶膏的起源。该书记载："若人能养慎，不令邪风干忤经络。适中经络，未流传腑脏，即医治之。四肢才觉重滞，即导引、吐纳、针灸、膏摩，勿令九窍闭塞。"《后汉书·华佗传》记载，华佗用膏摩治疗头眩病。华佗为第一位较为系统地运用膏摩治病的医家。晋代葛洪《肘后备急方》记载了膏摩的证、法、方、药，将其治疗范围扩展到内、外、妇、五官科等，在膏摩手法上也提出要有一定的力度和次数，治疗部位以病痛局部为主。同时该书所载膏摩手法也是循经治疗的一种体现。南北朝时期，膏摩手法多样，《刘涓子鬼遗方》记载膏摩手法包括摩法、擦法、拓法等，并有"摩四边""摩左右""向火摩"等变化。唐代，膏摩疗法得到了较大的发展，《备急千金要方》记载了大量膏摩方，其多为孙思邈首创，也有的来自民间经验方，极大地丰富和发展了膏摩法。

3. 理论成熟阶段

宋金元时期是膏摩疗法发展的鼎盛时期，《太平圣惠方》对膏摩疗法进行了较为系统的总结，并成为有史以来记载膏摩方最多的书，这些方剂体现了专方专用的特点。该书还首次记载治疗骨折疼痛的"摩风膏""摩痛膏"等，将膏摩引进骨伤科治疗领域。明清时期，膏摩的运用在民间比较普遍，吴师机《理瀹骈文》记录了许多行之有效的膏摩方，如治疟用柴胡擦背、治痄夏以蒜擦脊骨、治老人食冷不化用生姜和紫苏煎浓汤擦胸腹等。吴师机不仅对按摩、膏摩做了详细论述，还从理论上总结了炒熨煎抹的作用，认为炒熨即摩也，煎抹即浴也，炒熨煎抹"可以统治表里与半表半里""可以折五郁之气，而资化源""可以升降变化，分清浊而理阴阳"，这些理论为传统的膏摩疗法提供了理论依据。

4. 现代临床应用

中药膏摩疗法现已广泛应用于内、外、骨伤、妇、儿各科。仇秀宇、向澍等研究发现，膏摩疗法对急性扭伤或陈旧性扭伤均有疗效。杨静等证实膏摩疗法可以调整呼吸道的阻力和呼吸膜的通透性，配合呼吸训练可加速开胸术后肺功能的恢复。膏摩疗法安全性高、痛苦小，十分适合服药、注射困难的病儿，可用于治疗儿科常见的感冒、腹泻、便秘等病证。中药膏摩疗法兼具手法治疗与药物外用的协同作用，缓解各种功能异常导致的症状优势明显，在改善肿瘤病人呼吸系统症状、消化系统症状、癌因性疲乏等方面得到广泛应用。

【理论基础及作用机制】

中药膏摩疗法是将手法治疗与药物治疗相结合的一种治疗方法，可发挥推拿按摩和药物外用的双重作用。《圣济总录》提出，"膏者谓摩傅之药""按之弗摩，摩之弗按，按之以手，摩或兼以药，曰按曰摩，适所用也。摩之别法，必与药俱，盖欲浃于肌肤，而其势骏利"。这说明膏摩疗法既可发挥手法开通闭塞、调和营卫、通经活络、调理脏腑的功能，又可使药物透皮吸收发挥药效。

中药膏摩疗法应用的手法包括摩法、擦法、推法、抹法等，这些手法以透热为度，《圣济总录》载有"擦令热彻""炙手摩令热"或"热手摩之"，即借助手法透热，达到温经通络的目的。现代研究证实，手法刺激可提高局部皮肤温度，扩张血管，加速血液循环，促进药物释放，并促进皮肤对药物的吸收。

在施用中药膏摩疗法时需要借助一定的介质，这些介质以油脂为主，符合渗透扩散条件，可增加药物释放率，以手法作用于体表后，可使局部体温升高，促使皮脂黏度降低，有利于药物在表皮的渗透。

【适应证】

1. 咳嗽、咳痰、咳喘

主症：咳嗽，咳痰，喘憋，胸闷气短。若痰黄质稠，胸中烦热，身热咽痛，则属阳；若胸闷气短，痰多色白、黏稠或稀薄，则属阴。

辨证分析：肺系症状为肿瘤病人的临床常见症状，具体为咳嗽、咳痰、气喘、憋气等。上述症状可能与肺部肿瘤有关，也可能与多种因素引起的肺部感染有关，多因病人呼吸功能下降、呼吸道分泌物增多所致，中医辨证多属本虚标实，其中本虚表现为肺、脾、肾等脏器气阴耗伤，功能受损，标实表现为伴随的痰浊、瘀血等。

治疗：宣肺止咳、化痰平喘。

常用药物：半夏、麻黄、细辛、五味子、射干等。阳证加知母、瓜蒌、竹茹等；阴证加附子、干姜、蛤蚧等。

常用部位：肺脏在背部的全息反射区或肺俞穴、膏肓穴等。

2. 术后胃瘫

主症：腹部胀满，恶心，呕吐，进食困难，无排气或少排气，无明显腹痛。若伴反酸烧心、胃灼热，则属热证；若胃寒喜温，则属寒证。

辨证分析：胃瘫是消化系统肿瘤常见并发症，主要表现为脾胃功能紊乱。其多由于肿瘤占位，阻遏气机，或手术、抗肿瘤药物等损伤脾胃，脾胃运化不利，中焦气机受阻、升降失职所致。本病以脾胃虚弱为本，局部气滞、寒凝、血瘀为标。

治疗：行气散瘀、健脾助运。

常用药物：木香、丁香、厚朴、枳壳、全蝎等。阳证加黄芩、黄连、栀子等；阴证加半夏、干姜、肉桂等。

常用部位：胃脘部。

3. 疼痛（寒证）

主症：局部疼痛，疼痛或缓或急，常有冷感，痛有定处，遇寒加剧，喜温喜按。

辨证分析：疼痛是最为常见的肿瘤并发症，中医学多考虑"不通则痛""不荣则痛"。膏摩疗法适用于治疗肿瘤损伤正常脏腑、筋脉，气血不畅，经气闭阻，阳气不达，筋脉骨肉失于温煦濡养所致之疼痛。

治疗：温经散寒、通络止痛。

常用药物：丁香、全蝎、细辛、当归、肉桂、延胡索等。

常用部位：痛处局部。

4. 纳差

主症：不思饮食，进食减少，食后脘腹胀满不适。

辨证分析：肿瘤发病与脾胃功能受损关系密切。多数病人发病时后天之本已伤，脾胃运化功能失常，清浊不分，胃的受纳、腐熟功能异常，故病人不思饮食、食后水谷不化。

治疗：健脾开胃。

常用药物：半夏、茯苓、陈皮、木香、厚朴、丁香等。

常用部位：胃脘部。

5. 便秘

主症：大便秘结，排出费力，排便周期延长，或虽有便意，但排出不畅。

辨证分析：《黄帝内经》认为"久卧伤气"，肿瘤病人长期卧床，活动减少，脾胃功能受损，大肠传导功能失司，推动无力，加之长期使用具有收涩、凝滞作用的药物，如阿片类镇痛药、止吐药等，导致糟粕内停，故而便秘。

治疗：温中健脾、顺气导滞。

常用药物：木香、厚朴、枳壳、肉桂、砂仁等。

常用部位：脐周。

6. 呕吐

主症：恶心呕吐、呃逆反胃。

辨证分析：肿瘤病人脏腑功能失调的主要表现即气机升降失调。脾失健运，胃气失和，升降失职，或肝失疏泄，气机逆乱，胃失和降，均可致呕。

治疗：疏肝健脾、和胃降逆。

常用药物：半夏、厚朴、紫苏、枳壳、茯苓等。

常用部位：胃脘部。

7. 贫血、乏力、化疗后骨髓抑制

主症：形神衰惫、头晕乏力、心悸气短；辅助检查见白细胞、血红蛋白均减少等。

辨证分析：大病久病，失于调理，正气虚损，或化疗药物毒性过大，损伤脾肾，使生化乏源，均可致气、血、阴、阳亏耗难复。

治疗：补肾健脾、益气养血。

常用药物：人参、黄芪、熟地黄、淫羊藿、桑寄生、阿胶、当归、肉桂等。

常用部位：腰背部或肾俞穴。

8. 恶性积液

主症：胸闷喘憋、腹胀如鼓。若水液浑浊或为血性，则属阳证；若水液清晰，则为阴证。

辨证分析：恶性积液为肿瘤晚期的常见症状，疾病日久，肺失宣降，肝失条达，脾失健运，肾虚气化功能障碍，则水湿停聚不化。

治疗：阳证则清热利湿、行气利水；阴证则健脾补肾、温阳利水。

常用药物：茯苓、泽泻、大腹皮。阳证加防己、车前子等，阴证加附子、黄芪、肉桂等。

常用部位：下腹部或关元穴。

【中药膏摩疗法操作】

1. 评估

（1）病室环境、温度。

（2）病人的病情、主要症状及临床表现。

（3）病人治疗部位皮肤情况及有无中药过敏史。

（4）病人的心理状况及配合程度。

2. 告知

（1）中药膏摩疗法的作用及简单操作方法。

（2）药膏涂于局部皮肤时，皮肤感觉温、热，属正常现象。

（3）点按局部穴位可能会有轻微的酸、胀、麻、痛等不适。

（4）操作过程中根据病人的耐受度会采用不同的力度，如有不适，及时告知护士。

（5）膏摩前后局部注意保暖，喝温开水。

3. 物品准备

中药、水、凡士林、药勺、纱布、治疗碗、一次性手套等。

4. 操作流程

（1）核对医嘱，评估病人，告知相关事项，注意保暖。

（2）调制按摩膏备用：①将中药、水、凡士林按 1：1：0.5 倒入油膏罐；②加热搅拌熬制成膏状（电磁炉加热熬制）。

（3）携用物至床旁，根据症状选择需按摩的经络穴位，协助病人取适宜体位，充分暴露患处，必要时用屏风遮挡。

（4）用温水清洁病人局部皮肤。

（5）操作采用摩法、擦法、点按等手法，按摩时间为15分钟，以皮肤发热、发红为度。

（6）操作步骤（2个循环）具体如下。

1）将中药均匀地涂抹在按摩部位。

2）环摩穴位：以穴位为中心（直径大于15cm）掌心向下环摩15~20圈，时长共约1分钟，以局部皮肤微热为宜，力度适中。

3）推经络：拇指在治疗部位顺经或逆经推10次，时长共约1分钟，力度适中；

4）点按揉穴位。

一个穴位按揉：拇指点按穴位5次，顺时针揉3次，为1个循环，以此做3个循环，时长共约1分钟，力度适中。

两个穴位按揉：拇指和食指同时点按穴位5次，顺时针揉3次，为1个循环，以此做3个循环，时长共约1分钟，力度适中。

5）环摩治疗部位：将手掌掌心向下置于病变中心，环摩治疗部位50~60圈，时长共约1分钟，力度适中，以皮肤微热为宜。

6）振腹：适用于治疗消化系统疾病，将掌心向下，劳宫穴对准病人神阙穴，中指在任脉的中脘穴，掌根在关元穴，食指、无名指在肾经线（腹部正中线旁开0.5寸）上，拇指和小指在胃经线（腹部正中线旁开2寸）上，在充分放松的情况下，释放腕痉挛，与病人腹部产生共振（此为本法的最佳状态），操作时可以全掌、掌根、指端变换着力，频率400~600次/分钟，时间1分钟。

7）实施补泻手法。

补法：顺经络循行方向的操作手法为补，按顺时针方向旋转的操作手法为补（腹部顺时针方向为泻法）。轻手法，用力相对较小，轻而不浮，为补法；按摩速度缓慢、时间较短者，为补法。适用于虚证、年老体弱、病重的病人。

泻法：逆经络循行方向的操作手法为泻，按逆时针方向旋转的操作手法为泻（腹部逆时针方向为补法）。重手法，用力相对较大，重而不滞，为泻法；按摩速度较快、时间较长者，为泻法。适用于实证、年轻体壮的病人。

平补平泻：顺时针方向和逆时针方向按摩交替进行属于平补平泻；用力适中属于平补

平泻。适用于虚实不明显的病证。

（7）根据病人情况可将保鲜膜敷于中药上 15 分钟，使中药慢慢透皮吸收，以增强药物的功效。

（8）用纱布将中药擦掉，清洁病人局部皮肤，协助病人着衣、取适宜体位，整理床单位。

（9）处理用物，洗手，记录。

5. 注意事项

（1）中药过敏者禁止操作；皮肤破溃处、刀口处（1 个月内）禁止操作。

（2）观察治疗处皮肤情况，看是否出现过敏。

（3）按揉肿瘤部位，力度适宜，防止肿瘤破裂出血。

（4）针对老年人，按揉力度要轻，防止骨折。

（5）针对疼痛部位，要注意骨转移情况，有骨破坏处禁止操作。

参考文献：

[1] 季远, 刘爱华, 朱媛慧, 等. 膏摩初探 [J]. 按摩与导引 ,1999,6(3):5-7.

[2] 葛洪. 肘后备急方［M］. 北京：人民卫生出版社 ,1956:102.

[3] 王亚渭, 益志凯. 膏摩的起源与发展 [J]. 陕西中医学院学报 ,2004,5(27):15-17.

[4] 李智, 李静. 古代膏摩发展简史 [J]. 山东中医药大学学报 ,2011,35(2):161-163.

[5] 季远, 朱元慧, 毛树文, 等. 千金方对膏摩的贡献——膏摩方药及证治研究 [J]. 辽宁中医学院学报 ,2005,11(7):547-548.

[6] 王怀隐. 太平圣惠方［M］. 北京：人民卫生出版社 ,1968:213.

[7] 王绍辉, 胡燕. 古代膏摩应用述要 [J]. 山东中医药大学学报 ,2002,26(2):102.

[8] 仇秀宇, 李同军, 许家伦, 等. 膏摩疗法治疗急性腰扭伤的临床疗效观察 [J]. 针灸临床杂志 ,2017,33(10):48-51.

[9] 向澍, 杜炯. 膏摩法改善陈旧性踝关节扭伤患踝功能 41 例 [J]. 中国中医骨伤科杂志 ,2017,25(8):48-49.

[10] 杨静, 陈鹏. 膏摩法配合呼吸训练对开胸术后肺功能恢复的应用研究 [J]. 海峡药学 ,2014,26(10):95-96.

[11] 程红杰, 张乃卫, 李婷婷, 等. 膏摩疗法的应用研究进展 [J]. 中国当代医药 ,2020,27 (4):24-28.

[12] 卫月, 赵保亚, 张中华, 等. 中药膏摩在肿瘤绿色治疗中的应用 [J]. 现代中医临床 ,2020,27(1):43-45.

[13] 赵佶. 圣济总录［M］. 北京：人民卫生出版社 ,2013.

[14] 王玉龙, 王为民. 膏摩的研究应用进展 [J]. 长春中医药大学学报 ,2012,28(2):365-367.

[15] 陈鹏, 郑胜明, 胡军飞, 等. 膏摩手法刺激背俞穴对肺癌开胸术后肺功能的恢复 [J]. 浙江创伤外科 ,2013,12(18):802-804.

[16] 王宾, 王永学, 刘长信. 宫廷理筋术之振腹疗法治疗中心型肥胖的临床观察 [J]. 北京中医药 ,2016,35(11):1007-1010.

中药膏摩疗法操作流程图

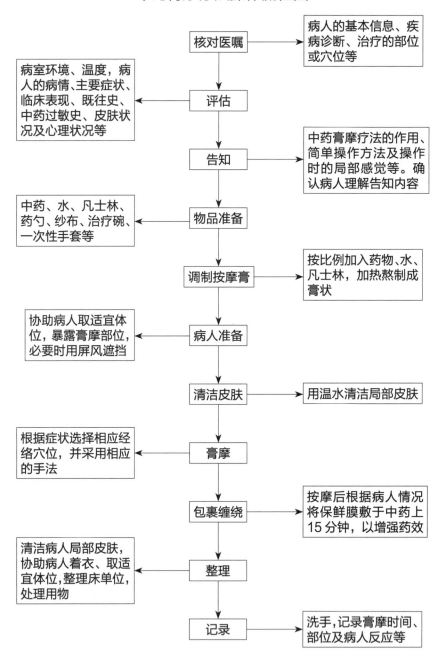

核对医嘱 → 病人的基本信息、疾病诊断、治疗的部位或穴位等

病室环境、温度，病人的病情、主要症状、临床表现、既往史、中药过敏史、皮肤状况及心理状况等 ← 评估

告知 → 中药膏摩疗法的作用、简单操作方法及操作时的局部感觉等。确认病人理解告知内容

中药、水、凡士林、药勺、纱布、治疗碗、一次性手套等 ← 物品准备

调制按摩膏 → 按比例加入药物、水、凡士林，加热熬制成膏状

协助病人取适宜体位，暴露膏摩部位，必要时用屏风遮挡 ← 病人准备

清洁皮肤 → 用温水清洁局部皮肤

根据症状选择相应经络穴位，并采用相应的手法 ← 膏摩

包裹缠绕 → 按摩后根据病人情况将保鲜膜敷于中药上15分钟，以增强药效

清洁病人局部皮肤，协助病人着衣、取适宜体位，整理床单位，处理用物 ← 整理

记录 → 洗手,记录膏摩时间、部位及病人反应等

中药膏摩疗法评分标准

项目	分值	技术操作要求	评分说明
仪表	2	仪表端庄、戴表	仪表形象不佳扣1分，未戴表扣1分
核对	2	核对医嘱	未核对扣2分，核对不全扣1分
评估	4	病人病情、临床症状、既往史等	未评估扣4分，评估少一项扣1分，最高扣4分
	2	病人膏摩部位皮肤情况、心理状况	未评估扣2分，评估少一项扣1分
告知	4	膏摩的作用、简单的操作方法及操作时的局部感受	未告知扣4分，告知少一项扣1分
	2	膏摩手法会采用合适的力度，如有不适及时告知护士	未告知扣2分
	2	膏摩前后注意局部保暖，可喝少量温开水	未注意保暖扣1分，未嘱咐病人饮温开水扣1分
物品准备及膏摩药调制	2	洗手，戴口罩	未洗手扣1分，未戴口罩扣1分
	4	备齐并检查用物，必要时备屏风	未备齐用物扣2分，未检查用物扣2分
	4	将中药、水、凡士林按一定比例倒入油膏罐，加热熬制搅拌成膏状（电磁炉加热熬制）	膏摩药调制比例不合适扣2分，膏摩药调制不合理扣2分
环境与病人准备	2	病室整洁、光线明亮、温度适宜	未准备环境扣2分，准备不充分扣1分
	2	协助病人取适宜体位，充分暴露膏摩部位，注意保护隐私	未进行体位摆放扣1分，体位不适宜扣1分
操作过程	2	核对医嘱	未核对扣2分，核对不全扣1分
	8	遵医嘱选定腧穴或治疗部位	选定部位一处不准确扣4分，最高扣8分
	10	正确选择点、按、揉、摩、振腹等手法	手法选取不合适扣2分，最高扣10分
	8	力量及按揉幅度均匀	按摩力量不合适扣4分，按揉幅度不均匀扣4分
	8	按揉频率均匀，时间15分钟	按揉频率不合理扣4分，时间不符合扣4分
	6	膏摩结束，询问病人感受，覆盖保鲜膜，时间15分钟	未询问病人感受扣2分，未覆盖保鲜膜扣2分，时间不合理扣2分
	2	清洁病人局部皮肤，洗手，再次核对医嘱	未清洁皮肤扣1分，未洗手扣1分，未核对医嘱扣1分，最高扣2分
操作后处置	2	用物按《医疗机构消毒技术规范》处理	处理方法不正确扣1分，最高扣2分
	1	洗手	未洗手扣1分
	1	记录	未记录扣1分
评价	10	流程合理、手法熟练、取穴准确、局部皮肤无损伤、询问病人感受	一项不合格扣2分，最高扣10分
理论提问	5	中药膏摩疗法的适应证	回答不全扣3分，未答出扣5分
	5	中药膏摩疗法的注意事项	回答不全扣3分，未答出扣5分
得分			

主考老师签名：　　　　　　　　　　　　考核日期：　　　年　　　月　　　日

三、中药围敷疗法

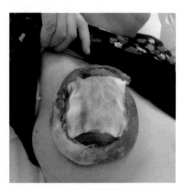

中药围敷疗法

【概念】

中药围敷疗法是将中药药粉或颗粒与赋形剂调制成药膏，置于纱布上，将纱布折叠成宽约 2cm 的药纱条，长度大于肿块基底或溃疡边界周长，在肿块或疮疡基底部位围成一圈如桶箍状，以达到收敛邪气、不使肿块或疮疡扩散传变目的的一种治疗方法。

【历史沿革】

1. 初期（先秦）

中药围敷疗法是中医外科的一种独特疗法，是箍围法的一种，历史悠久，早见于《五十二病方·痈》，该书记载："勿尽傅，圆一寸，干，复傅之，而以汤酒去其药。"意思是将药物敷在颐痈周围，但中间留一个半径为一寸的圆孔，圆孔内不敷药物，当外面的药物干了，用热水将其洗干净后再敷，以使毒邪有出处。可见先秦医家已经开始应用药物围敷患处治疗疾病，开创了围法的先河。

2. 发展阶段（晋代—明代）

晋代、南北朝时期、唐代对围药的功效及应用方法做了详细的描述，并强调在患处中央留一空白，令邪毒从此而泄。如晋代葛洪《肘后备急方》卷五"治痈疽妒乳诸毒肿方第三十六"记载："又方，熬粢粉令黑，鸡子白和之，涂练上以贴痈，小穿练上，作小口泄毒气令散，燥易之，神秘。"南北朝时期，我国最早的外科学专著《刘涓子鬼遗方》卷四言："痈疽之甚，未发之兆，肥渴为始，始发之始，或发日疽臭似若小疖，或复大痛，皆是微候，宜善察之。欲知是非，重按其处，是便隐复。按四边比方得失审定之后即灸。第一便灸其上二三百壮，又灸四边一二百炷，小者灸四边，中者灸六处，大者灸八处，壮数处所，不患多也。亦应即贴即薄令得所即消，内服补暖汤散，不已，服冷药，外即冷薄。不已，用热贴，贴之法，开其口泄热气。"唐代《备急千金要方》记载："凡用药贴，法皆当疮头处开孔，令泻热气。亦当头以火针针入四分即瘥。凡痈疽、瘤、石痈、结筋、瘰疬，皆不可就针角。针角者，少有不及祸也。凡痈，无问大小，已觉即取胶如手掌大，暖水浸令软，纳纳然，称大小，当头上开一孔如钱眼大，贴肿上令相当，须臾干急。若未有脓者，即定不长。已作脓者，当自出。若以锋针当孔上刺出脓，大好，至瘥乃洗去胶。"随着围药的广泛应用，宋元时期出现了寒热性质不同的围药。如宋代《外科精要》中的麦饭石膏方即凉性围药，元代《外科精义》中的乌金散则属温热围药。明代对围药又有了专门的论述，外科学著作中有了围药名称，并且还强调了围药在护场形成中的作用。如《证治准绳》记载"治诸恶毒疮，红肿突起，用药箍疮四周，不令滋蔓，走痈毒气"；"宣毒散，敷贴消肿，收赤晕围聚"；"败肉去后围贴，则气血和，新肉生长"等。

3. 成熟阶段（清代）

清代，围药发展出较为完整的理论体系，操作技术已臻成熟，这以《理瀹骈文》等中药外治专著的问世为代表。吴师机在《理瀹骈文》中描述围药的作用是一拔一截，凡病证聚结之处，拔之则病自出，无深入内陷之患；病所经由之处，截之则邪自出，无妄行传变之虞。

4. 现代临床应用

目前中药围敷疗法应用广泛，主要用于治疗疮疡、痈疽、疔疖、带状疱疹、痣疣、丹毒、肿瘤、虫兽伤、痹证、糖尿病足等。中药围敷疗法对促进疮疡愈合有显著的作用，如八味箍围膏治疗湿热下注型臁疮，临床疗效显著，可有效促进臁疮愈合，改善臁疮疮面症状与色泽，减少伤口渗液量，促进肉芽组织生长，促进上皮组织生长等。箍围药将军散联合常规清创等综合治疗对控制感染、减少抗生素应用、促进糖尿病足痊愈有良效。

【理论基础及作用机制】

《理瀹骈文》云："病所经由之处，截之则邪自断无妄行传变之虞。"肿瘤与机体血脉相连，往往一损俱损，中药围敷疗法体现了中医外治法中截法的理念。《证治准绳》载"宣毒散，初发或灸后敷贴，消肿收赤晕，围聚"，表明中药围敷疗法可以围聚毒气，使疮口局限，形成护场，达到箍集围聚、收束疮毒的效果。

《备急千金要方》指出围敷留头，可令内蓄毒邪外出，疾病向愈，书中云："凡痈无问大小……当头上开一孔如钱孔大，贴肿上令相当，须臾干急。若未有脓者，即定不长；已作脓者，当自出。若以锋针当孔上刺至脓，大好。至瘥，乃洗去胶。"

【适应证】

1. 癌性溃疡

主症：皮肤溃疡，边缘不整齐，边缘外翻，基底出现浸润性硬结，底部有时可见菜花样赘生物，溃疡面大部分伴有坏死、出血、渗出、感染等，久不愈合。若局部溃破红肿、灼热疼痛，则属阳证；若溃疡周围皮色如常，无红、肿、热、痛，脓水清稀，边界不清，溃后腐肉难脱，亦难以生肌敛口，则属阴证。

辨证分析：阳证多由于火毒蕴结，血凝毒滞，经络阻隔，热胜肉腐而成；阴证往往由正气虚弱，局部血运不畅，气血亏虚，难以濡养肌肉所致。

治疗：阳证则箍集围聚、清宣透热；阴证则箍集围聚、收束疮毒。

常用药物：阳证则用白芷、干蟾皮、金银花、连翘等；阴证则用天花粉、姜黄、赤芍等。

2. 体表肿块

主症：体表可触及肿物。若肿势急剧、局部红肿、皮温升高、肿势高涨、质硬痛剧，则属阳；若局部漫肿不红、皮温不高、质软、隐痛或酸痛，则属阴。

辨证分析：阳证多由于火热毒邪留滞，灼伤津液，致气血凝聚，经络壅遏，郁结不散而成；阴证多由于脏腑功能受损，失于健运，致使体内阴浊之邪不化，局部阴浊之邪凝聚而成。

治疗：阳证则箍集围聚、清宣透热；阴证则箍集围聚、收束疮毒。

常用药物：阳证多用花蕊石、白芷、金银花、连翘等；阴证多用天花粉、姜黄、赤芍、乳香、没药等。

【中药围敷疗法操作】

1. 评估

（1）病室环境、温度。

（2）病人主要症状、既往史、药物过敏史。

（3）治疗部位的皮肤情况。

2. 告知

（1）中药围敷疗法的作用及简单操作方法。

（2）出现皮肤微红为正常现象，若出现皮肤瘙痒、丘疹、水疱等，应立即告知护士。

（3）中药围敷时间一般为 4 小时。可根据病情、年龄、药物、季节调整围敷时间，小儿酌减。

（4）若出现围敷药物松动或脱落及时告知护士。

（5）局部贴药后可出现药物颜色、油渍等污染衣物。

3. 物品准备

纱条、中药、醋、香油、蜂蜜、油膏罐、药勺、一次性手套、纱布等。

4. 操作流程

（1）核对医嘱，评估病人和环境，告知相关事项，注意保暖。

（2）调制药泥备用：①将药物倒入油膏罐；②依次加入赋形剂，其中醋：香油：蜂蜜＝4：1：1；③搅拌调制，加盖，室温下放置2小时。

（3）制作药纱条：①打开纱布；②将药泥均匀涂到纱条上，厚度一般以0.5cm左右为宜；③折叠卷成药纱条，宽约2cm，长度大于肿块基底或溃疡边界周长。

（4）携用物至床旁，根据敷药部位协助病人取适宜体位，充分暴露患处，必要时用屏风遮挡病人并注意保暖。

（5）温水清洁皮肤。

（6）将制作好的药纱条围敷于肿物或溃疡外围一周，范围大于肿疡部位。

（7）围敷时间4小时，治疗结束取下药纱条，擦净皮肤，协助病人着衣、取适宜体位，整理床单位。

（8）处理用物，洗手，记录。

5. 注意事项

（1）对中药过敏者禁用。

（2）围敷时间4小时，围敷范围大于肿疡部位。可根据实际情况调整治疗时间、频次。

（3）围敷后出现红疹、瘙痒、水疱等过敏现象，暂停使用，报告医生，配合处理。

参考文献：

[1] 葛洪.肘后备急方 [M].北京：人民卫生出版社,1963:137.

[2] 刘涓子.刘涓子鬼遗方 [M].北京：人民卫生出版社,1986:41.

[3] 齐德之.外科精义 [M].南京：江苏科学技术出版社,1985:81.

[4] 尚德俊.外科"围药"研究 [J].山东中医学院报,1985,9(1):36.

[5] 孙道永.八味箍围膏治疗湿热下注型臁疮的临床观察 [D].济南：山东中医药大学,2018.

[6] 杜丽荣.将军散联合常规清创治疗感染为主的糖尿病足 [C]// 中华中医药学会周围血管病分会第六届学术大会论文集,2014:181-183.

[7] 朱晓丹,安超,李泉旺,等.中医外科学护场理论的沿革与发展 [J].新中医,2014,46(2):7-10.

中药围敷疗法操作流程图

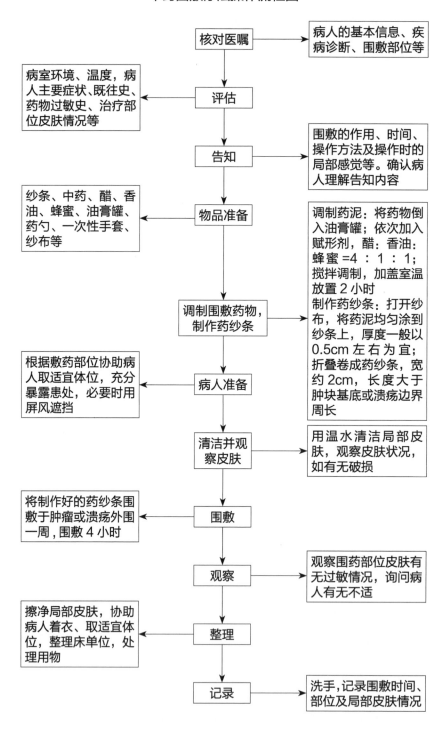

核对医嘱 → 病人的基本信息、疾病诊断、围敷部位等

病室环境、温度，病人主要症状、既往史、药物过敏史、治疗部位皮肤情况等 ← 评估

告知 → 围敷的作用、时间、操作方法及操作时的局部感觉等。确认病人理解告知内容

纱条、中药、醋、香油、蜂蜜、油膏罐、药勺、一次性手套、纱布等 ← 物品准备

调制围敷药物，制作药纱条 → 调制药泥：将药物倒入油膏罐；依次加入赋形剂，醋：香油：蜂蜜=4：1：1；搅拌调制，加盖室温放置2小时
制作药纱条：打开纱布，将药泥均匀涂到纱条上，厚度一般以0.5cm左右为宜；折叠卷成药纱条，宽约2cm，长度大于肿块基底或溃疡边界周长

根据敷药部位协助病人取适宜体位，充分暴露患处，必要时用屏风遮挡 ← 病人准备

清洁并观察皮肤 → 用温水清洁局部皮肤，观察皮肤状况，如有无破损

将制作好的药纱条围敷于肿瘤或溃疡外围一周，围敷4小时 ← 围敷

观察 → 观察围药部位皮肤有无过敏情况，询问病人有无不适

擦净局部皮肤，协助病人着衣、取适宜体位，整理床单位，处理用物 ← 整理

记录 → 洗手,记录围敷时间、部位及局部皮肤情况

中药围敷疗法评分标准

项目		分值	技术操作要求	评分说明
仪表		2	仪表端庄、戴表	仪表形象不佳扣1分，未戴表扣1分
核对		2	核对医嘱	未核对扣2分，核对不全扣1分
评估		3	临床症状、既往史、过敏史	未评估扣3分，评估少一项扣1分
		2	治疗部位皮肤情况	未评估扣2分
告知		4	围敷的作用、简单的操作方法以及围敷时间等	未告知扣4分，告知少一项扣1分，最高扣4分
物品准备		2	洗手，戴口罩	未洗手扣1分，未戴口罩扣1分
		4	备齐并检查用物	未备齐用物扣2分，未检查用物扣2分
环境与病人准备		2	病室整洁、光线明亮、温度适宜	未准备环境扣2分，准备不充分扣1分
		2	协助病人取适宜体位	未进行体位摆放扣2分，体位不适宜扣1分
		6	充分暴露治疗部位，保暖，保护隐私	未充分暴露皮肤扣2分，未保暖扣2分，未保护隐私扣2分
操作过程	敷药	2	核对医嘱	未核对扣2分，核对不全扣1分
		4	用温水清洁局部皮肤	未用温水清洁皮肤扣4分
		10	将调制好的中药置于纱布上，做成大小合适的条状	中药未调制好扣4分，围药条大小不合适扣4分，最高扣10分
		12	将制好的围药围于肿瘤处，围敷范围大于肿瘤部位	围药部位不正确扣6分，范围未大于肿瘤部位扣6分
		4	固定牢固，围药时间4小时	围药固定不牢固扣2分，围药时间不合理扣2分
		1	询问病人有无不适	未询问病人扣1分
		2	告知注意事项	未告知扣2分，告知不全扣1分
		4	协助病人取适宜体位，整理床单位	未安置体位扣2分，未整理床单位扣2分
		2	洗手，再次核对医嘱	未洗手扣1分，未核对扣1分
	取药	2	取下围药，清洁皮肤	未取药扣1分，未清洁皮肤扣1分
		4	观察局部皮肤，询问病人有无不适	未观察皮肤扣2分，未询问病人扣2分
		2	洗手，再次核对医嘱	未洗手扣1分，未核对扣1分
操作后处置		2	用物按《医疗机构消毒技术规范》处理	处理方法不正确扣1分，最高扣2分
		1	洗手	未洗手扣1分
		1	记录	未记录扣1分
评分		8	流程合理、技术熟练、局部皮肤无损伤、询问病人感受	一项不合格扣2分，最高扣8分
理论提问		5	中药围敷疗法的适应证	未答出扣5分，回答不全面扣3分
		5	中药围敷疗法的禁忌证	未答出扣5分，回答不全面扣3分
得分				

主考老师签名： 考核日期： 年 月 日

四、中药扎敷疗法

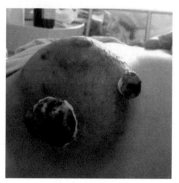

中药扎敷疗法

【概念】

中药扎敷疗法，用于治疗突出体表的肿物，是用手术缝合线在肿物根部进行结扎，然后将具有收涩、消肿作用的膏药贴于肿物体部，以达到截断血脉、收敛邪气、抑制肿物生长及传变目的的一种治疗方法。

【历史沿革】

中药扎敷疗法，是中医传统外治中缠扎法与药物贴敷疗法的结合，属于传统中医外治的特色疗法。其机制在于通过缠扎法使患部经络阻塞，气血不通，联合消肿散结中药外敷，使患部逐渐坏死脱落，遗留创面修复自愈。缠扎法的记载最早见于《五十二病方》，其云："絮以小绳，剖以刀。"宋代《太平圣惠方》明确记述了痔的结扎疗法，云："用蜘蛛丝缠系痔鼠乳头，不觉自落。"《是斋百一选方》记载："系瘤法，兼去鼠奶痔，集验方，真奇药也。芫花根净洗，带湿，不得犯铁器，于木石器中捣取汁，用线一条浸半日或一宿，以线系瘤，经宿即落。如未落再换线，不过两次自落。后以龙骨并诃子末敷疮口即合。依上法系鼠奶痔，累用得效。系瘤法《苏沈良方》亦有，用蜘蛛者，然费力，不如此径捷。如无根，用花泡浓水浸线亦得。赵氏家娣尝用以系腰间一瘤，不半日即落，亦不痛。"

元代危亦林在《世医得效方》中提出"用川白芷煮白作线，快手紧结痔上，微痛不妨，其痔自然干萎而落，七日后安"，介绍了结扎法的具体操作，在临床上有很好的指导意义。至明清时期结扎疗法的应用已相当普遍，且结扎法已发展到用药线结扎。制备药线的处方，各家并不相同。《外科正宗》记载："煮线方中用壁钱，芫花二味共相煎，白丝扣线将同煮，诸痔瘿瘤用此捐。治诸痔及五瘿六瘤，凡蒂小而头面大者，宜用此线系其患根自效。芫花（五钱），壁钱（二钱），用白色细扣线三钱，同上二味用水一碗盛贮小瓷罐内，慢火煮至汤干为度。取线阴干，凡遇前患，用线一根，患大者二根，双扣系于根蒂，两头留线，日渐紧之，其患自然紫黑，冰冷不热为度。轻者七日，重者十五日后必枯落，后用珍珠散收口至妙。"在这一时期，结扎疗法的适用范围也由痔疾扩大到赘瘤、脱疽坏死等。

近现代，中医结扎疗法在治疗痔疮方面效果良好，同时在改善病人术后疼痛、减少病人术后并发症、促进病人术后快速康复方面均具有非常显著的效果。在结扎疗法的基础上，扎敷疗法应运而生，其在临床上的应用范围更为广泛。扎敷疗法不再单纯用于痔疾，在肿瘤治疗方面也有较多的应用，尤其是在治疗突出体表的肿物方面，效果显著。

【理论基础及作用机制】

明代陈实功《外科正宗》载有"拈线缠扎"的治疗方法，《理瀹骈文》云："病所经由之处，截之则邪自断无妄行传变之虞。"扎敷疗法与围敷疗法一样，其理论基础均是中医外治法中的截法，其首要任务是截断肿瘤与机体的血脉联系，达到箍集围聚、收束疮毒、结扎止血的效果。

《理瀹骈文》记载："凡病有所结聚之处，拔之则病自出，无深入内陷之患。"拔法是扎敷疗法的另一重要理论基础，扎敷疗法可利用提脓去腐药、药筒拔法等，拔内蓄之毒邪外出，使腐肉迅速脱落。

受到"蚕食清创法"的启发，中药扎敷疗法在截断肿块与机体血脉的前提下，针对较大的肿块、溃疡创面分次逐步清除毒邪，避免因一次性根治加重感染、出血风险，这也符合"大毒治病十去其六""大积大聚，衰其大半而止"的肿瘤绿色治疗理念。

【适应证】

1. 体表赘生肿物

主症：突出于体表的肿物，与周围正常组织边界清楚，偶有肿痛或无明显不适症状。

辨证分析：多因肝失条达，肝气郁结，或脾失健运，痰湿不化，气血痰湿凝结，阻于肌肤或腠理而成。

治疗：通过局部结扎来阻断局部血液供应，使赘生物自然干瘪、脱落，基底部也随之愈合。治疗以理气活血、化痰散结为法。

常用药物：鳖甲、皂角刺、白芷、当归、桃仁等。

2. 突出体表的巨大肿瘤

（1）肿瘤负荷大，疼痛明显。

主症：肿物呈外生性生长，突出体表之外，肿瘤负荷大，局部红肿、肿势高涨、疼痛明显。

辨证分析：火热毒邪留滞，局部气血凝聚，经络壅遏，郁结不散而致肿块。

治疗：结扎肿瘤根部以收敛邪气，将软坚散结、透热解毒药物贴敷肿物部位。

常用药物：浙贝母、土贝母、夏枯草、鳖甲、白芷、乳香、没药、金银花、连翘等。

（2）肿瘤破溃出血明显。

主症：肿物呈外生性生长，突出体表之外，底部有时可见菜花样赘生物，伴有出血、渗出，久不愈合。

辨证分析：痰浊、血瘀等毒邪郁久化热，火毒蕴结，热盛迫血妄行。

治疗：箍集围聚、截断血脉，出血严重处用药线结扎或局部注射华蟾素注射液收缩血管，外用药物以清宣透热止血为主。

常用药物：大黄粉、三七粉、白及粉，以及华蟾素注射液等。

【中药扎敷疗法操作】

1. 评估

（1）病室环境、温度。

（2）病人主要症状、既往史、药物过敏史。

（3）敷药部位的皮肤情况。

2. 告知

（1）中药扎敷疗法的作用和简单操作方法。

（2）中药扎敷时间一般为1周。

（3）病人若出现肿物处疼痛、出血，肿物脱落，及时告知护士。

3. 物品准备

一次性治疗巾2块、洞巾1块、一次性换药弯盘、无菌剪刀、无菌手术缝合线、无菌手套、消毒液、棉签、配制好的敷贴等。必要时备局部止血药。

4. 操作流程

（1）核对医嘱，评估病人和环境，告知相关事项，注意保暖。

（2）根据医嘱制作消瘤敷贴（制作过程参照中药穴位贴敷疗法）。

（3）携用物至床旁，协助病人取适宜体位，充分暴露患处，必要时用屏风遮挡病人。

（4）打开一次性治疗巾，戴无菌手套；由助手打开换药弯盘，取出无菌剪刀、无菌手术缝合线；局部消毒，铺洞巾。

（5）将缝合线结扎在肿物根部，松紧度合适。

（6）将制作好的消瘤敷贴敷于肿物上，固定，观察并询问病人有无不适。

（7）取下敷药，清洁皮肤，协助病人着衣、取适宜体位，整理床单位。

（8）处理用物，洗手，记录。

5. 注意事项

（1）对中药过敏者禁用。

（2）可根据实际情况调整治疗时间、频次。

（3）结扎不可过紧，以免肿物脱落过快，局部出血。准备局部止血药，以备急用。

参考文献：

[1] 孙权昌 . 中医结扎疗法治疗痔疮临床观察 [J]. 中西医结合心血管病电子杂志 ,2017,5(31): 128–129.

[2] 郑晓怡 . 中医结扎疗法治疗痔疮的临床观察 [J]. 中外医学研究 ,2017,15(31):29–30.

中药扎敷疗法操作流程图

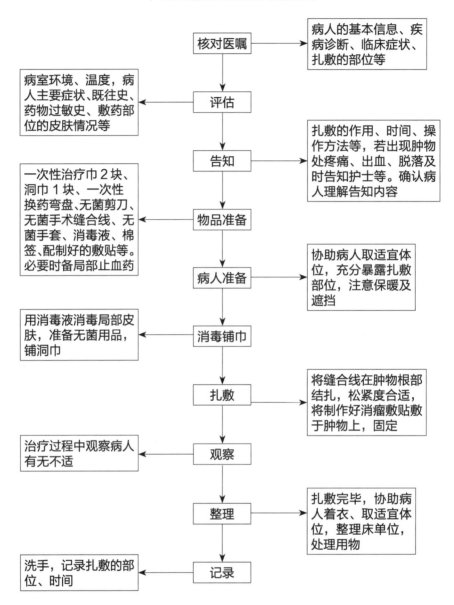

病人的基本信息、疾病诊断、临床症状、扎敷的部位等

核对医嘱

病室环境、温度，病人主要症状、既往史、药物过敏史、敷药部位的皮肤情况等

评估

扎敷的作用、时间、操作方法等，若出现肿物处疼痛、出血、脱落及时告知护士等。确认病人理解告知内容

告知

一次性治疗巾 2 块、洞巾 1 块、一次性换药弯盘、无菌剪刀、无菌手术缝合线、无菌手套、消毒液、棉签、配制好的敷贴等。必要时备局部止血药

物品准备

协助病人取适宜体位，充分暴露扎敷部位，注意保暖及遮挡

病人准备

用消毒液消毒局部皮肤，准备无菌用品，铺洞巾

消毒铺巾

将缝合线在肿物根部结扎，松紧度合适，将制作好消瘤敷贴敷于肿物上，固定

扎敷

治疗过程中观察病人有无不适

观察

扎敷完毕，协助病人着衣、取适宜体位，整理床单位，处理用物

整理

洗手，记录扎敷的部位、时间

记录

中药扎敷疗法评分标准

项目		分值	技术操作要求	评分说明
仪表		2	仪表端庄、戴表	仪表形象不佳扣1分，未戴表扣1分
核对		2	核对医嘱	未核对医嘱扣2分，核对不全扣1分
评估		3	病人临床症状、既往史、药物过敏史	未评估扣3分，评估少一项扣1分
		2	敷药部位皮肤情况	未评估扣2分
告知		3	扎敷作用、时间，扎敷后的感觉	未告知扣3分，告知少一项扣1分
物品准备		2	洗手，戴口罩	未洗手扣1分，未戴口罩扣1分
		4	备齐并检查用物	未备齐用物扣2分，未检查用物扣2分
环境与病人准备		2	病室整洁、光线明亮、温度适宜	未准备环境扣2分，温度不合适扣1分
		2	协助病人取适宜体位	未进行体位摆放扣2分，体位不适宜扣1分
		6	充分暴露扎敷部位，保暖，保护隐私	未充分暴露皮肤扣2分，未保暖扣2分，未保护隐私扣2分
操作过程	扎敷	2	核对医嘱	未核对医嘱扣2分，核对不全扣1分
		8	调制消瘤敷贴备用	敷贴制作不适宜扣4分，最高扣8分
		14	打开一次性治疗巾，戴无菌手套，由助手打开弯盘、剪刀、缝合线，用消毒液消毒结扎部位，将缝合线结扎在肿物根部，松紧度合适	未保持无菌操作扣8分，消毒不规范扣2分，结扎部位不合理扣2分，松紧不合适扣2分
		8	将制好的消瘤敷贴敷于肿物上，固定	敷贴部位不合理扣4分，未固定扣4分
		2	询问病人有无不适	未询问病人扣2分
		2	告知注意事项	未告知扣2分，告知不全扣1分
		4	协助病人取适宜体位，整理床单位	未安置体位扣2分，未整理床单位扣2分
		2	洗手，再次核对医嘱	未洗手扣1分，未核对扣1分
	取药	2	取下敷药，清洁皮肤	未取药扣1分，未清洁皮肤扣1分
		4	观察局部皮肤，询问病人有无不适	未观察皮肤扣2分，未询问病人扣2分
		2	洗手，再次核对医嘱	未洗手扣1分，未核对扣1分
操作后处置		2	用物按《医疗机构消毒技术规范》处理	处理方法不正确扣1分，最高扣2分
		2	洗手	未洗手扣2分
		2	记录	未记录扣2分，记录不全扣1分
评价		6	流程合理、操作熟练、询问病人感受	一项不合格扣2分，最高扣6分
理论提问		5	中药扎敷疗法的概念	未答出扣5分，回答不全面扣3分
		5	中药扎敷疗法的注意事项	未答出扣5分，回答不全面扣3分
得分				

主考老师签名：　　　　　　　　　　　　　　考核日期：　　年　　月　　日

五、中药溻渍疗法

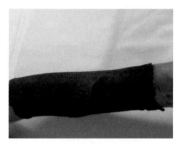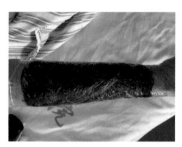

中药溻渍疗法－湿敷　　　　　　　中药溻渍疗法－缠敷

【概述】

中药溻渍疗法又称"中药湿敷疗法"，是溻法和渍法的结合。溻者，湿敷也，指将药液浸于药棉或药布后，敷于患处；渍者，浸渍也，指用药液浸渍患部。中药溻渍即通过湿敷、淋洗、浸泡患处，使药物经过肌肤毛窍、络穴腠理而贯络通经，以治疗疾病。中药溻渍疗法根据治疗形式和使用部位的不同又分为中药热湿敷疗法、中药冷湿敷疗法、中药缠敷疗法。

【历史沿革】

1. 初始阶段（先秦）

中药溻渍疗法是在草药外敷的基础上逐渐发展起来的。远古时代，人类为了生存，在获取食物和与野兽搏斗的过程中，或各部落发生冲突中受外伤时，常常将植物的根、茎、叶的汁水捣烂外敷于伤口，这是溻渍法在远古时代最早的应用。

2. 发展阶段（汉代—宋元）

中药溻渍疗法最早记载于长沙马王堆汉墓出土的《五十二病方》，该书记载外伤疾病用中药煎汤外敷，并载有熏洗方8首。《素问·阴阳应象大论》中也有关于溻渍疗法的记载，云："其有邪者，渍形以为汗。"这是利用热汤溻浴发汗的先例。东汉名家张仲景对溻渍疗法的发展起了很大的推动作用，其中《伤寒论》记载："阳气怫郁在表，当解之熏之。"《金匮要略》记载："狐惑之为病，状如伤寒，默默欲眠，目不得闭，卧起不安。蚀于喉为惑，蚀于阴为狐。不欲饮食，恶闻食臭，其面目乍赤、乍黑、乍白。蚀于上部则声喝（一作嗄），甘草泻心汤主之。甘草泻心汤方，甘草四两，黄芩、人参、干姜各三两，黄连一两，大枣十二枚，半夏半升。上七味，水一斗，煮取六升，去滓，再煎，温服一升，日三服。

蚀于下部则咽干，苦参汤洗之。"渍渍疗法在唐代颇受重视，医家孙思邈在《备急千金要方》中载有柳太后中风不语，用大剂黄芪防风汤熏蒸而苏醒的案例，与先秦相比，此时渍渍疗法的应用更加广泛。

到了宋元时期，关于渍渍法的作用机制在古文献中有了详细的记载，其首见于元代《外科精义》，该书云："夫渍渍疮肿之法，宣通行表，发散邪气，使疮内消也。盖汤水有荡涤之功。古人有论，疮肿初生，经一二日不退，即须用汤水淋射之；其在四肢者渍渍之，其在腰腹背者淋射之，其在下部委曲者浴渍之。此谓疏导腠理，通调血脉，使无凝滞也。且如药二两，用水二升为则，煎取一升半，以净帛或新绵蘸药水，稍热渍其患处，渐渐喜渍淋浴之，稍凉则急令再换，慎勿冷用。夫血气得寒则凝涩，得热则淖泽，日用五七次，病甚者日夜不住，或十数次，肿消痛止为验也。治疮肿神良之法也。"

3. 理论成熟阶段（明清）

明清时期，渍渍疗法外治理论体系得以建立，这主要以《急救广生集》《理瀹骈文》为代表。明代《简明医彀·渍渍法》云："渍渍法凡疮肿诸毒，无出气血凝滞而然，所谓热则行，冷则凝……必使热气攻之，使腠理疏通，经络融畅，诚至理也。"清代，渍渍疗法在具体操作步骤及应用范围上也有了很大程度的发展，如吴谦所著《医宗金鉴》中有类似如下叙述："再以软帛叠七八重，蘸汤勿令大干，傅于疮上，两手轻按片时，帛温再换，如此再按四五次。"《理瀹骈文》中有渍浴方10余首，分别用以治疗内、外、妇、儿、皮肤等科之疾病。

4. 现代临床应用

渍渍疗法，操作简便，安全性高。中药渍渍疗法治疗面神经炎疗效显著，且使用安全。其在治疗各种关节炎方面亦有较好效果，能明显改善老年膝骨性关节炎病人临床症状、缓解疼痛，综合疗效优于西医常规治疗。痛风汤联合中药渍渍外敷是临床近年来治疗急性痛风性关节炎的常用治疗方法，能有效改善机体自身抵抗力及免疫力。中药渍渍疗法还可用于治疗：病毒性皮肤病；细菌性皮肤病，如腋毛癣等；真菌性皮肤病，如头癣、体癣、手癣、足癣、念珠菌病等；其他类型的皮肤病，如疥疮、接触性皮炎、过敏性皮炎、皮肤瘙痒、痒疹、荨麻疹、银屑病、过敏性紫癜、鱼鳞病、恶性皮肤肿瘤等。

【理论基础及作用机制】

《简明医彀》记载："渍渍法凡疮肿诸毒……热则流通，寒凝则结。必使热气攻之，使腠理疏通，经络融畅，诚至理也。"《外科精义》云："夫渍渍疮肿之法，宣通行表，发散邪气，使疮内消也。"渍渍疗法的药物可经肌肤腠理进入人体，起到疏导腠理、通调血脉、调理气机的作用。

现代医学从如下几方面解释渍渍作用机制：①通过动脉通道；②通过水合作用；③通过表面活性剂作用；④通过芳香药物的促进作用。低浓度组织液向高浓度药液流动，可使皮损渗液减少或停止渗出，炎症消退。湿敷与渗透压作用结合，还可使皮肤末梢血管收缩，促使皮损充血减轻、渗出减少。中药渍渍疗法通过湿敷的传导与辐射作用，使局部因炎症而引起的灼热感得以减轻，末梢神经的病理性冲动得到抑制，自觉症状减轻，从而达到消炎、镇痛、止痒和抑制渗出的目的。在湿敷过程中，表皮角化层膨胀，有利于药物透入皮内，达到活血通络之功效。湿敷可吸收皮损表面的浆液和脓汁，软化并清除皮损表面的痂皮或其他附着物，起到洗涤清洁和保护皮肤的作用。

中药渍渍疗法中的中药热湿敷疗法和中药冷湿敷疗法，借助温度的区别，达到不同的疗效。冷疗可以阻断热力对机体组织造成的损伤，进而保护表皮的生发层细胞和真皮微血管，降低毛细血管的通透性，减轻组织水肿，降低受损组织的局部温度，使血管收缩，细胞代谢及神经末梢的敏感度降低，痛阈提高。热敷可通过热力刺激肌肤，促进机体腠理疏通，改善局部血液循环，加快血流速度，促使经络调和，从而达到祛寒除湿、消肿、消炎之目的。

中药缠敷疗法是中药渍渍疗法中的一种特殊方式，缠敷后通过封包形成相对封闭的水合微系统，可防止药液挥发，增加皮肤的湿度，提高皮肤对药物的吸收，增强药效。

【适应证】

1. 中药缠敷疗法

中药缠敷疗法是将涂浸好中药的绷带环形缠敷于患处，再外缠保鲜膜，使药物通过透皮吸收达到疏通腠理、温阳利水、清热解毒、消肿止痛目的的一种治疗方法。其适应证主要如下。

（1）淋巴回流障碍引起的肢体肿胀。

主症：患侧肢体明显肿胀，指压后呈现非凹陷性水肿，可伴有发凉、麻木、活动受限。

辨证分析：淋巴回流障碍引起的肢体肿胀多属阴证，恶性肿瘤浅表淋巴结转移或手术损伤脉络，造成经络气血运行不畅，血瘀水停，泛溢四肢，而肿瘤病人多久病气血亏耗，气虚无力运化水湿，又进一步加重湿瘀内阻的症状。

治疗：行气活血、利水消肿。

常用药物：附子、黄芪、麻黄、细辛、路路通、王不留行、肉桂等。

（2）静脉炎。

主症：沿静脉走向出现条索状红线或红肿、皮温高、硬结、疼痛剧烈，属阳证、热证；局部出现漫肿不红、皮温不高、隐痛或无痛，属阴证、寒证。

辨证分析：阳证多由于火热毒邪留滞，血热内蕴，血溢肌肤，或久蕴化热，经络壅遏，气血凝聚，血行不畅所致；阴证多由局部气血瘀阻，寒湿凝聚所致。

治疗：阳证则清热解毒、消肿止痛；阴证则温经散寒、消肿止痛。

常用药物：阳证多选用金银花、连翘、忍冬藤、蒲公英、当归、甘草等；阴证多选用黄芪、川芎、肉桂、细辛等。

2.中药热湿敷疗法

中药热湿敷疗法是将中药煎汤，根据治疗需要选择常温或较热汤药浸泡敷料，再将被浸泡的敷料敷于患处，达到疏通腠理、清热解毒、温阳利水、消肿止痛目的的一种治疗方法。其适应证主要为癌性肿块伴局部破溃（阴证）。

主症：体表肿物，肿瘤破溃处颜色紫暗或皮温不变，肿胀形势平坦下陷，隐痛或酸痛，溃后腐肉难脱，亦难以生肌敛口。

辨证分析：癌性肿块伴局部破溃属阴证的，病机多为正气虚弱，局部血运不畅，气血亏虚，难以濡养肌肉。

治疗：温阳散寒、化瘀通络。

常用药物：黄芪、白芷、郁金、乳香、没药、赤石脂等。

3.中药冷湿敷疗法

中药冷湿敷疗法是将中药煎汤过滤后，冷藏至4~6℃，用之浸泡纱布，将浸泡过的纱布敷于患处，使药物透皮吸收，应用低于皮温的温度刺激机体，达到降温、止痛、止血、消肿、减轻炎性渗出目的的一种治疗方法。其适应证主要如下。

（1）放疗后皮肤灼伤。

主症：照射野局部出现界限明显的红斑及肿胀，或脱屑及色素沉着，自觉局部有灼热感和疼痛感。

辨证分析：放疗后皮肤损伤多为阳证。放射线为热邪，放射治疗后可致阴液亏虚，皮肤腠理得不到濡养而脱屑；火热之邪循经入里，侵犯脏腑经络致络脉不通、瘀血内阻，加之火热内盛、热毒互结于内，则皮肤红斑、疼痛等。

治疗：清热燥湿、凉血解毒、活血化瘀。

常用药物：玄参、紫草、冰片、金银花、忍冬藤等。

（2）癌性溃疡（阳证）。

主症：肿瘤破溃处颜色鲜红，肉腐味臭，皮肤灼热，肿胀形势高起，疼痛剧烈。

辨证分析：癌性溃疡属阳证的，多由于火毒蕴结，血凝毒滞，经络阻隔，热胜肉腐所致。

治疗：清宣透热、引邪外出。

常用药物：金银花、连翘、蒲公英、忍冬藤等。

【中药缠敷疗法操作】

1. 评估

（1）病室环境、温度。

（2）病人主要症状、既往史、药物过敏史。

（3）缠敷部位的皮肤情况。

2. 告知

（1）中药缠敷疗法的作用及简单操作方法。

（2）中药缠敷每日2次，每次2小时。

（3）皮肤感觉不适，如过热、瘙痒等，及时告知护士。

（4）中药可致皮肤着色，数日后可自行消退。

3. 物品准备

治疗碗、油膏罐、中药、水、凡士林、绷带、保鲜膜、治疗巾、一次性手套等。

4. 操作流程

（1）核对医嘱，评估病人和环境，告知相关事项。

（2）调药糊，涂浸绷带：①将中药倒进治疗碗；②加开水和凡士林搅拌均匀成糊状，中药、开水、凡士林的配比是1：1：0.3；③将绷带浸入调好的药糊中，然后从绷带尾端反向卷绷带，边卷边涂药，卷好后，轻轻绞干，以不滴药液为度。

（3）备齐用物，携至床旁。

（4）协助病人取适宜体位，暴露缠敷部位，铺巾，保暖并保护隐私，清洁皮肤。

（5）戴手套，将涂药绷带环形缠敷于患处，第一圈环绕稍作斜状，第二、三圈作环形，并将第一圈斜出的一角压于环形圈内，以便固定牢靠，之后再做环形缠绕，松紧度以不勒患处、不脱落为宜，缠敷范围应大于患处。

（6）保鲜膜外缠，持续2小时。

（7）治疗结束，取下绷带，擦净皮肤，协助病人着衣、取适宜体位，整理床单位。

（8）处理用物，洗手，记录。

5. 注意事项

（1）皮肤有破溃时慎重用药。

（2）松紧度以不勒患处、不脱落为宜；缠敷范围应大于患处。

（3）治疗过程中观察局部皮肤反应，如出现水疱、痒痛或破溃等症状时，立即停止治疗，报告医生。

（4）中药缠敷时间、频次可根据实际情况调整。

【中药热湿敷疗法操作】

1. 评估

（1）病室环境、温度。

（2）病人主要症状、既往史及药物过敏史。

（3）病人对热的耐受程度。

（4）治疗部位的皮肤情况。

2. 告知

（1）中药热湿敷疗法的作用及简单操作方法。

（2）热湿敷时间 20~30 分钟 / 次，每日 2~4 次。

（3）皮肤感觉不适，如过热、瘙痒等，及时告知护士。

（4）中药可致皮肤着色，数日后可自行消退。

3. 物品准备

中药汤剂、治疗碗、一次性手套、水温计、剪刀、纱布、注射器（不带针头）、治疗巾等。必要时备中单、屏风。

4. 操作流程

（1）核对医嘱，评估病人和环境，告知相关事项。

（2）备齐用物，携至床旁。协助病人取适宜体位，暴露热湿敷部位，铺巾，保暖并保护隐私，清洁皮肤。

（3）剪开中药汤剂，倒入治疗碗中，测试药液温度，以 38~43℃为宜，先将纱布浸于中药汤剂中，然后拧至不滴药液，将 4 层纱布敷于患处。

（4）保持湿度及温度，观察病人皮肤反应，询问病人的感受。

（5）待湿度或温度降低后，用注射器抽取药液，均匀加至纱布上，敷于患处，重复多次。

（6）操作完毕，擦干治疗部位，协助病人着衣、取适宜体位，整理床单位。

（7）处理用物，洗手，记录。

5. 注意事项

（1）外伤后患处有伤口、患皮肤急性传染病者等忌用中药热湿敷疗法。

（2）根据病人实际耐受度调整药液的温度，防止烫伤。

（3）治疗过程中观察局部皮肤反应，如出现水疱、痒痛或破溃等症状时，立即停止治疗，报告医生。

（4）注意保护病人隐私并保暖。

【中药冷湿敷疗法操作】

1. 评估

（1）病室环境、温度。

（2）病人主要症状、既往史、药物过敏史。

（3）治疗部位的皮肤情况。

2. 告知

（1）中药冷湿敷疗法的作用及简单操作方法。

（2）若出现皮肤瘙痒、丘疹、水疱等，应立即告知护士。

（3）中药冷湿敷疗法 2~3 次 / 天，20~30 分钟 / 次。

（4）中药可致皮肤着色，数日后可自行消退。

3. 物品准备

喷壶、中药汤剂、量杯、弯盘、纱布、水温计、剪刀等。

4. 操作流程

（1）核对医嘱，评估病人和环境，告知相关事项，注意保暖。

（2）将中药汤剂倒入量杯，测试药液温度（4~6℃方可），装入喷壶。

（3）携用物至床旁，根据敷药部位，协助病人取适宜体位，充分暴露患处，必要时用屏风遮挡病人并注意保暖。

（4）将准备好的 4 层纱布平整铺于敷药局部，并保证纱布面积大于敷药面积。

（5）将中药均匀喷于纱布上，以药液不往下滴为宜。

（6）冷湿敷时间 20~30 分钟，治疗结束，取下纱布，擦净局部皮肤，协助病人着衣、取适宜体位，整理床单位。

（7）处理用物，洗手，记录。

5. 注意事项

（1）操作过程中观察皮肤变化，特别是创伤靠近关节、皮下脂肪少的病人，注意观察患肢末梢血运，定时询问病人局部感受，如发现病人皮肤苍白、青紫，应停止冷敷。

（2）注意保暖，必要时用屏风遮挡保护病人隐私。

（3）治疗时间、频次根据实际情况可酌情调整。

参考文献：

[1] 齐德之 . 外科精义［M］. 北京：人民卫生出版社 ,2006:24.

[2] 孙志宏 . 简明医彀［M］. 北京：人民卫生出版社 ,1994:451.

[3] 杨芳娥 . 中药溻渍法治疗外阴湿疹 30 例 [J], 陕西中医学院学报 ,1996,19(4):20.

[4] 李艳，朱晓萌 . 中药溻渍法治疗老年膝骨性关节炎的临床观察 [J]. 中国中医基础医学杂志 ,2015,21(10):1317–1319.

[5] 汪少琼 . 痛风汤配合中药溻渍外敷治疗急性痛风性关节炎的效果 [J]. 世界最新医学信息文摘 ,2019,19(A1):181–182.

[6] 苗明三，郭艳，张瑜，等 . 中药外治理论、外用功效及存在问题［J］. 河南中医学院学报 ,2004,19(6):13.

[7] 李园，李佩文 . 中医外用透皮吸收研究进展［J］. 医学理论与实践 ,1999,12(6):367.

[8] 张作舟，刘瓦利，方平 . 中医皮科外治法系列讲座 [J]. 中级医刊 ,1995,30 (5):47.

[9] 徐云香 . 低温加皮肤防护剂对放射性皮炎的防护作用观察 [J]. 实用临床医药杂志 ,2010, 22(14):71–72.

[10] 袁亚娟，李颖敏，许倩 . 局部冰敷及石蜡疗法在人工膝关节置换术后功能康复中的应用 [J]. 全科护理 ,2010,8(13):1132–1133.

[11]Saito N,Horiuchi H,Kobayashi S,et al.Continuous local cooling for pain relief following total arthroplasty[J].J Arthroplasty,2004,19(3):334–337.

中药缠敷疗法操作流程图

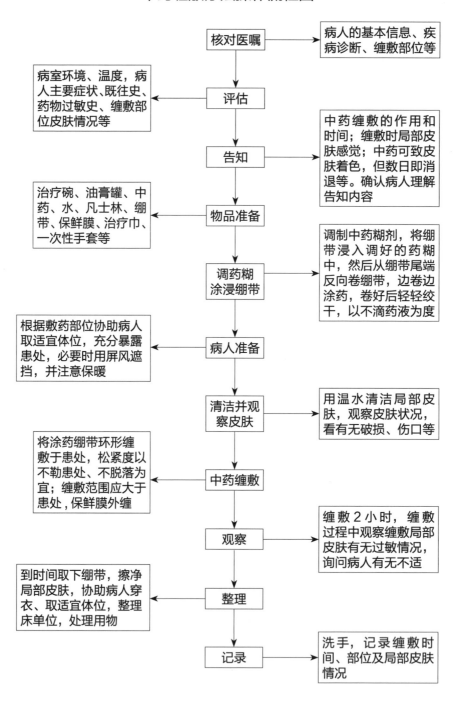

核对医嘱 → 病人的基本信息、疾病诊断、缠敷部位等

病室环境、温度，病人主要症状、既往史、药物过敏史、缠敷部位皮肤情况等 ← 评估

告知 → 中药缠敷的作用和时间；缠敷时局部皮肤感觉；中药可致皮肤着色，但数日即消退等。确认病人理解告知内容

治疗碗、油膏罐、中药、水、凡士林、绷带、保鲜膜、治疗巾、一次性手套等 ← 物品准备

调药糊涂浸绷带 → 调制中药糊剂，将绷带浸入调好的药糊中，然后从绷带尾端反向卷绷带，边卷边涂药，卷好后轻轻绞干，以不滴药液为度

根据敷药部位协助病人取适宜体位，充分暴露患处，必要时用屏风遮挡，并注意保暖 ← 病人准备

清洁并观察皮肤 → 用温水清洁局部皮肤，观察皮肤状况，看有无破损、伤口等

将涂药绷带环形缠敷于患处，松紧度以不勒患处、不脱落为宜；缠敷范围应大于患处，保鲜膜外缠 ← 中药缠敷

观察 → 缠敷2小时，缠敷过程中观察缠敷局部皮肤有无过敏情况，询问病人有无不适

到时间取下绷带，擦净局部皮肤，协助病人穿衣、取适宜体位，整理床单位，处理用物 ← 整理

记录 → 洗手，记录缠敷时间、部位及局部皮肤情况

中药缠敷疗法评分标准

项目	分值	技术操作要求	评分说明
仪表	2	仪表端庄、戴表	仪表形象不佳扣 1 分，未戴表扣 1 分
核对	2	核对医嘱	未核对医嘱扣 2 分，核对不全扣 1 分
评估	3	临床症状、既往史、药物过敏史	未评估扣 3 分，评估少一项扣 1 分
	2	缠敷部位皮肤情况	未评估扣 2 分
告知	4	缠敷作用、缠敷时间，缠敷时局部感觉，中药可致皮肤着色，数日消退	未告知扣 4 分，告知少一项扣 1 分
物品准备	2	洗手，戴口罩	未洗手扣 1 分，未戴口罩扣 1 分
	4	备齐并检查用物	未备齐用物扣 2 分，未检查用物扣 2 分
环境与病人准备	2	病室整洁、光线明亮、温度适宜	未准备环境扣 2 分，温度不合适扣 1 分
	2	协助病人取适宜体位	未进行体位摆放扣 2 分，体位不适宜扣 1 分
	5	充分暴露缠敷部位，保暖，保护隐私	未充分暴露皮肤扣 3 分，未保暖扣 1 分，未保护隐私扣 1 分
操作过程 敷药	2	核对医嘱	未核对医嘱扣 2 分，核对不全扣 1 分
	10	调制缠敷药物，将绷带浸入药液，卷起绷带，轻轻绞干，以不滴药液为度	中药调制比例不合适扣 4 分，绷带制作不合格扣 4 分，最高扣 10 分
	4	用温水清洁皮肤	未用温水清洁皮肤扣 4 分
	12	将制好的绷带缠敷于患处，缠敷范围应大于患处，外缠保鲜膜	缠敷方法不正确扣 4 分，缠敷范围不合理扣 4 分，未缠保鲜膜扣 4 分
	4	固定牢固，缠敷时间 2 小时	缠敷不牢固扣 2 分，缠敷时间不正确扣 2 分
	2	询问病人有无不适	未询问病人扣 2 分
	2	告知注意事项	未告知扣 2 分，告知不全扣 1 分
	4	协助病人取适宜体位，整理床单位	未安置体位扣 2 分，未整理床单位扣 2 分
	2	洗手，再次核对医嘱	未洗手扣 1 分，未再次核对扣 1 分
操作过程 取药	2	取下绷带，清洁皮肤	未取绷带扣 1 分，未清洁皮肤扣 1 分
	4	观察局部皮肤，询问病人有无不适	未观察皮肤扣 2 分，未询问病人扣 2 分
	2	洗手，再次核对医嘱	未洗手扣 1 分，未核对扣 1 分
操作后处置	2	用物按《医疗机构消毒技术规范》处理	处理方法不正确扣 1 分，最高扣 2 分
	1	洗手	未洗手扣 1 分
	1	记录	未记录扣 1 分
评价	8	流程合理、技术熟练、局部皮肤无损伤、询问病人感受	一项不合格扣 2 分，最高扣 8 分
理论提问	5	中药缠敷疗法的适用范围	未答出扣 5 分，回答不全面扣 3 分
	5	中药缠敷疗法的注意事项	未答出扣 5 分，回答不全面扣 3 分
得分			

主考老师签名：　　　　　　　　　　　　　考核日期：　　　年　　　月　　　日

中药热湿敷疗法操作流程图

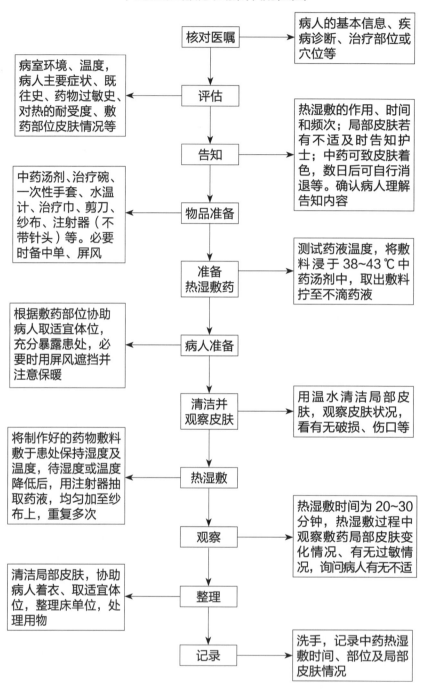

核对医嘱 → 病人的基本信息、疾病诊断、治疗部位或穴位等

病室环境、温度，病人主要症状、既往史、药物过敏史、对热的耐受度、敷药部位皮肤情况等 ← 评估

告知 → 热湿敷的作用、时间和频次；局部皮肤若有不适及时告知护士；中药可致皮肤着色，数日后可自行消退等。确认病人理解告知内容

中药汤剂、治疗碗、一次性手套、水温计、治疗巾、剪刀、纱布、注射器（不带针头）等。必要时备中单、屏风 ← 物品准备

准备热湿敷药 → 测试药液温度，将敷料浸于38~43℃中药汤剂中，取出敷料拧至不滴药液

根据敷药部位协助病人取适宜体位，充分暴露患处，必要时用屏风遮挡并注意保暖 ← 病人准备

清洁并观察皮肤 → 用温水清洁局部皮肤，观察皮肤状况，看有无破损、伤口等

将制作好的药物敷料敷于患处保持湿度及温度，待湿度或温度降低后，用注射器抽取药液，均匀加至纱布上，重复多次 ← 热湿敷

观察 → 热湿敷时间为20~30分钟，热湿敷过程中观察敷药局部皮肤变化情况、有无过敏情况，询问病人有无不适

清洁局部皮肤，协助病人着衣、取适宜体位，整理床单位，处理用物 ← 整理

记录 → 洗手，记录中药热湿敷时间、部位及局部皮肤情况

中药热湿敷疗法评分标准

项目	分值	技术操作要求	评分说明
仪表	2	仪表端庄、戴表	仪表形象不佳扣1分，未戴表扣1分
核对	2	核对医嘱	未核对医嘱扣2分，核对不全扣1分
评估	4	病人临床症状、既往史、药物过敏史、对热耐受度	评估少一项扣1分，最高扣4分
	1	敷药部位皮肤情况	未评估扣1分
告知	3	热湿敷作用、时间，局部皮肤若有不适及时告知护士，中药可致皮肤着色，数日可自行消退	告知少一项扣1分，最高扣3分
物品准备	2	洗手，戴口罩	未洗手扣1分，未戴口罩扣1分
	4	备齐并检查用物	未备齐用物扣2分，未检查用物扣2分
环境与病人准备	2	病室整洁、光线明亮、温度适宜	未准备环境扣2分，温度不合适扣1分
	4	协助病人取适宜体位	未进行体位摆放扣2分，体位不适宜扣2分
	4	充分暴露治疗部位，保暖，保护隐私	未充分暴露皮肤扣2分，未保暖扣1分，未保护隐私扣1分
操作过程　敷药	2	核对医嘱	未核对医嘱扣2分，核对不全扣1分
	2	用温水清洁皮肤	未用温水清洁皮肤扣2分
	12	测试温度，将敷料浸于38~43℃中药汤剂中，取出敷料拧至不滴药液，敷于患处	未测试温度扣4分，温度不合理扣4分，敷料干湿程度不合理扣4分
	12	保持湿度及温度，待湿度或温度降低后，用注射器抽取药液，均匀加至纱布上，重复多次，热湿敷时间20~30分钟	未保持温度及湿度扣4分，未再加注药液扣4分，湿敷时间不合理扣4分
	4	询问病人有无不适	未询问病人扣2分，最高扣4分
	4	告知注意事项	未告知扣4分，告知不全扣2分
	4	协助病人取适宜体位，整理床单位	未安置体位扣2分，未整理床单位扣2分
	2	洗手，再次核对医嘱	未洗手扣1分，未核对扣1分
取药	2	取下敷药纱布，清洁皮肤	未取药扣1分，未清洁皮肤扣1分
	4	观察局部皮肤，询问病人有无不适	未观察皮肤扣2分，未询问病人扣2分
	2	洗手，再次核对医嘱	未洗手扣1分，未核对扣1分
操作后处置	2	用物按《医疗机构消毒技术规范》处理	处理方法不正确扣1分，最高扣2分
	1	洗手	未洗手扣1分
	1	记录	未记录扣1分
评价	8	流程合理、技术熟练、局部皮肤无损伤、询问病人感受	一项不合格扣2分，最高扣8分
理论提问	5	中药热湿敷疗法的适用范围	未答出扣5分，回答不全面扣3分
	5	中药热湿敷疗法的注意事项	未答出扣5分，回答不全面扣3分
得分			

主考老师签名：　　　　　　　　　　　　　考核日期：　　年　　月　　日

中药冷湿敷疗法操作流程图

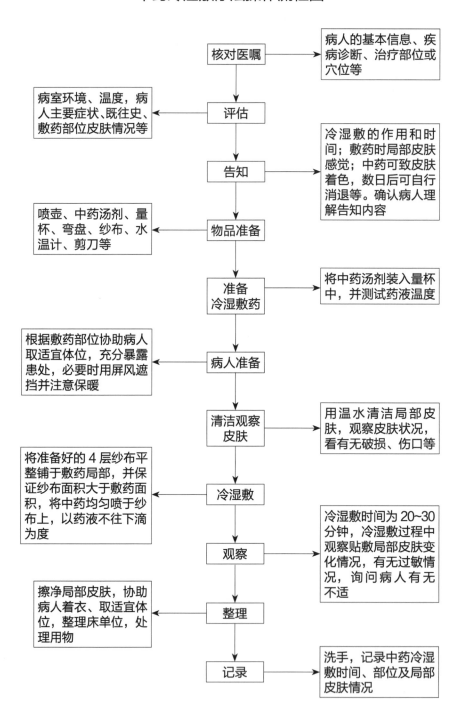

核对医嘱 → 病人的基本信息、疾病诊断、治疗部位或穴位等

病室环境、温度，病人主要症状、既往史、敷药部位皮肤情况等 ← 评估

告知 → 冷湿敷的作用和时间；敷药时局部皮肤感觉；中药可致皮肤着色，数日后可自行消退等。确认病人理解告知内容

喷壶、中药汤剂、量杯、弯盘、纱布、水温计、剪刀等 ← 物品准备

准备冷湿敷药 → 将中药汤剂装入量杯中，并测试药液温度

根据敷药部位协助病人取适宜体位，充分暴露患处，必要时用屏风遮挡并注意保暖 ← 病人准备

清洁观察皮肤 → 用温水清洁局部皮肤，观察皮肤状况，看有无破损、伤口等

将准备好的 4 层纱布平整铺于敷药局部，并保证纱布面积大于敷药面积，将中药均匀喷于纱布上，以药液不往下滴为度 ← 冷湿敷

观察 → 冷湿敷时间为 20~30 分钟，冷湿敷过程中观察贴敷局部皮肤变化情况，有无过敏情况，询问病人有无不适

擦净局部皮肤，协助病人着衣、取适宜体位，整理床单位，处理用物 ← 整理

记录 → 洗手，记录中药冷湿敷时间、部位及局部皮肤情况

中药冷湿敷疗法评分标准

项目		分值	技术操作要求	评分说明
仪表		2	仪表端庄、戴表	仪表形象不佳扣1分，未戴表扣1分
核对		2	核对医嘱	未核对医嘱扣2分，核对不全扣1分
评估		4	临床症状、既往史、药物及敷料过敏史	未评估扣4分，评估少一项扣1分
		1	敷药部位皮肤情况	未评估扣1分
告知		3	冷湿敷的作用、时间，冷湿敷可能会污染衣物	未告知扣3分，告知少一项扣1分
物品准备		2	洗手，戴口罩	未洗手扣1分，未戴口罩扣1分
		4	备齐并检查用物	未备齐用物扣2分，未检查用物扣2分
环境与病人准备		2	病室整洁、光线明亮、温度适宜	未准备环境扣2分，温度不合适扣1分
		4	协助病人取适宜体位	未进行体位摆放扣4分，体位不适宜扣2分
		4	充分暴露治疗部位，保暖，保护隐私	未充分暴露皮肤扣2分，未保暖扣1分，未保护隐私扣1分
操作过程	敷药	2	核对医嘱	未核对医嘱扣2分，核对不全扣1分
		4	准备中药液，将药液装入量杯，并测试温度	中药液准备不充分扣2分，未测试温度扣2分
		4	用温水清洁皮肤	未用温水清洁皮肤扣4分
		20	将准备好的4层纱布平整铺于敷药局部，并大于敷药面积，将中药均匀喷于纱布上，药量以药液不往下滴为宜，冷湿敷时间20~30分钟	纱布铺设方法不正确扣4分，纱布大小不合适扣4分，药液量多少不合理扣4分，敷药时间不合理扣4分，最高扣20分
		2	询问病人有无不适	未询问病人扣2分
		4	告知注意事项	未告知扣4分，告知不全扣2分
		4	协助病人取适宜体位，整理床单位	未安置体位扣2分，未整理床单位扣2分
		2	洗手，再次核对医嘱	未洗手扣1分，未核对扣1分
	取药	2	取下敷药纱布，清洁皮肤	未取药扣1分，未清洁皮肤扣1分
		4	观察局部皮肤，询问病人有无不适	未观察皮肤扣2分，未询问病人扣2分
		2	洗手，再次核对医嘱	未洗手扣1分，未核对扣1分
操作后处置		2	用物按《医疗机构消毒技术规范》处理	处理方法不正确扣1分，最高扣2分
		1	洗手	未洗手扣1分
		1	记录	未记录扣1分
评价		8	流程合理、技术熟练、局部皮肤无损伤、询问病人感受	一项不合格扣2分，最高扣8分
理论提问		5	中药冷湿敷疗法的适用范围	未答出扣5分，回答不全面扣3分
		5	中药冷湿敷疗法的注意事项	未答出扣5分，回答不全面扣3分
得分				

主考老师签名： 考核日期： 年 月 日

六、中药泡洗疗法

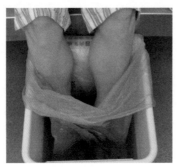

中药泡洗疗法

【概述】

中药泡洗疗法是浸洗全身或局部皮肤，借助泡洗时洗液的温热之力及药物本身的功效，以达到活血、消肿、温阳、止痛目的的一种治疗方法。

【历史沿革】

1. 萌芽阶段（先秦时期）

中药泡洗疗法是药浴法的一种，在古代，全身药浴称"药水澡"，局部药浴又有"烫洗""熏洗""坐浴""足浴"等之称，其中烫洗最为常用。中药泡洗疗法的起源最早可以追溯至周朝。周朝盛行香汤浴，人们用中药佩兰煎的药水进行泡浴，借助其芬芳气味，达到治疗疾病的效果。可见，周朝已经把洗浴与治疗疾病相联系。有关药浴最早的文字记载见于长沙马王堆汉墓出土的《五十二病方》，该书记载了熏浴方8首，如用雷丸水浴治疗婴儿疼痛、用韭和酒煮沸之热气熏蒸治疗外伤等。《黄帝内经》记载"其有邪者，渍形以汗。其在皮者，汗而发之"，进一步阐述了药浴的治疗理论。在汉代，药浴的应用更加广泛，张仲景《伤寒杂病论》介绍了药浴疗法，阐明了内病外治的作用机制及药浴后调理及注意事项，如介绍了治疗百合病的百合洗方："以百合一升，以水一斗，渍之一宿，以洗身"。

2. 发展阶段（晋唐时期）

晋唐时期，药浴被广泛地应用到临床各科，尤其开创了药浴急救的先河，如《肘后备急方》言"救卒死而四肢不收失便者，马矢以水煮取三斗以洗"。晋代葛洪《肘后备急方》收录了许多有关药浴的内容，并主张针对不同病因使用不同的药浴方法，如酒洗、醋洗、黄柏洗。唐代，药浴疗法受到普遍重视，发展较快，主要表现在药浴方药的增多上。《备急千金要方》

《千金翼方》《外台秘要》等著作，记载了大量药浴方药。

3. 充实阶段（宋元时期）

宋代，对药浴的临床应用以及作用机制都有了更深的理解，极大丰富了药浴治疗的内容。《太平圣惠方》记载了熏洗方163首，这些熏洗方中除了有大量内科药浴方，还有眼科方24首、扭伤骨折方11首等。《圣济总录》云："渍浴法，所以宣通形表，散发邪气，盖邪之伤人，初在肌表，当以汗解，若人肌肉坚厚，腠理致密，有难取汗者，则服药不能外发，须借汤浴，疏其汗孔，宣导外邪，乃可以汗，《内经》所谓其有邪者，渍形以为汗是也，有因大饮中酒，恐毒瓦斯内攻于脏者，有服五石发动气攻于阳者，若此之类，皆以浴法治之，乃欲使邪毒外泄故也。"元代周达观《真蜡风土记》记载："国人寻常有病，多是入水浸浴及频频洗头便自痊可。"

4. 成熟阶段（明清时期）

明代，《外科补要》详细记载了熏蒸疗法的具体操作。李时珍《本草纲目》收录了明代以前的单验方万余首，并介绍了沐浴、药磨、擦洗、热浴等多种药浴方法，扩大了外治疗法的治疗范围。清代，药浴发展到鼎盛阶段，药浴疗法已进入比较成熟和完善的阶段，这以《急救广生集》《理瀹骈文》等中医药外治专著的出现为代表。

5. 现代发展阶段

随着中医药事业的日益发展，目前中药泡洗疗法在临床上的应用更加广泛，以煎液洗或熏洗及全身淋浴等方法为常用。中药泡洗疗法在缓解痛风性关节炎尤其是急性痛风性关节炎症状方面效果较好。在西药常规治疗的基础上加用中药泡洗可以缓解痛风性关节炎急性期病人的关节肿胀、疼痛症状，提高急性期病人病情的缓解率和生活质量。中药泡洗疗法在治疗肿瘤病人并发症方面也有极大优势，如中药复方泡洗可有效预防卡培他滨相关性手足综合征的发生，增加病人化疗耐受度，且无明显不良反应。中药泡洗疗法还可用于治疗风湿性关节炎、类风湿关节炎、骨质退行性病变、软组织损伤及各种原因引起的四肢肿胀与疼痛等。

【理论基础及作用机制】

《素问·阴阳应象大论》云："其有邪者，渍形以为汗。"古代医家利用中药药液泡洗，助阳化气，使邪从汗出，此即汗法。《金匮要略》记载："腠者，三焦通会元真之处，为气血之所注；理者，皮肤脏腑之纹理也。"《医宗金鉴》云："借湿以通窍，干则药气不入。"二者均以泡洗的方式使药物入腠理，发挥药效。中药泡洗疗法所用药物多为芳香辛散之品，气味浓烈，具有"通经走络，开窍透骨""率领群药，开结行滞，直达病所"之性。

现代医学认为，皮肤是人体最大的器官，除有保护作用外，还具有吸收、渗透、感觉、分泌、排泄等多种功能。皮肤上分布了大量神经末梢及特殊感受器，通过刺激这些神经末梢及特殊感受器可调节神经、体液、循环功能，改善相应组织器官的活动以增强机体的抗病和修复能力。

【适应证】

1. 化疗药物所致手足综合征

主症：皮肤改变或皮炎，如指纹消失、色素沉着、脱屑、脱皮、红斑、皮肤麻木、感觉迟钝、感觉异常，伴或不伴疼痛。

辨证分析：化疗药物所致手足综合征多为阴证。化疗药物毒损经络，耗气伤阴，致气血运行不畅，瘀血凝滞经络，经络不通，肌肤失养。

治疗：活血通络、通痹止痛。

常用药物：黄芪、川芎、红花、桂枝、鸡血藤、细辛、水蛭等。

2. 失眠

主症：心烦不寐，入睡困难，心悸多梦，伴头晕耳鸣，腰膝酸软，潮热盗汗，五心烦热，咽干少津，舌红，苔少，脉细数。

辨证分析：心脾两虚，生化之源不足，心神失养，或精血内耗，阴虚火旺，阴不敛阳，或心虚胆怯，心神不安，均可导致阴阳失调、营卫失和、阳不入阴而失眠。

治疗：养心安神、调整阴阳。

常用药物：首乌藤、合欢皮、石菖蒲、远志、磁石、生龙骨、生牡蛎等。

3. 四肢水肿

主症：单侧或双侧肢体持续性、进行性可凹性水肿，加重时皮肤粗糙、变硬（象皮肿）、弹力减弱或消失。

辨证分析：四肢水肿多属阴证。肿瘤病人肺脾肾三脏失调，气化功能障碍，肺失通调，脾失健运，肾失开合，水液停聚，泛滥肌肤，而成水肿。

治疗：行气利水消肿。

常用药物：附子、黄芪、麻黄、细辛、茯苓皮、大腹皮等。

4. 双下肢凉

主症：双下肢畏寒、发凉酸胀、皮温减低，甚至下肢及足部皮肤颜色苍白或苍黄。

辨证分析：双下肢发凉多属阴证。肿瘤病人久病阳气不足，尤以肾阳虚衰为主，阳虚不足以温煦，筋脉皮肤失养，故肢冷畏寒。

治疗：补肾温阳、温经散寒。

常用药物：附子、肉桂、干姜、牛膝、吴茱萸等。

【中药泡洗疗法操作】

1. 评估

（1）病室环境、温度。

（2）病人主要症状、既往史、过敏史。

（3）病人体质、对温度的耐受程度。

（4）病人泡洗部位皮肤情况。

2. 告知

（1）中药泡洗疗法的作用及简单操作方法。

（2）餐前、餐后 30 分钟内不宜进行泡洗。

（3）中药泡洗时间 20~30 分钟，以微微汗出为宜，如出现心慌等不适症状，及时告知护士。

（4）泡洗后，应饮用温开水 300~500ml。

3. 物品准备

外用汤剂 500ml、泡洗装置、水温计、大浴巾、剪刀等。

4. 操作流程

（1）核对医嘱，评估病人和环境，告知相关事项。

（2）在泡洗桶内加入适量温水，水位以没过浸泡部位为宜，用剪刀剪开外用汤剂，将汤液倒入桶内，插电源，开机，加热药液后测试温度。

（3）协助病人取适宜体位，注意保暖。

（4）手试温度。

（5）协助病人将泡洗部位浸泡于药液中，将浴巾盖于病人双腿上。

（6）浸泡 20~30 分钟，浸泡过程中观察病人情况，询问病人有无不适。

（7）操作完毕，关机，拔电源。

（8）用浴巾擦拭病人局部皮肤，协助其着衣、取适宜体位，整理床单位。

（9）处理用物，洗手，记录。

5. 注意事项

（1）有心肺功能障碍、出血性疾病的病人禁用。糖尿病、心脑血管病病人慎用。

（2）防烫伤，糖尿病病人、足部皲裂病人的泡洗温度应适当降低。

（3）泡洗过程中，应关闭门窗，避免病人感受风寒。

（4）泡洗过程中护士应加强巡视，注意观察病人的面色、呼吸、汗出等情况，若其出现头晕、心慌等异常症状，立即停止泡洗，报告医生。

参考文献:

[1] 赵达安 . 药浴溯源 [J]. 甘肃中医 ,2002,15(1):74-75.

[2] 吴丹 . 药浴养生的机理与应用 [C]// 中华中医药学会养生康复分会第八次学术年会论文集 ,2010:261-267.

[3] 董宏生 , 董占斌 , 王宽宇 . 中药外用泡洗治疗痛风性关节炎急性期的临床疗效观察 [J]. 中国中医基础医学杂志 ,2019,25(5):652-654.

[4] 杨杰 , 胡金辉 , 贺佳 , 等 . 中药复方泡洗预防卡培他滨相关性手足综合征的 Meta 分析 [J]. 中医药临床杂志 ,2019(12):2262-2269.

[5] 孙秀娟 , 周春祥 . 药浴疗法作用机理探析 [J]. 江西中医学院学报 ,2007(5):25-26.

中药泡洗疗法操作流程图

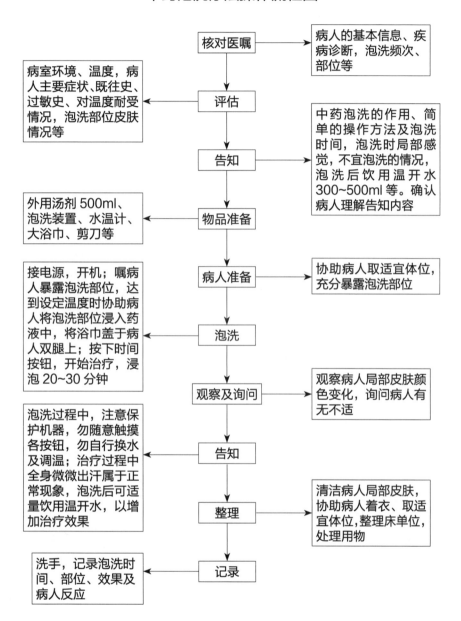

核对医嘱 → 病人的基本信息、疾病诊断，泡洗频次、部位等

病室环境、温度，病人主要症状、既往史、过敏史、对温度耐受情况，泡洗部位皮肤情况等 ← 评估

告知 → 中药泡洗的作用、简单的操作方法及泡洗时间，泡洗时局部感觉，不宜泡洗的情况，泡洗后饮用温开水300~500ml等。确认病人理解告知内容

外用汤剂500ml、泡洗装置、水温计、大浴巾、剪刀等 ← 物品准备

接电源，开机；嘱病人暴露泡洗部位，达到设定温度时协助病人将泡洗部位浸入药液中，将浴巾盖于病人双腿上；按下时间按钮，开始治疗，浸泡20~30分钟 ← 泡洗

病人准备 → 协助病人取适宜体位，充分暴露泡洗部位

观察及询问 → 观察病人局部皮肤颜色变化，询问病人有无不适

泡洗过程中，注意保护机器，勿随意触摸各按钮，勿自行换水及调温；治疗过程中全身微微出汗属于正常现象，泡洗后可适量饮用温开水，以增加治疗效果 ← 告知

整理 → 清洁病人局部皮肤，协助病人着衣、取适宜体位，整理床单位，处理用物

洗手，记录泡洗时间、部位、效果及病人反应 ← 记录

中药泡洗疗法评分标准

项目	分值	技术操作要求	评分说明
仪表	2	仪表端庄、戴表	仪表形象不佳扣1分，未戴表扣1分
核对	2	核对医嘱	未核对扣2分，核对不全扣1分
评估	4	病室环境、温度，病人主要症状、既往史、过敏史	评估少一项扣1分，最高扣4分
	2	病人泡洗部位皮肤情况、对温度的耐受程度	未评估扣2分，评估少一项扣1分
告知	4	泡洗的作用、操作方法，病人局部感受，泡洗时间，泡洗后饮用温开水300~500ml	未告知扣4分，告知少一项扣1分，最高扣4分
物品准备	2	洗手，戴口罩	未洗手扣1分，未戴口罩扣1分
	4	备齐检查用物	未备齐用物扣2分，未检查用物扣2分
环境与病人准备	2	病室整洁、温度适宜、门窗关闭	未准备环境扣2分，准备不充分扣1分
	5	协助病人取适宜体位并暴露泡洗部位皮肤，保暖，注意保护隐私	未进行体位摆放扣2分，暴露部位不合理扣1分，未保暖扣1分，未保护隐私扣1分
操作过程	2	核对医嘱	未核对扣2分，核对不全扣1分
	6	测量药液温度，在40℃左右	未测温扣6分，温度不合适扣3分
	6	根据泡洗部位选择合适药液量，足浴桶加水适量、中药液500ml	药液量不足扣2分，水量不足扣2分，最高扣6分
	8	遵医嘱确定泡洗时间，一般20~30分钟	时间不合理扣4分，最高扣8分
	4	将浴巾放置于病人双腿上保暖	未放置浴巾扣4分，浴巾位置不合理扣2分
	4	定时测量药液温度、询问病人感受	未测温扣2分，未询问病人感受扣2分
	8	观察病人全身情况：面色、呼吸、汗出及局部皮肤情况	观察少一项扣2分，最高扣8分
	4	询问病人有无不适	未询问扣4分
	2	告知相关注意事项	未告知扣2分，告知不全扣1分
操作后处置	2	清洁并擦干皮肤	未清洁、擦干皮肤扣2分
	3	协助病人着衣、取适宜体位，整理床单位	未安置体位扣2分，未整理床单位扣1分
	2	洗手，再次核对医嘱	未洗手扣1分，未核对扣1分
	2	用物按《医疗机构消毒技术规范》处理	处理方法不正确扣1分，最高扣2分
	1	洗手	未洗手扣1分
	1	记录	未记录扣1分
评价	8	流程合理、技术熟练、局部皮肤无损伤、询问病人感受	一项未完成扣2分，最高扣8分
理论提问	5	中药泡洗疗法的作用	未答出扣5分，回答不全扣3分
	5	中药泡洗疗法的注意事项	未答出扣5分，回答不全扣3分
得分			

主考老师签名：　　　　　　　　　　　考核日期：　　年　　月　　日

七、中药肛门滴入疗法

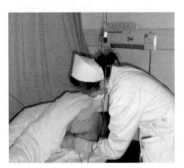

中药肛门滴入疗法

【概念】

中药肛门滴入疗法是东方医院肿瘤科的特色疗法之一。该科在传统中药灌肠疗法的基础上，结合肠道肿瘤病人的疾病特点，对灌肠工具进行了改进，采用一体式可调节肛管，将中药煎剂或散剂、粉剂经直肠滴入结肠，并将之保留在结肠内，使药物经肠黏膜吸收，在通便治疗的同时，发挥清热解毒、软坚散结、活血化瘀、以毒攻毒的作用，控制瘤体生长，促使瘤体缩小。中药肛门滴入疗法弥补了传统灌肠疗法对速度、温度不好掌控的不足，便于临床操作，拓展了灌肠疗法的临床适用范围。

【历史沿革】

1. 起源、发展

灌肠疗法在我国古代称为"导法"。我国关于灌肠的最早文字记载见于东汉时期张仲景的《伤寒杂病论》，该书详细记载了灌肠适应证、灌肠液及应用竹管进行灌肠的操作方法。该书云："阳明病，自汗出。若发汗，小便自利者，此为津液内竭，虽硬不可攻之。当须自欲大便，宜蜜煎导而通之。若土瓜根及大猪胆汁，皆可为导。"即大便多日未解，可将蜜煎剂、土瓜根、猪胆汁从肛门里灌入直肠，以导出大便。该书还记载了"猪胆汁方"："大猪胆一枚，泻汁，和陈醋少许，以灌谷道（肛门）内，如一食顷，当大便，出宿食恶物甚效"。对于"灌谷道"，该书云："以小竹管……内入谷道中。"东晋时期，医家提出加压灌肠法，即对筒吹气，将药物顺利灌入直肠，葛洪《肘后备急方》："治大便不通，土瓜根捣汁，用筒吹入肛门中，取通。"隋唐时期记载的灌肠疗法是以羊皮制成盛药的囊袋，以竹管作导管，而后灌药入肛门；或用苇筒子作导管，以羊胆汁灌肠，治疗大便不通。藏医名著《四部医典》记载灌肠时，病人应采取低头屈身体位，医生先用油润滑肛门，然后将肛门药筒插入（药筒后连接盛药容器），加压挤入药液。此外，《备急千金要方》《证治准绳》《医宗金鉴》《世医得效方》《理瀹骈文》等书籍中都有类似记载，其中《理瀹骈文》载，皮硝二钱，水化开，皂角五分加香油入猪胆内，用竹筒插入扎紧，挤入肛门，可治热秘。此期，灌肠形式已多样化，如猪胆导法、蜜煎导法等。

2. 现代临床应用

中药灌肠疗法作为中医外治疗法，因安全性高、操作简单，已被广泛应用于临床。中药灌肠对于溃疡性结肠炎治疗效果较好，中药保留灌肠可使药物直接接触病灶，起效迅速，有利于药物的吸收，同时还可以解决口服药物无法较好地作用于肠道末端的不足。对慢性肾功能衰竭病人采用改进中药灌肠护理，可提高病人肾功能，延缓肾衰竭速度。中药保留灌肠治疗盆腔炎效果良好，可有效改善病人临床症状及体征，降低复发率。近年来，中药灌肠疗法已经开始用于治疗疑难杂病，如癌症和免疫疾病，并且疗效显著。经过改进后的中药肛门滴入疗法适应证广泛，在温度、滴速、深度方面更容易被掌控，便于临床操作。

【理论基础及作用机制】

中医学认为肺与大肠相表里，二者经脉相络属。肺朝百脉，主治节，主宣发肃降、通调水道；大肠传化糟粕，主津液。中药经肛门滴入后，经直肠吸收，通过经脉上输于肺，再通过肺的宣发肃降、朝百脉的功能输布于全身。

现代医学认为，直肠黏膜血液循环丰富，吸收能力强。药物经直肠吸收后，一是通过直肠上静脉，经门静脉进入肝脏，代谢后再由肝脏进入大循环；二是通过直肠下静脉和肛门静脉，经髂内静脉绕过肝脏进入下腔大静脉，进而进入大循环；三是经直肠淋巴系统代谢。中药经肛门滴入可提高局部血药浓度，避免各种消化酶、胃酸对药效造成的影响，提高生物利用度。

【适应证】

1. 放射性肠炎

主症：腹痛，腹泻，血便或黏液血便。

辨证分析：放射性肠炎辨证常属阳证。放射性肠炎是盆腔、腹腔、腹膜后恶性肿瘤经放射治疗引起的肠道并发症。放射线属热毒，照射人体后导致热毒蕴结大肠，血脉受损，大肠传导功能失司，加之热可迫血妄行，故见腹痛、腹泻、血便。

治疗：清热解毒、凉血止血。

常用药物：地榆、黄芩、槐花、三七、赤石脂等。

2. 便秘

主症：大便秘结，排出费力，排便周期延长。

兼次症：气机郁滞证兼见大便排出不畅，胸胁满闷，腹胀腹痛，嗳气呃逆，舌淡红，苔薄白，脉弦；气血亏虚证兼见大便干结，虽有便意但排出费劲，乏力懒言，心悸气短，舌淡，苔薄白，脉细弱。

辨证分析：由于肿瘤病人体力下降，活动减少，甚至需要长期卧床，又或者由于治疗需要，病人常口服阿片类镇痛药、止吐药，病人胃肠动力不足，大肠传导失司，推动无力，致糟粕内停而成便秘。

治疗：辨证属气机郁滞者，治宜顺其导滞、降逆通便；辨证属气血亏虚者，治宜益气养血、润肠通便。

常用药物：气机郁滞证常用大黄、芒硝、枳实、厚朴等；气血亏虚证常用芒硝、枳实、当归、肉苁蓉等。

3. 术后胃瘫

主症：腹胀满，恶心，呕吐，进食困难，无排气或少排气等，无明显腹痛。若伴反酸烧心，胃灼热，则属阳证；若胃寒喜温，则属阴证。

辨证分析：手术使气血大伤，脾胃虚弱，运化无力，或术中冲洗等操作，致寒湿之邪直中胃肠；或术中出血致离经之血停而成瘀，瘀血阻碍气机升降；或素体亏虚，胃阴不足，阴虚火旺，灼伤津液，终致中焦气机受阻，升降失职。

治疗：理气通腑、健脾助运。

常用药物：大黄、芒硝、厚朴、枳实。阳证加黄连、黄芩、栀子等；阴证加黄芪、干姜等。

4. 黄疸（梗阻性）

主症：右上腹隐痛或钝痛，身目发黄。若伴发热，口干少饮，色黄如橘皮，小便黄如浓茶汁，尿道有灼热感，食欲减退，脘腹胀闷，舌苔黄腻，脉象弦数，则属阳证；若黄色晦暗，欠光泽，伴腹胀脘闷，乏力便溏，神疲畏寒，舌质淡胖，苔薄白或腻，脉濡缓，则属阴证。

辨证分析：湿热蕴结于肝胆，肝络失和，胆失疏泄，故胁痛口苦；湿热中阻，升降不利，则恶心呕吐；湿热交蒸，则目黄、身黄、小便黄赤。寒湿困脾，阳气受遏，胆汁不循常道，脾运失健，气血生化不足，则见身、目、小便色黄，腹胀脘闷，乏力便溏，神疲畏寒。

治疗：阳证则清热利湿、利胆退黄；阴证则散寒除湿、利胆退黄。

常用药物：阳证常用茵陈、栀子、大黄、芒硝等；阴证常用茵陈、附子、干姜、茯苓、泽泻等。

5. 高热烦躁（阳明实热证）

主症：高热，口渴，胸中烦闷，手足扰动，坐立不安，来回走动，搓手顿足，烦躁，易激惹，睡眠差。

辨证分析：阳明实热证引起的高热烦躁多为阳证。五志化火，上扰清窍，耗伤阴血，扰乱心神，神机逆乱，则见高热烦躁。

治疗：泻下除烦。

常用药物：柴胡、黄芩、枳实、大黄、芒硝等。

【中药肛门滴入疗法操作】

1. 评估

（1）病室环境、温度。

（2）病人主要症状、既往史、排便情况、有无大便失禁、肿瘤位置大小等。

（3）病人肛周皮肤情况。

（4）病人有无药物过敏史。

（5）病人心理状况、合作程度。

2. 告知

（1）中药肛门滴入疗法的作用及简单操作方法。

（2）操作前排空二便。

（3）局部会感觉到胀、满、轻微疼痛。

（4）如有便意或不适，应及时告知护士。

（5）灌肠后体位视病情而定。

（6）灌肠液保留 1 小时以上为宜，保留时间长，利于药物吸收。

3. 物品准备

中药汤剂、一体式可调节肛管、加热棒、水温计、石蜡油、剪刀、中药容器（250ml）、纱布 2 块、一次性中单、一次性手套等。

4. 操作流程

（1）核对医嘱，评估病人和环境，告知相关事项。

（2）调节室温，嘱病人排空二便。

（3）备齐用物，携至床旁。

（4）关闭门窗，用隔帘或屏风遮挡。

（5）协助病人取左侧卧位（必要时根据病情选择右侧卧位），充分暴露肛门，垫中单于臀下。

（6）用剪刀剪开外用汤剂，将药液倒入容器中，测量药液温度（以 39~41℃为宜），安装一体式可调节肛管，排气，安装加热棒，用石蜡油润滑肛管前端，暴露肛门，插肛管时，可嘱病人张口呼吸以使肛门松弛，便于肛管顺利插入。插入深度 20~40cm，调节滴速，以 40 滴 / 分钟为宜，并使药液保留在肠道内 1 小时或更长时间。在药液滴入过程中随时观察并询问病人耐受情况，如病人有不适或便意，及时调节滴入速度，必要时终止滴入。

（7）在药液滴完时，夹闭并拔除肛管，擦干病人肛周皮肤，用纱布轻揉肛门处，协助病人着衣、取适宜体位，抬高病人臀部，整理床单位。

（8）处理用物，洗手，记录。

5. 注意事项

（1）当病人出现脉搏细数、面色苍白、出冷汗、剧烈腹痛、心慌时，应立即停止滴入，并报告医生。

（2）动作轻柔，如有肿瘤出血时停止操作，并报告医生。

参考文献：

[1]Doyle D.Perrectum:A history of enemata[J].J R Coll Physicians Edinb,2005,35: 367-370.

[2] 赵健雄 , 苏彦玲 . 敦煌遗书医学卷的学术价值 [J]. 甘肃医药 ,1992,11(5):259.

[3] 苏新民 , 马芝艳 . 中药灌肠法述要 [J]. 中国中医药现代远程教育 ,2005,3(5): 45-46.

[4] 刘红燕 , 倪天辉 , 程梅 . 改进中药灌肠护理延缓慢性肾功能衰竭的效果 [J]. 中国卫生标准管理 ,2020,11(3):153-155.

[5] 毛琼冬 . 中药保留灌肠治疗盆腔炎的效果及复发率观察 [J]. 基层医学论坛 ,2020,24 (1):122-123.

[6] 张燕双 . 中药保留灌肠的临床应用及护理研究进展 [J]. 天津护理 ,2018,26(2):244-246.

[7] 线胤生 , 刘磊 , 张晓龙 , 等 . 中西医结合治疗腹部肿瘤术后胃瘫疗效观察 [J]. 现代中西医结合杂志 ,2015,24(36):4023-4025.

中药肛门滴入疗法操作流程图

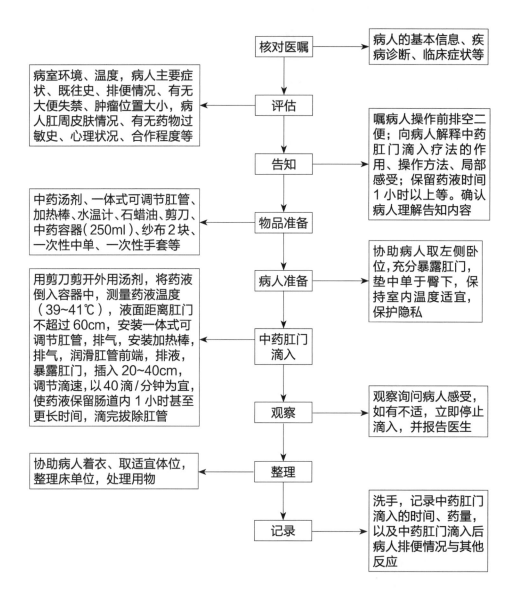

病人的基本信息、疾病诊断、临床症状等

核对医嘱

病室环境、温度，病人主要症状、既往史、排便情况、有无大便失禁、肿瘤位置大小，病人肛周皮肤情况、有无药物过敏史、心理状况、合作程度等

评估

告知

嘱病人操作前排空二便；向病人解释中药肛门滴入疗法的作用、操作方法、局部感受；保留药液时间1小时以上等。确认病人理解告知内容

中药汤剂、一体式可调节肛管、加热棒、水温计、石蜡油、剪刀、中药容器（250ml）、纱布2块、一次性中单、一次性手套等

物品准备

病人准备

协助病人取左侧卧位，充分暴露肛门，垫中单于臀下，保持室内温度适宜，保护隐私

用剪刀剪开外用汤剂，将药液倒入容器中，测量药液温度（39~41℃），液面距离肛门不超过60cm，安装一体式可调节肛管，排气，安装加热棒，排气，润滑肛管前端，排液，暴露肛门，插入20~40cm，调节滴速，以40滴/分钟为宜，使药液保留肠道内1小时甚至更长时间，滴完拔除肛管

中药肛门滴入

观察

观察询问病人感受，如有不适，立即停止滴入，并报告医生

协助病人着衣、取适宜体位，整理床单位，处理用物

整理

记录

洗手，记录中药肛门滴入的时间、药量，以及中药肛门滴入后病人排便情况与其他反应

中药肛门滴入疗法评分标准

项目	分值	技术操作要求	评分说明
仪表	2	仪表端庄、戴表	仪表形象不佳扣1分，未戴表扣1分
核对	2	核对医嘱	未核对扣2分，核对不全扣1分
评估	3	临床症状、既往史、药物过敏史	少一项扣1分，最高扣3分
	3	病人肛周皮肤情况、排便情况及合作程度	未评估扣3分，评估少一项扣1分
告知	4	肛门滴药的作用、简单的操作方法，病人局部感受	未告知扣4分，告知少一项扣1分
物品准备	2	洗手，戴口罩	未洗手扣1分，未戴口罩扣1分
	4	备齐并检查用物，必要时备屏风	未备齐用物扣2分，未检查用物扣2分
	2	准备中药汤剂	药液未提前准备扣2分
环境与病人准备	2	病室整洁、光线明亮、温度适宜	未准备环境扣2分，准备不充分扣1分
	6	协助病人取左侧卧位，充分暴露肛门部位，注意保护隐私	未进行体位摆放扣2分，未充分暴露肛门部位扣2分，未保护隐私扣2分
操作过程	2	核对医嘱	未核对扣2分，核对不全扣1分
	8	测量药液温度（39~41℃），药量不超过200ml	未测量药液温度扣4分，药量不合适扣4分
	8	药液液面距肛门不超过60cm，用石蜡油润滑肛管前端，排液	药液距肛门距离不合适扣4分，未润滑管端扣2分，未排液扣2分
	12	插肛管时，嘱病人深呼吸，使肛门松弛，插入20~40cm，缓慢滴入药液，调节滴速，40滴/分钟	插肛管方法不对扣4分，插入深度不合理扣4分，滴入速度不合理扣4分
	8	询问病人耐受情况，及时调节滴速，必要时终止	未询问病人感受扣4分，未及时调节滴速扣4分
	6	药液滴完，夹闭并拔除肛管，擦干肛周皮肤，用纱布轻揉肛门	肛管拔除方法不正确扣2分，未擦肛周皮肤扣2分，未轻揉肛门扣2分
	6	协助病人取适宜体位、抬高臀部，告知相关注意事项及药液保留时间	未协助病人取适宜体位、抬高臀部扣2分，未告知相关注意事项扣2分，未告知药液保留时间扣2分
操作后处置	2	用物按《医疗机构消毒技术规范》处理	处理方法不正确扣1分，最高扣2分
	2	洗手，记录	未洗手扣1分，未记录扣1分
评价	6	流程合理、局部皮肤无损伤、询问病人感受	一项不合格扣2分，最高扣6分
理论提问	5	中药肛门滴入疗法的禁忌证	未答出扣5分，回答不全扣3分
	5	中药肛门滴入疗法的注意事项	未答出扣5分，回答不全扣3分
得分			

主考老师签名：　　　　　　　　　　　　　考核日期：　　年　　月　　日

八、中药含漱疗法

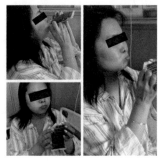

中药含漱疗法

【概述】

中药含漱疗法，是将中药煎汤后每天频频含于口腔中，左右、上下、前后在口腔中推送，使之通过口腔黏膜被吸收，从而达到清热解毒、软坚散结、活血化瘀等目的的治疗方法。

【历史沿革】

1. 春秋战国

含漱法的历史悠久，我国最早有关漱口的文字描述是《礼记·内则》中的"鸡初鸣，成盥漱"。目前较普遍地认为《礼记》各篇章大多数写于春秋战国时期，可见当时已提倡早起用盐水漱口。除了盐水外，当时还有其他的漱口剂，如酒、茶、温水等。《礼记·曲礼上》记载"主人未辩，客不虚口"，"虚口"即指饮酒漱口。

2. 汉代

从汉代开始，人们对口腔不洁与口齿疾病的关系已有所认识，此时已有用漱口法治疗口腔疾病的记载。《史记·仓公华列传》记载了一则西汉名医淳于意治疗龋齿的病例，言该病"得之风，及卧开口，食而不嗽"，并提到了治疗方法"即为苦参汤，日嗽三升"，这也是我国目前已知的关于用中药汤剂漱口治疗口腔疾病的最早记载。

3. 隋唐宋

隋代巢元方的《诸病源候论》提出，饭后漱口可以预防龋齿。唐代王焘《外台秘要》提出"漱口用盐水"。苏轼在《漱茶说》谈到了浓茶漱口，云："每食已，辄以浓茶漱口，烦腻即去，而脾胃自和。凡肉之在齿间者，得茶浸漱之，乃消缩不觉脱去，不烦挑剔也。而齿便漱濯，缘此渐坚密，蠹病自已。"据现代药理分析，茶叶所含茶单宁和少量的氟化合物，有抗菌、防龋齿的作用。这说明古代主张用浓茶漱口来进行口腔保健是符合科学原理的。南宋张杲《医说》中有用盐水漱口治疗牙齿出血的记载，并引东汉《金丹全书》云："凡一日饮食之毒，积于齿缝，当于每夜刷洗，则垢污尽去，齿自不坏。"同时该书还提到"今人漱齿，每以早晨，是倒置也……故云，晨漱不如夜漱，此善于养齿者。今观智者每于饭后必漱，则齿至老坚白不坏，斯存养之功可见矣"。古人不仅认识到了饭后漱口的重要性，还认识到了睡前漱口比晨起漱口对护齿而言更为有效，这也符合现代口腔卫生的理念。

4. 元明清

元代饮膳太医忽思慧在《饮膳正要》中言："凡食讫温水漱口，令人无刺激口臭。"清代吴师机的《理瀹骈文》记载了 9 首漱口方，这 9 首方可治疗牙痛、齿衄、舌衄、喉风、烂喉痧等病证。中药含漱疗法借药汁与口腔、咽喉黏膜的直接接触，而发挥清热解毒、清疮去秽、去腐除脓、清洁口腔等作用。

5. 近现代

近年来，随着国家对中医药工作的不断投入，中医药事业的发展不断加快。中药含漱疗法作为中医外治疗法，临床应用范围越来越广，尤其是在口腔疾病方面应用极为广泛，如采用中药含漱剂治疗牙龈炎及牙周炎，病人的牙龈出血现象得到有效控制，临床症状逐渐消失，效果显著。中药含漱疗法在肿瘤方面的应用也有大幅度的提高，而且其治疗肿瘤的效果也很显著，如鼻咽癌病人在接受放射治疗时使用中药双黄补含漱液可以显著减轻牙齿及牙周组织的损伤。中药方剂含漱还可作为防治鼻咽癌导致的急性放射性口咽炎的方法，为鼻咽癌病人增加了更多的治疗选择，也大大减轻了鼻咽癌病人的痛苦。中药含漱疗法操作简单方便，效果显著，容易让病人接受，更易于推广。

【理论基础及作用机制】

中医学认为，"舌为心之苗""脾开窍于口"。心脾蕴热，脾胃湿热，蕴而不化，熏蒸于口舌，则出现口苦、口臭、白腐苔、黄腻苔、滑腻苔、口黏、食不知味、苦不可言。采用中药含漱、含服等方式，可使药力直达病所，调理局部气血，并通过经络作用于全身，从而改善整体阴阳失衡的状态。

西医学认为，当人患病时，机体抵抗力降低，唾液分泌减少，进食减少，自我清洁口腔的能力下降，为细菌的迅速繁殖创造了条件，常引起口臭、口腔溃疡及感染等并发症的发生。由于人体口腔黏膜具有丰富的血管，局部含漱易于药物吸收。此外，充分的含漱可代替唾液起到物理性的冲刷作用，改善口腔的酸性环境。频繁的含漱不但能有效减少口腔内细菌的数量、保持口腔内湿润、清除大块残渣和分泌物、防止黏膜干燥、促进口腔自洁，还有利于口腔周围肌肉的运动。

【适应证】

1. 放疗、化疗后的口腔黏膜损伤

主症：口干，口苦，口臭，咽部肿痛，口腔黏膜溃疡等。

辨证分析：放疗、化疗后口腔黏膜损伤多属阳证。肿瘤病人长期进行放疗、化疗，放射线照射、化疗药物毒性会直接损伤口腔黏膜，导致热毒深伏经络，火郁热盛，熏蒸于口而发为口干、疼痛、黏膜损伤等。

治疗：养阴清热、利咽解毒。

常用药物：沙参、麦冬、金银花、连翘、半枝莲等。

2. 口咽癌

主症：咽部有异物感（初期）、溃疡、疼痛、斑块、出血或者张口困难，发声或者呼吸困难（后期）等。肿块或溃疡见红肿，血脉缠绕，易出血，疼痛明显伴口干、口苦者，则属阳；肿块或溃疡色暗，漫肿不痛者，则属阴。

辨证分析：不洁空气、粉尘污染，或情志不遂，或饮食不节，致肝气郁结，脾胃积热，热毒蕴肺，气血凝滞，痰浊结聚，经络壅阻而成肿块；或机体亏虚，血行不利，毒瘀内结于咽部，日久而成癌。

治疗：阴证则益气养血、收敛生肌；阳证则清宣透热、引邪外出。

常用药物：阴证常用黄芪、白术、丹参、当归、甘草等；阳证常用金银花、连翘、蒲公英、甘草等。无论阳证、阴证，皆可用华蟾素注射液。

3. 复发性口腔溃疡

主症：口苦，口臭，白腐苔，黄腻苔，滑腻苔，口黏，食不知味。

辨证分析：肿瘤病人因受疾病影响，脾胃功能受损，运化无力，水湿内停，郁久化热，湿热内蕴，上熏于口，迁延不愈，而见反复发作的口腔溃疡。

治疗：清热除湿。

常用药物：藿香、佩兰、淡竹叶、薄荷、豆蔻等。

【中药含漱疗法操作】

1. 评估

（1）病室环境、温度。

（2）病人主要症状、既往史、药物过敏史。

（3）病人有无活动性义齿。

2. 告知

（1）含漱汤药量适中，每次 10~15ml。

（2）若戴有活动性义齿，应先取下义齿再含漱。

（3）白天每间隔 1 小时左右含漱 1 次，每日 6~8 次。

（4）含漱时，动作柔和，心态平和。

3. 物品准备

中药汤剂、水杯、温药杯、餐巾纸等。

4. 操作流程

（1）核对医嘱，协助加热中药汤剂。

（2）协助病人取适宜体位，用清水漱口以清洁口腔。

（3）倒取 10~15ml 汤药，嘱病人含入口中，闭上嘴，微微开合，左右鼓腮送药 2 分钟，上下送药 2 分钟，使口腔前庭与汤药充分接触，吐掉汤药。

（4）倒取 10~15ml 汤药，嘱病人含入口中，卷舌前后上下送药 2 分钟，使上腭、舌体、舌根、下腭与汤药充分接触，吐掉汤药。

（5）倒取 10~15ml 汤药，嘱病人含入口中，牙齿咬合，从口腔前庭通过牙间隙不断吸入、送出药液到固有口腔，来回 2 分钟，使牙齿、牙龈、牙间隙与汤药充分接触，吐掉汤药。

（6）倒取 10~15ml 汤药，嘱病人含入口中，仰头 45°，使药液在口腔后部滚动 2 分钟，使舌根、后咽部与汤药充分接触，吐掉汤药。

（7）倒取 10~15ml 汤药，嘱病人含入口中，向病变侧倾斜头部达 45°，含药 2 分钟，使病变部位与汤药充分接触，吐掉汤药。

（8）含漱过程中观察并询问病人有无不适，避免呛咳或误吸。

（9）协助病人擦口唇，嘱病人不漱口。

（10）处理用物，洗手，记录。

5. 注意事项

（1）可根据症状适当增减治疗频次。

（2）治疗期间不宜食生、冷、酸等刺激性食物。

（3）掌握正确的漱口方法，避免呛咳或误吸。

参考文献：

[1] 戴圣 . 礼记 [M]. 长沙 : 岳麓书社 ,2001:17,361.

[2] 司马迁 . 史记 (三家注点校本)[M]. 北京 : 中华书局 ,1982:3235.

[3] 苏轼 . 苏轼文集 [M]. 北京 : 中华书局 ,1986:2370.

[4] 忽思慧 . 饮膳正要 [M]. 上海 : 上海古籍出版社 ,1990:33.

[5] 徐治鸿 . 实用中医口腔病学 [M]. 天津 : 天津科技翻译出版公司 ,1991:353.

[6] 赵双战 . 牙刷溯源 [J]. 中华医史杂志 ,2006,36(3):186-189.

[7] 李莉 . 中药含漱剂治疗牙龈炎及牙周炎的临床疗效评价 [J]. 中国实用医药 ,2019,14 (35):167-168.

[8] 余意 , 邝燕好 , 何璐 . 中药双黄补含漱液防治鼻咽癌放射性牙损伤的临床研究 [J]. 临床医药文献电子杂志 ,2017,4(99):19544-19546.

[9] 唐华英 , 黄迎春 , 石云华 . 中药方剂治疗鼻咽癌放射性口咽炎的临床疗效 [J]. 华夏医学 ,2014,27(1):73-75.

[10] 任学娟 , 徐桂花 . 中药在口腔护理中的临床应用及进展 [J]. 当代护士（学术版）,2014(8):8-9,11.

中药含漱疗法操作流程图

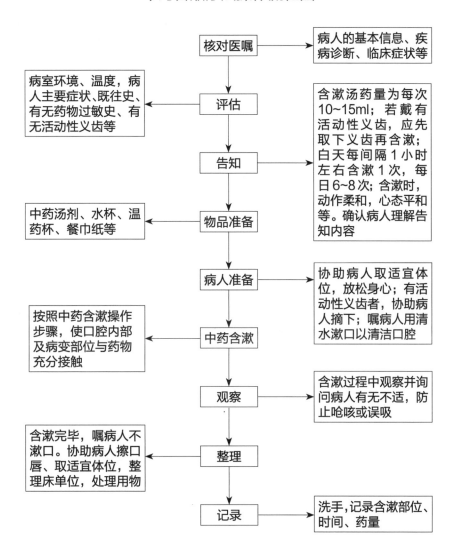

核对医嘱 → 病人的基本信息、疾病诊断、临床症状等

病室环境、温度，病人主要症状、既往史、有无药物过敏史、有无活动性义齿等 ← 评估

告知

含漱汤药量为每次10~15ml；若戴有活动性义齿，应先取下义齿再含漱；白天每间隔1小时左右含漱1次，每日6~8次；含漱时，动作柔和，心态平和等。确认病人理解告知内容

中药汤剂、水杯、温药杯、餐巾纸等 ← 物品准备

病人准备 → 协助病人取适宜体位，放松身心；有活动性义齿者，协助病人摘下；嘱病人用清水漱口以清洁口腔

按照中药含漱操作步骤，使口腔内部及病变部位与药物充分接触 ← 中药含漱

观察 → 含漱过程中观察并询问病人有无不适，防止呛咳或误吸

含漱完毕，嘱病人不漱口。协助病人擦口唇、取适宜体位，整理床单位，处理用物 ← 整理

记录 → 洗手，记录含漱部位、时间、药量

中药含漱疗法评分标准

项目	分值	技术操作要求	评分说明
仪表	2	仪表端庄、戴表	仪表形象不佳扣1分，未戴表扣1分
核对	2	核对医嘱	未核对医嘱扣2分，核对不全扣1分
评估	4	临床症状、既往史、药物过敏史、有无活动性义齿	评估少一项扣1分，最高扣4分
告知	6	含漱汤药量适中，每次10~15ml；若戴有活动性义齿，应先取下义齿再含漱；白天间隔1小时左右含漱1次，每日6~8次；含漱时，动作柔和，心态平和	未告知扣6分，告知少一项扣2分，最高扣6分
物品准备	2	洗手，戴口罩	未洗手扣1分，未戴口罩扣1分
	4	备齐并检查用物	未备齐用物扣2分，未检查用物扣2分
环境与病人准备	4	病室整洁、光线明亮、温度适宜	未准备环境扣2分，温度不合适扣2分
	2	协助病人取适宜体位	未进行体位摆放扣2分，体位不适宜扣1分
操作过程	2	核对医嘱	未核对医嘱扣2分，核对不全扣1分
	8	加热中药汤剂，摘掉活动性义齿，清洁口腔，清水漱口	未加热中药扣2分，未摘掉活动性义齿扣2分，未清洁口腔扣2分，未用清水漱口扣2分
	8	倒取10~15ml汤药，嘱病人含入口中，闭上嘴，微微合开，左右鼓腮送药2分钟，上下送药2分钟，使口腔前庭与汤药充分接触，吐掉汤药	倒取汤药剂量不合理扣2分，含漱方式不正确扣2分，含漱时间不合理扣2分，药物未与口腔前庭充分接触扣2分
	8	倒取10~15ml汤药，嘱病人含入口中，卷舌上下前后送药2分钟，使上腭、舌体、舌根、下腭与汤药充分接触，吐掉汤药	倒取汤药剂量不合理扣2分，含漱方式不正确扣2分，含漱时间不合理扣2分，药物未与上腭、舌体、舌根、下腭充分接触扣2分
	8	倒取10~15ml汤药，嘱病人含入口中，牙齿咬合，从口腔前庭通过牙间隙吸入、送出药液到固有口腔，来回2分钟，使牙齿、牙龈、牙间隙与汤药充分接触，吐掉汤药	倒取汤药剂量不合理扣2分，含漱方式不正确扣2分，含漱时间不合理扣2分，药物未与牙齿、牙龈、牙间隙充分接触扣2分
	8	倒取10~15ml汤药，嘱病人含入口中，仰头45°，使药液在口腔后部滚动2分钟，与舌根、后咽部充分接触，吐掉汤药	倒取汤药剂量不合理扣2分，含漱方式不正确扣2分，含漱时间不合理扣2分，药物未与舌根、后咽部充分接触扣2分
	8	倒取10~15ml汤药，嘱病人含入口中，向病变侧倾斜头部达45°，含药2分钟，使病变部位与汤药充分接触，吐掉汤药	倒取汤药剂量不合理扣2分，含漱方式不正确扣2分，含漱时间不合理扣2分，药物未与病变部位充分接触扣2分
	2	嘱病人不漱口，询问病人有无不适	未嘱病人不漱口扣1分，未询问病人扣1分
	2	告知注意事项	未告知注意事项扣2分，告知不全扣1分
操作后处置	2	用物按《医疗机构消毒技术规范》处理	处理方法不正确扣1分，最高扣2分
	1	洗手	未洗手扣1分
	1	记录	未记录扣1分
评价	6	流程合理、操作熟练、询问病人感受	一项不合格扣2分，最高扣6分
理论提问	5	中药含漱疗法的适用范围	未答出扣5分，回答不全面扣3分
	5	中药含漱疗法的注意事项	未答出扣5分，回答不全面扣3分
得分			

主考老师签名：　　　　　　　　　　　考核日期：　　年　　月　　日

九、中药外涂疗法

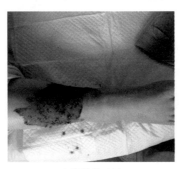

中药外涂疗法

【概念】

中药外涂疗法是将中药制成粉剂、水剂、酊剂、油剂、膏剂等剂型，涂抹于患处，达到祛风除湿、止痒镇痛、解毒消肿目的的一种治疗方法。

【历史沿革】

1. 萌芽阶段

中药外涂疗法在我国有着悠久的历史。先秦古籍《山海经》就记载有一种羊脂类药物，该书云："西山华山之首，曰钱来之山，其上多松，其下多洗石。有兽焉，其状如羊而马尾，名曰羬羊，其脂可以已腊。"用羊脂涂擦皮肤防治皲裂，便是中药外涂疗法的萌芽。

2. 发展阶段

西汉时期的《五十二病方》最早记载了膏剂的外用，书中关于膏剂使用的条文，有数十条之多。如其云："冶黄黔（芩）、甘草相半，即以彘膏财足以煎之。煎之蔼（沸），即以布足（捉）之，予（抒）其汁，傅。"即以适量猪脂油与药物共煎后，用布裹绞去渣滓，提取含脂油的药汁，冷却成膏，此膏与现在的油膏剂甚为类似。除膏剂外，该书还载有散剂。东汉时期张仲景所著的《伤寒杂病论》，不仅描述了散剂运用（如可内服、可外用、可用于急症），还详细地记载了散剂的制法、类型、用法用量及功用特点等。晋代葛洪的《肘后备急方》也有散剂外用的记载。到南北朝时期，陶弘景在《本草经集注》中提出以病情的需要来确定剂型和给药途径。南朝齐龚庆宣所撰《刘涓子鬼遗方》，收载了70余个油膏方，是我国有关油膏剂的经典著作，该书不仅载有各种性能的油膏，还记载了详细的油膏制备工艺和质量控制方法。

3. 鼎盛时期

隋唐时期，中药外用疗法不断发展，如《备急千金要方》中出现了以乳汁为基质的软膏，而《外台秘要》所载膏剂的外用则多集中于美容方面。到宋朝，由于道教的传播及皇家的推广，散剂的应用达到了鼎盛时期。《太平惠民和剂局方》所载所有剂型中散剂约占一半，且多为煮散、服散、外用散，该书对散剂制法、服法、用法有详细叙述，对现代制剂技术有一定的指导意义。明清时期，医家对膏剂外用的认识已经达到一定的高度。明代《玉机微义》较早地使用了"软膏"一词，其言："右为细末，于银器内或瓷器内，先将蜡溶开和前药，丸如桐子大，捻作饼子，用针刺破疔疮，放一饼于疮头上，又刺四边五七下，恶血出为妙，却用软膏药贴之立验。"清代吴师机《理瀹骈文》曰："外治之理即内治之理，外治之药亦即内治之药，所异者法耳。医理药性无二，而法则神奇变幻。"清代后期，由于社会动荡不安，战乱连年，许多治疗跌打损伤的中药散剂应运而生，如费山寿《急救应验良方》一书记载有活血散淤、消肿止痛之功的九分散等。

4. 近现代应用

现在中药外涂疗法作为一种绿色的治疗手法，被广泛地应用于临床，被用于治疗内、外、妇、儿、骨伤各科多种疾病。如在新生儿方面，使用四味黄连洗剂外涂可以缩短蓝光治疗导致的皮疹的消退时间，有显著护理效果；外涂四味黄连洗剂辅助治疗新生儿脓疱疮，能减轻患儿痛苦，缩短病程。临床还常用一些膏剂、散剂外涂治疗疾病，如常用生肌玉红膏、阳和解凝膏、九分散、冰硼散、青黛粉和桃花散等，这些膏剂、散剂效果显著，且毒副作用小，操作方便，逐渐被广大病人所接受。

【理论基础及作用机制】

《素问·皮部论》曰："皮者脉之部也，邪客于皮则腠理开，开则邪入客于络脉，络脉满则注于经脉，经脉满则入舍于脏腑也。"这句话说明了外邪经皮侵入机体的途径，同理中药外涂亦可通过此途径进入体内发挥药效。

用于中药外涂疗法的膏剂富有黏性，外敷患处，既可起到隔离作用，避免外来刺激和感染，又可消炎止痛，改善局部血液循环，有利于创面组织的修复和再生；而中药散剂具有收湿拔干、清热凉血、防止感染、生肌长肉、消除疣赘、散热护肤的作用。现代研究证实，中药外用对皮肤表面具有营养作用。首先，许多中药含有丰富的微量元素和非必需氨基酸以及胶原蛋白等物质，这些物质直接参与了抗氧化及缺损软组织的修复过程，有利于正常皮肤软组织的生长，有利于伤口的愈合。其次，药物利用皮肤表面与皮肤深层的药物浓度差，以被动扩散方式透过角质层，直达病所。"不走迁途，直而能治"，中药外涂疗法可以使药物在病变局部发挥作用，避免肝脏的首过效应及胃肠道的消化破坏，具有较长的作用时间，维持稳定持久的血液浓度，降低药物毒性和副作用，提高疗效，用药方便。

【适应证】

1. 甲沟炎

主症：甲沟处红、肿、热、痛，甚至不能行走。

辨证分析：急性炎症多属阳证。脏腑火毒炽盛，外伤染毒，或肿瘤导致经络阻塞不通，更易郁久化热，而肿瘤病人正气亏虚，卫外不固，更易外感邪毒，终致邪阻经络，气血凝滞，热盛肉腐。

治疗：清热解毒、消肿止痛。

常用药物：紫草、当归、甘草、金银花、连翘、蒲公英等。

2. 痔疮

主症：排便困难，便血，肛门疼痛及坠胀，肛门瘙痒等。

辨证分析：痔疮伴疼痛出血多属阳证。肿瘤病人由于长期卧床，饮食不节，燥热内生，下迫大肠，血行不畅，血液瘀滞，热与血相搏，结滞不散而患痔疮。

治疗：清热利湿、行气活血。

常用药物：当归、甘草、鳖甲、蒲公英等。出血可加三七粉。

3. 肛门癌性肿物

主症：肿势急剧，局部红肿，皮温升高，肿势高涨，质硬痛剧，则属阳；局部漫肿不红，皮温不高，质软，隐痛或酸痛，则属阴。

辨证分析：忧思抑郁、饮食不洁等损伤脾胃，脾胃运化失司，或湿热内生，热毒蕴结，下注大肠，湿热毒聚，凝结而成肛门癌性肿物，属阳证；正气不足，脾肾亏虚，气化不利，湿浊内阻而成肛门癌性肿物，属阴证。

治疗：阳证则软坚散结、透热外出；阴证则温阳化湿、消肿散结。

常用药物：当归、赤芍、鳖甲、夏枯草等。阳证加金银花、连翘、蒲公英、忍冬藤等；阴证加黄芪、白芷、川乌等。

4. 压疮

主症：Ⅰ期压疮，皮肤出现非苍白发红，指压时红斑不会消失，局部组织表皮完整，深色皮肤区域可能表现不同。

Ⅱ期压疮，部分真皮层缺损，伤口床有活性，基底面呈粉色或红色，可能呈现完整或破裂的血清性水疱，但不暴露脂肪层和更深的组织，不存在肉芽组织、腐肉和焦痂。

Ⅲ期压疮，皮肤全层缺损，溃疡面呈现皮下脂肪组织和肉芽组织伤口边缘卷边（上皮内卷）现象；可能存在腐肉和（或）焦痂；组织损伤深度因解剖位置而异，皮下脂肪较多的部位可能呈现较深的创面，在无皮下脂肪组织的部位（包括鼻梁、耳郭、枕部和踝部）则呈现表浅的创面；可能存在潜行和窦道，但不暴露筋膜、肌肉、肌腱、韧带、软骨和骨。

Ⅳ期压疮，全层皮肤和组织损失，溃疡面暴露筋膜、肌肉、肌腱、韧带、软骨和骨，伤口床可见腐肉或焦痂，上皮内卷，潜行、窦道经常可见，组织损伤深度因解剖位置而异。

不可明确分期压疮，全层组织缺损，伤口床内溃疡的基底被腐肉（黄色、黄褐色、灰色、绿色或棕褐色）和（或）和焦痂（碳色、褐色或黑色）所覆盖。

深部组织压疮，皮肤局部出现持久性非苍白发红、褐红色或紫色，或表皮分离后出现暗红色的伤口床或水疱，颜色发生改变前往往或有疼痛和温度变化。

辨证分析：一般皮肤漫肿、不红，皮温凉，伤口破溃处凹低，无明显分泌物，多属阴证；若伴红肿、疼痛、破溃处凸起明显、有脓性分泌物等，多属阳证。中医学认为本病在于络脉受阻，气滞血瘀，肌肤失于濡养，渐致皮肤坏死溃烂。肿瘤病人长期卧床，气血运行受阻，肌肤失于温煦濡养，造成肌肤腐烂，而成压疮。局部郁久化热，复感染邪毒，可见肌肤红肿破溃。

治疗：阴证则益气活血、祛腐生肌；阳证则清热解毒、祛腐生肌。

常用药物：青黛粉。阴证加黄芪、白术、乳香、没药等；阳证加金银花、大黄、黄连、忍冬藤等。

5.癌性溃疡

主症：溃疡面积较大，边缘不整齐，边缘外翻，基底出现浸润性硬结，底部有时可见菜花样赘生物，溃疡面大部分伴有坏死、出血、渗出、感染等，久不愈合。若局部溃破红肿、灼热疼痛，属阳证；若溃疡周围皮色如常，无红、肿、热、痛，脓水清稀，边界不清，溃后腐肉难脱，亦难以生肌敛口，属阴证。

辨证分析：癌性溃疡属于中医学"疮疡"的范畴，其局部辨证特点是首分阴阳。阳证多由于火毒蕴结，血凝毒滞，经络阻隔，热胜肉腐而成；阴证往往由于正气虚弱，局部血运不畅，气血亏虚，难以濡养肌肉所致。

治疗：收敛生肌、引邪外出。

常用药物：桃花散。阳证加金银花、蒲公英等；阴证加白芷、黄芪等；出血加三七粉等。

【中药外涂疗法操作】

1. 评估

（1）病室环境、温度。

（2）病人主要症状、既往史、药物过敏史。

（3）病人对疼痛的耐受程度。

（4）病人涂药部位的皮肤情况。

2. 告知

（1）涂药后如出现痛、痒、胀等不适，及时告知护士，勿擅自触碰或抓挠局部皮肤。

（2）涂药后可能出现药物颜色、油渍等污染衣物的情况。

（3）中药可致皮肤着色，数日后可自行消退。

3. 物品准备

中药制剂、治疗碗、弯盘、涂药板（棉签）、镊子、干棉球、生理盐水棉球、治疗巾等。必要时备中单、屏风。

4. 基本操作方法

（1）核对医嘱，评估病人和环境，告知相关事项。

（2）备齐用物，将药物调配成所需剂型，携至床旁。根据涂药部位，协助病人取适宜体位、暴露涂药部位，必要时用屏风遮挡并注意保暖。

（3）根据患处大小铺治疗巾，用生理盐水棉球清洁皮肤并观察局部皮肤情况。

（4）将中药制剂均匀涂抹于患处，范围应超出患处。

（5）各类剂型用法：①混悬液，先摇匀再用棉签涂抹；②水、酊剂类药物，用镊子夹棉球蘸取后涂擦，干湿度以不滴水为度，涂药均匀；③膏状类药物，用棉签或涂药板取药后涂擦，涂药厚薄均匀，以 2~3mm 为宜。

（6）操作完毕，协助病人着衣、取适宜体位，整理床单位。

（7）处理用物，洗手，记录。

5. 注意事项

（1）涂药前需清洁局部皮肤。

（2）涂药不宜过厚，以防毛孔闭塞。

（3）涂药后，观察病人局部及全身的情况，如出现丘疹、瘙痒、水疱或局部肿胀等过敏现象，停止用药，将药物擦洗干净并报告医生，配合处理。

参考文献：

[1] 佚名 . 山海经 [M]. 杭州 : 浙江古籍出版社 ,2011:13.

[2] 马王堆汉墓整理小组 . 五十二病方 [M]. 北京 : 文物出版社 ,1979.

[3] 许霞 , 吴亚兰 , 朱建平 . 中药 "软膏剂" 名词考证 [J]. 中华医史杂志 ,2019,49(4):195–198.

[4] 曹柏龙 , 苗桂珍 , 缪娟 , 等 . 糖尿病足溃疡中药油膏剂研制理论与实践 [J]. 中国中医药现代远程教育 ,2014,12(14):114–115.

[5] 刘起华 , 孙主雯 , 刘风麟 , 等 . 浅析《太平惠民平和剂局方》中 "散" 的运用 [J]. 辽宁中医杂志 ,2015,42(2):369–371.

[6] 徐用诚 . 玉机微义 [M]. 上海 : 上海古籍出版社 ,1991:206.

[7] 宰炎冰 , 刘丹丹 , 吴巍 , 等 . 中医药外治古今考 [J]. 中医学报 ,2012,27(1):73–75.

[8] 邓红梅 . 冰硼散的临床应用 [J]. 中国药业 ,1996(4):43.

[9] 王坤山 . 推荐一个治瘅良方 "九分散" [J]. 河南中医 ,1984 (5):49–50.

[10] 王玥 . 中药外涂对护理新生儿黄疸蓝光治疗后出现皮疹的临床研究 [J]. 实用临床护理学电子杂志 ,2019,4(4):127.

[11] 王娟 , 徐利平 . 中药外涂治疗新生儿脓疱疮的临床观察 [J]. 实用临床护理学电子杂志 ,2018,3(42):103–110.

[12] 张天生 , 李东明 , 关芳 . 药物贴敷技术作用机制的探讨 [J]. 时珍国医国药 ,2014, 25 (11):2726–2727.

[13] 黄妙玲 .《外台秘要》中医外治文献整理研究 [D]. 北京 : 北京中医药大学 ,2003.

[14] 朱朝军 , 韩炜 , 吕佳康 , 等 . 中医外科外用药剂型特点及剂型创新的思考 [J]. 中国临床药理学杂志 ,2018,34(14):1728–1731.

[15] 宋佳殷 , 朱庆文 , 夏天吉 . 中药外用治疗皮肤病的剂型研究进展 [J]. 中医外治杂志 , 2018, 27(1):55–56.

[16] 吴阶平 , 裘法祖 . 黄家驷外科学 [M]. 北京 : 人民卫生出版社 ,1992:82–85.

中药外涂疗法操作流程图

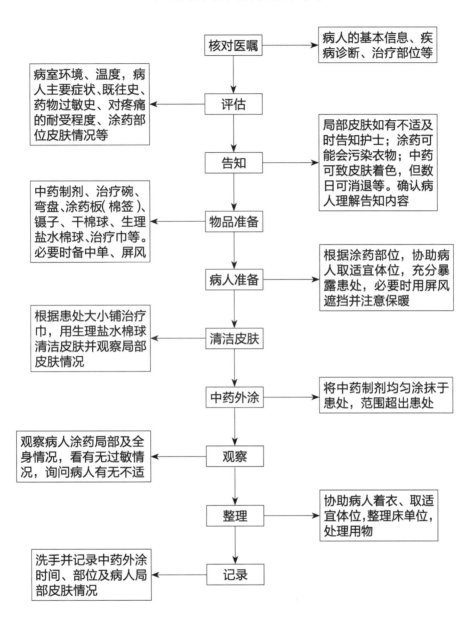

核对医嘱 → 病人的基本信息、疾病诊断、治疗部位等

病室环境、温度，病人主要症状、既往史、药物过敏史、对疼痛的耐受程度、涂药部位皮肤情况等 ← 评估

告知 → 局部皮肤如有不适及时告知护士；涂药可能会污染衣物；中药可致皮肤着色，但数日可消退等。确认病人理解告知内容

中药制剂、治疗碗、弯盘、涂药板(棉签)、镊子、干棉球、生理盐水棉球、治疗巾等。必要时备中单、屏风 ← 物品准备

病人准备 → 根据涂药部位，协助病人取适宜体位，充分暴露患处，必要时用屏风遮挡并注意保暖

根据患处大小铺治疗巾，用生理盐水棉球清洁皮肤并观察局部皮肤情况 ← 清洁皮肤

中药外涂 → 将中药制剂均匀涂抹于患处，范围超出患处

观察病人涂药局部及全身情况，看有无过敏情况，询问病人有无不适 ← 观察

整理 → 协助病人着衣、取适宜体位,整理床单位,处理用物

洗手并记录中药外涂时间、部位及病人局部皮肤情况 ← 记录

中药外涂疗法评分标准

项目	分值	技术操作要求	评分说明
仪表	2	仪表端庄、戴表	仪表形象不佳扣1分，未戴表扣1分
核对	2	核对医嘱	未核对医嘱扣2分，核对不全扣1分
评估	4	病人主要症状、既往史、药物过敏史、对疼痛耐受程度等	未评估扣4分，评估少一项扣1分，最高扣4分
	2	涂药部位皮肤情况	未评估扣2分
告知	2	涂药后如出现身体不适及时告知护士；涂药可能会污染衣物；中药可致皮肤着色，数日可消退	未告知扣2分，告知不全扣1分
物品准备	2	洗手，戴口罩	未洗手扣1分，未戴口罩扣1分
	4	备齐并检查用物	未备齐用物扣2分，未检查用物扣2分
环境与病人准备	2	病室整洁、光线明亮、温度适宜	未准备环境扣2分，温度不合适扣1分
	4	协助病人取适宜体位	未进行体位摆放扣4分，病人体位不适宜扣2分
	4	充分暴露涂药部位，保暖，保护隐私	未充分暴露涂药处皮肤扣2分，未保暖扣1分，未保护隐私扣1分
操作过程	2	核对医嘱	未核对医嘱扣2分，核对不全扣1分
	12	根据患处大小铺治疗巾，用生理盐水棉球清洁皮肤并观察局部皮肤情况	未根据患处大小铺设治疗巾扣4分，未用生理盐水棉球清洁皮肤扣4分，未观察皮肤扣4分
	10	将中药制剂均匀涂抹于患处，范围超出患处	中药涂抹不均匀扣5分，涂药范围不合理扣5分
	12	各类剂型用法：①混悬液，先摇匀后再用棉签涂抹；②水、酊剂类药物，用镊子夹棉球蘸取药物涂擦，干湿度适宜，以不滴水为度，涂药均匀；③膏状类药物，用棉签或涂药板取药后涂擦，涂药厚薄均匀，以2~3mm为宜	混悬液使用方法不正确扣4分；水、酊剂类药物使用方法不合理扣4分；膏状类药物使用方法不合理扣2分，厚度不合理扣2分
	4	告知注意事项	未告知扣4分，告知不全扣2分
	4	观察局部皮肤，询问病人有无不适	未观察皮肤扣2分，未询问病人扣2分
	4	协助病人着衣、取适宜体位，整理床单位	未安置体位扣2分，未整理床单位扣2分
	2	洗手，再次核对医嘱	未洗手扣1分，未核对扣1分
操作后处置	2	用物按《医疗机构消毒技术规范》处理	处理方法不正确扣1分，最高扣2分
	2	洗手	未洗手扣2分
	2	记录	未记录扣2分，记录不全扣1分
评价	6	流程合理、技术熟练、询问病人感受	一项不合格扣2分，最高扣6分
理论提问	5	中药外涂疗法的适应证	未答出扣5分，回答不全面扣3分
	5	中药外涂疗法的注意事项	未答出扣5分，回答不全面扣3分
得分			

主考老师签名：　　　　　　　　　　　考核日期：　　年　　月　　日

十、中药热罨包疗法

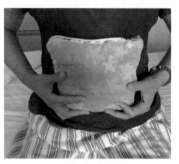

中药热罨包疗法

【概念】

中药热罨包疗法，属于中医热熨疗法，是将配制好的中草药饮片放入布袋中，用恒温箱加热到 45~50℃，再将药包置于身体患病部位或身体某一特定穴位，借助其温热之力，使药效由表达里，通过皮毛腠理循经运行，达到温中散寒止呕、行气止痛、祛瘀消肿、调理脾胃目的的一种治疗方法。

【历史沿革】

1. 起源

中医热熨疗法历史悠久，最早可追溯至约 50 万年前，那时的北京猿人已经学会用火取暖和烧烤食物，并发现在烘火取暖时身体的疼痛或不适得以缓解或消除。之后古人又发现用兽皮或树叶包上烧热的石块、砂土或草木等，放于身体的四肢或腹部，可以更好地减轻或消除受凉等原因引起的关节或腹部等疼痛不适，这是熨疗的起源。春秋战国时期，熨疗应用广泛，可治疗多种病证，如《五十二病方》记载熨疗法治疗破伤风痉证，具体方法即将炒盐酒淬后用布包裹着热熨患处，热熨时用皮制物或布隔着以免烫伤，热熨要反复进行，直到汗出寒去、身体能够屈伸为止。该书还强调在热熨及熨后的 4 天内，要注意避风。《黄帝内经》为热熨疗法初步奠定了理论基础。《灵枢·寿夭刚柔》记载"刺布衣者，以火淬之；刺大人者，以药熨之"，强调"每刺必熨，以熨寒痹所刺之处"。

2. 发展阶段

东汉时期华佗用熨疗法治疗中风偏枯，指出熨疗法的作用是助阳，其言："人病中风偏枯，其脉数，而面干黑黧，手足不遂，语言謇涩，治之奈何？在上则吐之，在中则泻之，在下则补之，在外则发之，在内则温之，按之，熨之也。吐，谓出其涎也；泻，谓通其塞也；补，调益其不足也；发，调发其汗也；温，谓驱其湿也；按，谓散其气也；熨，谓助其阳也。"晋代葛洪《肘后备急方》多用熨疗法治疗各种急症，如该书卷一《救卒死尸蹶方》载："又方，熨其两胁下，取灶中墨如弹丸，浆水和饮之，须臾三四，以管吹耳中，令三四人更互吹之。又，小管吹鼻孔，梁上尘如豆，着中吹之，令入，瘥。"该书卷四《治卒患腰胁痛诸方》载："胁痛如打方……又方，芫花、菊花等分，踯躅花半斤，布囊贮，蒸令热，以熨痛处，冷复易之。"唐代，熨疗法得到了更广泛的应用。孙思邈著《备急千金要方》《千金翼方》，用熨疗法治疗内、妇、儿、五官等科的几十种病证，并用熨疗法治疗猝死等各种急症。宋金元时期，熨疗法得到了前所未有的广泛运用。《太平圣惠方》用瓜蒌绞汁和大麦面作饼炙热，熨治中风㖞斜；《普济本事方》记载用葱白炒热熨小腹治疗小便不通；张丛正从理论上对熨疗法进行论述，认为熨疗法可归属于"汗法"的范畴。明代，熨疗法的应用更加普遍。《本草纲目》记载熨烫疗方剂达数百首，如"麦麸醋蒸，熨风湿痹痛""腰脚疼痛，天麻、半夏、细辛各二两，绢袋二个，各盛药令匀，蒸热交互熨痛处，汗出则愈，数日再熨""心腹疼痛，以布裹椒安痛处，用熨斗导熨令椒出汗，即止"。

3. 理论成熟阶段

清代，随着《急救广生集》《理瀹骈文》等专著的问世，热熨疗法得到了空前广泛的应用，其中吴师机《理瀹骈文》指出炒熨煎抹"可以通治表里与半表半里""可以折五郁之气，而资化源""可以升降变化，分清浊而理阴阳"，系统地阐述了热熨疗法的理论基础、作用机制等，将热熨疗法上升到了理论的高度，并在理论的指导下将之用于治疗各种病证，进一步完善了热熨疗法。这是热熨疗法历史上的一个重要的里程碑。

4. 现代临床应用

20世纪90年代以来，热熨疗法迅猛发展，被广泛用于治疗多种疾病。中药热熨疗法还可结合其他外治疗法治疗急症，如吴茱萸热罨包热熨联合针刺放血疗法能够使急性虚寒性胃脘痛病人的临床症状得到改善，且优于常规治疗。中药热熨疗法在内科较多被用于治疗风寒所致的头痛、胃痛、腹痛及慢性腹泻等；在外科多被用于治疗颈椎疾病、腰椎骨质增生、椎间盘突出所致的疼痛及风、寒、湿所致的腰痛及四肢关节疼痛。如采用灵仙痛消散热熨结合颈椎操治疗颈型颈椎病，可提高颈椎病治疗成绩评分、降低目测类比疼痛评分，能有效改善临床症状，提高生活质量，效果优于单纯应用颈复康颗粒治疗。在妇科，中药热熨疗法主要被用于治疗痛经、慢性盆腔炎。近来，中药热熨疗法也开始被用于治疗肿瘤并发症，如采用中药热熨联合穴位按摩治疗食管癌术后呃逆具有见效快、效果好、疗程短的特点。

【理论基础及作用机制】

中药热罨包疗法借助熨疗的温热之力，产生热效应，使局部皮下组织温度升高，以刺激经络穴位，促使药效由表达里，通过皮毛腠理循经运行，达到温经通络、活血行气、散寒祛瘀消肿、调整脏腑阴阳的目的；同时温热刺激使局部的血管扩张、血流加快，通过吸收、透射、反射、渗透等过程，激发机体细胞活性，促进血液循环，达到行气活血、温经通络的目的。

中药热罨包疗法所用药物多以辛香类为主，其内含的挥发油和辛辣素具有促进透皮吸收的作用，便于药物渗入血管内壁，而皮肤角质层的贮存作用可保持血药浓度相对稳定，当热力驱动致使药力直达病所后，再通过调整神经和血管功能达到治疗效果。

【适应证】

1. 癌因性疲乏

主症：神疲倦怠，气短乏力，头晕，形体瘦弱，面色萎黄，食欲减退，食后脘闷不舒，大便溏泻，舌质淡，苔薄白，脉细弱等。

辨证分析：癌因性疲乏多属阴证，其因于肿瘤疾病本身或放化疗等治疗及其他多种因素影响机体，损伤脏腑功能，正气不足，脏腑虚损，气血阴阳亏损，日久不复。

治疗：健脾益气、助运化湿。

常用穴位：关元穴。

常用部位：下腹部。

常用药物：丁香、小茴香、吴茱萸、肉桂等。

2. 脾胃功能紊乱

主症：嗳气呃逆，甚至恶心、呕吐，食后加重。

兼次症：痰饮内阻证兼见胸脘痞闷，呕吐痰涎清水，不思饮食，舌苔白腻，脉滑等；脾胃虚寒证兼见饮食稍有不慎即出现呕吐，倦怠疲乏，面色㿠白，口干，不欲饮，四肢不温，大便溏薄，舌淡，脉濡弱等。

辨证分析：脾胃功能紊乱是肿瘤晚期病人的常见病证。一方面，患病日久，正气耗伤，脾胃气虚，日久不复；另一方面，一些肿瘤治疗手段，如手术、放化疗药物的使用，虽以攻邪为目的，但同时攻伐中焦之脾土，使得脾胃气机失调。脾胃功能紊乱的主要发病机制是正气耗伤，脏腑虚损，气机逆乱。

治疗：辨证属痰饮内阻者，则温中化饮、和胃降逆；辨证属脾胃虚寒者，则温中健脾、和胃降逆。

常用穴位：辨证属痰饮内阻者，常选中脘穴、神阙穴；辨证属脾胃虚寒者，常选中脘穴、神阙穴、关元穴。

常用部位：辨证属痰饮内阻者，常选胃脘部；辨证属脾胃虚寒者，常选胃脘部、下腹部。

常用药物：辨证属痰饮内阻者，常用细辛、莱菔子；辨证属脾胃虚寒者，常用吴茱萸、小茴香、干姜。

3. 泄泻（阴证）

主症：排便次数增加，粪便稀溏，甚至泻下如水样。

兼次症：寒湿型泄泻兼见腹痛肠鸣，泻下清稀，脘闷食少，舌淡，苔白腻，脉濡；脾肾阳虚型泄泻兼见食后腹泻或晨起腹泻，完谷不化，神疲乏力，畏寒肢冷，腹部喜暖喜按，舌淡，苔白，脉沉细。

辨证分析：肿瘤病人患病日久，正气损耗，阳气亏虚，脾失健运，命门火衰，不能助脾胃运化水谷，饮食不节、情志失调进一步加重脾胃损伤，终致水谷不化，清浊不分，而成泄泻。

治疗：寒湿型泄泻，温中健脾、化湿止泻；脾肾阳虚型泄泻，补肾健脾、温阳止泻。

常用穴位：寒湿型泄泻，常选神阙穴；脾肾阳虚型泄泻，常选关元穴、神阙穴。

常用部位：寒湿型泄泻，常选腹部；脾肾阳虚型泄泻，常选下腹部。

常用药物：寒湿型泄泻，常用吴茱萸、干姜、肉桂等；脾肾阳虚型泄泻，常用附子、干姜、吴茱萸等。

4. 腹腔积液（阴证）

主症：腹部胀大，脉络暴露，可伴脘腹冷痛，腹腔积液澄澈清稀。

辨证分析：肝脾肾三脏功能失调，气机阻滞，导致血瘀、水停于腹中。疾病迁延不愈，久则寒水伤阳，而成脾肾阳虚之候，阳气亏虚，气化不利，又加重水液内停。

治疗：温阳利水。

常用穴位：关元穴、气海穴、水分穴、三阴交穴。

常用部位：下腹部。

常用药物：附子、黄芪、王不留行等。

5. 双下肢发凉、麻木

主症：双下肢皮肤干燥、弹性变差，双下肢麻木、发凉酸胀、皮温降低，甚至下肢及足部皮肤颜色苍白或苍黄。

辨证分析：**此多属阴证。久病耗伤阳气，肾阳不足以温煦气血，致脉络瘀滞不行，故下肢疼痛酸胀、肢冷畏寒；筋脉、骨髓失养则肢体痿痹。

治疗：补肾温阳、温经散寒。

常用穴位：涌泉穴。

常用部位：下肢。

常用药物：附子、肉桂、丁香、全蝎、水蛭、吴茱萸等。

【中药热罨包疗法操作】

1. 评估

（1）病室环境、温度。

（2）病人主要症状、既往史、药物过敏史。

（3）病人治疗部位的皮肤情况。

2. 告知

（1）热罨包的作用及热熨时局部皮肤感觉。

（2）治疗时间一般为 30 分钟 / 次，2 次 / 日。

3. 物品准备

中药、特制药包 1 个、一次性治疗巾、红外测温仪、纱布、药勺、治疗碗等。

4. 操作流程

（1）核对医嘱，评估病人和环境，告知相关事项。

（2）将中药装入特制药包，密封后放到 80℃ 恒温箱，加热 1 小时。

（3）携用物至床旁，用红外测温仪测量药包温度，当其温度为 45~50℃ 时方可使用。

（4）暴露治疗穴位或部位，注意保暖，保护隐私。

（5）铺一次性治疗巾，将药包放于治疗部位或穴位。

（6）持药包以治疗部位或穴位为中心顺时针均匀熨敷 5 分钟。

（7）用治疗巾包裹药包敷于治疗部位或穴位，注意观察病人皮肤，防止烫伤。

（8）热罨包放置 30 分钟，治疗过程中观察局部皮肤有无过敏情况，询问病人有无不适。

（9）取走药包，协助病人着衣、取适宜体位，整理床单位。

（10）处理用物，洗手，记录。

5.注意事项

（1）皮肤有破损、湿疹时不宜使用。

（2）温度适宜，一般保持 45~50℃，防止烫伤。

参考文献：

[1] 李菁,陈学玲,黄银龙,等.吴茱萸热罨包热熨联合针刺放血疗法治疗急性虚寒性胃脘痛临床研究 [J]. 光明中医,2019,34(19):2925-2927.

[2] 孟永久,王敏龙,沈钦荣.灵仙痛消散热熨结合颈椎操治疗颈型颈椎病临床观察 [J].浙江中医杂志,2019,54(11):812-813.

[3] 饶海英,方莹,刘振东.中药热熨联合穴位按摩治疗食管癌术后呃逆疗效分析 [J].新中医,2019,51(5):284-286.

[4] 鲍杰,韦坚,韦贵康,等.中药热熨治疗血瘀型腰椎间盘突出症疗效观察及对其血液流变学的影响 [J]. 中医正骨,2002,14(11):7-8.

[5] 章璐,曹勇.癌因性疲乏的中医辨证论治 [J].四川中医,2009,27(2):41-42.

中药热罨包疗法操作流程图

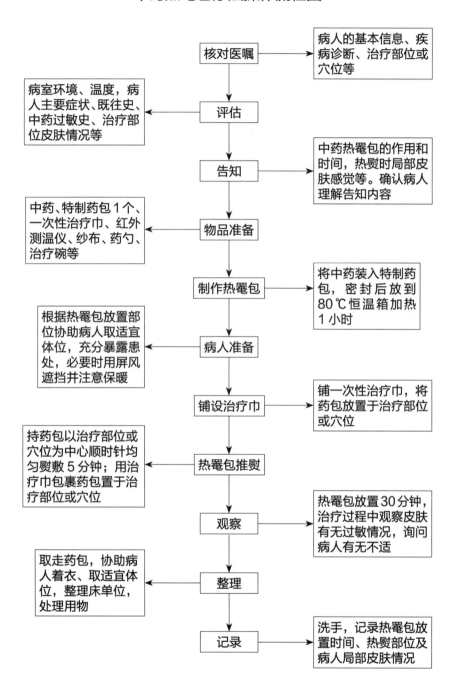

核对医嘱 → 病人的基本信息、疾病诊断、治疗部位或穴位等

病室环境、温度，病人主要症状、既往史、中药过敏史、治疗部位皮肤情况等 ← 评估

告知 → 中药热罨包的作用和时间，热熨时局部皮肤感觉等。确认病人理解告知内容

中药、特制药包1个、一次性治疗巾、红外测温仪、纱布、药勺、治疗碗等 ← 物品准备

制作热罨包 → 将中药装入特制药包，密封后放到80℃恒温箱加热1小时

根据热罨包放置部位协助病人取适宜体位，充分暴露患处，必要时用屏风遮挡并注意保暖 ← 病人准备

铺设治疗巾 → 铺一次性治疗巾，将药包放置于治疗部位或穴位

持药包以治疗部位或穴位为中心顺时针均匀熨敷5分钟；用治疗巾包裹药包置于治疗部位或穴位 ← 热罨包推熨

观察 → 热罨包放置30分钟，治疗过程中观察皮肤有无过敏情况，询问病人有无不适

取走药包，协助病人着衣、取适宜体位，整理床单位，处理用物 ← 整理

记录 → 洗手，记录热罨包放置时间、热熨部位及病人局部皮肤情况

中药热罨包疗法评分标准

项目	分值	技术操作要求	评分说明
仪表	2	仪表端庄、戴表	仪表形象不佳扣1分，未戴表扣1分
核对	2	核对医嘱	未核对医嘱扣2分，核对不全扣1分
评估	3	临床症状、既往史、药物过敏史	评估少一项扣1分，最高扣3分
	2	放置热罨包部位皮肤情况	未评估扣2分
告知	3	热罨包作用、时间，热熨时局部皮肤感觉	告知少一项扣1分，最高扣3分
物品准备	2	洗手，戴口罩	未洗手扣1分，未戴口罩扣1分
	4	备齐并检查用物	未备齐用物扣2分，未检查用物扣2分
环境与病人准备	2	病室整洁、光线明亮、温度适宜	未准备环境扣2分，温度不合适扣1分
	2	协助病人取适宜体位	未进行体位摆放扣2分，体位不适宜扣1分
	6	充分暴露治疗部位或穴位，保暖，保护隐私	未充分暴露皮肤扣2分，未保暖扣2分，未保护隐私扣2分
操作过程	2	核对医嘱	未核对医嘱扣2分，核对不全扣1分
	10	准备中药，将中药装入特制药包，密封放到80℃恒温箱中，加热1小时	恒温箱温度不适宜扣4分，放置时间不合理扣4分，最高扣10分
	4	铺设一次性治疗巾	未铺设治疗巾扣4分，铺设不合理扣1分
	12	将药包以治疗部位或穴位为中心顺时针均匀熨敷5分钟，用治疗巾包裹药包置于治疗部位或穴位	热罨包操作方法不正确扣4分，时间不足扣4分，放置部位或穴位不正确扣4分
	4	热罨包放置时间30分钟/次，2次/日	药包放置时间不合理扣2分，频次不合理扣2分
	2	询问病人有无不适	未询问病人扣2分
	2	告知注意事项	未告知扣2分，告知不全扣1分
	4	协助病人取适宜体位，整理床单位	未安置体位扣2分，未整理床单位扣2分
	2	洗手，再次核对医嘱	未洗手扣1分，未再次核对扣1分
	2	取下热罨包	未取药包扣2分
	4	观察局部皮肤，询问病人有无不适	未观察皮肤扣2分，未询问病人扣2分
	2	洗手，再次核对医嘱	未洗手扣1分，未核对扣1分
操作后处置	2	用物按《医疗机构消毒技术规范》处理	处理方法不正确扣1分，最高扣2分
	1	洗手	未洗手扣1分
	1	记录	未记录扣1分
评价	8	流程合理、技术熟练、局部皮肤无损伤、询问病人感受	一项不合格扣2分，最高扣8分
理论提问	5	中药热罨包疗法的概念	未答出扣5分，回答不全面扣3分
	5	中药热罨包疗法的注意事项	未答出扣5分，回答不全面扣3分
得分			

主考老师签名：　　　　　　　　　　考核日期：　　年　　月　　日

十一、中药衣冠疗法

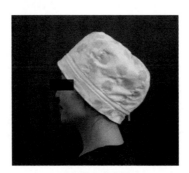

中药衣冠疗法

【概述】

中药衣冠疗法是根据病变部位的不同，将中药制成的粉末或颗粒剂装入不同的特制的服饰内（如药帽、药枕、腹带、腰带、手套、袜靴、内衣），嘱病人佩戴或应用于病变位置，通过口鼻、皮肤、经络将药物吸收入腠理，使之通经贯络，直达病所，达到扶正祛邪、调和气血目的的一种治疗方法。

【历史沿革】

中药衣冠疗法，是古老的中医外治法，在我国有悠久历史。《山海经》曰："佩之可以已疠。"屈原在《楚辞》中写道："扈江离与辟芷兮，纫秋兰以为佩。"这些书记载了人们将香草作为佩戴物，这也说明此时期古人已认识到芳香之品可防御疾病。长沙马王堆汉墓中有中药制成的香袋、药枕，证实汉代已使用香囊进行辟秽、防御疾病。历史上也有华佗将麝香、丁香、檀香等装入花雕制成的香囊悬挂于屋内用来治疗肺痨、吐泻等疾病的记载；晋代葛洪《肘后备急方》也曾载用蒸大豆装入枕中，制成豆枕，治疗失眠。唐代孙思邈亦有"闻香祛病"的理论，其《备急千金要方》载："治头项强，不得四顾方，蒸好大豆一斗，令变色，内囊中枕之。"明清时期，中药衣冠疗法发展至顶峰，具有材质各异、种类繁多、形状不一、功效齐全等特点。明代李时珍《本草纲目》记载了绿豆枕、吴茱萸枕、决明菊花枕、蚕沙枕等多种枕疗方。清代徐大椿《神农本草经百种录》曰："香者，气之正，正气盛则除邪辟秽也。"说明药物芳香之气具有匡扶正气、祛除浊气的作用。至今，人们仍保留制作香包以辟秽浊的风俗。

随着现代技术的发展，中药衣冠疗法现被广泛应用于临床，该法在治未病方面发挥了较好的防治效果，如中药腰带能缓解绝经后妇女疼痛，降低骨转化指标，提高绝经后妇女的生活水平。同时，衣冠疗法也被应用于风湿性关节炎、类风湿关节炎、腰椎骨质增生等疾病的保健与治疗。

【理论基础及作用机制】

《理瀹骈文》言："切于皮肤，彻于肉里，摄入吸气，融入渗液。"中药挥发的气味，可通过口鼻黏膜、肌肤毛窍进入人体，经气血经脉的循行而遍布全身，起到调节气机、疏通经络的作用，使气血流畅、脏腑安和，从而增强机体抗病能力。

中医学认为，头为诸阳之会、精明之府，气血皆上聚于头部，头与全身经络腧穴联系紧密。使用药帽、药枕可以使药物直接作用于头部，从而激发经气，治病祛邪，平衡气血，调节阴阳。药帽、药枕所用药物多为辛香走窜之品，多可开窍醒脑，通经活络。

中医学认为鼻乃肺之窍、气之门户，为诸经集聚之处，中药衣冠疗法可利用中药四气五味特性，通过将药物气味吸入鼻腔达到"闻香除病"的效果，起到芳香辟秽、祛邪解毒，芳香醒脾、助运开胃，开窍宁神、安神定志的作用。

西医学认为，药物通过佩戴发挥治疗作用主要是通过以下几方面得以实现的：一是释放，即药物在体温作用下从基质中被缓慢释放出来扩散到皮肤上；二是穿透，即药物透过表皮进入内皮，以改进局部血液循环，并刺激神经末梢作用于内、外感受器而产生作用；三是吸收，指药物通过渗透动力学这一细致复杂的溶解和分子扩散过程，使毛囊口拓宽并通过毛细血管、微血管、微循环和淋巴管进入血液及淋巴循环而产生全身治疗作用。例如，头颈部位分布着丰富的血管和神经，药枕直接作用于颈部的皮肤感受器和神经干，使之处于活跃、兴奋或抑制状态，从而调节血管和神经，改善局部微循环，调节神经，使血流加快、肌肉松弛，从而使机体内环境保持相对稳定。

【分类】

1. 中药药帽疗法

中药药帽疗法是以中医学传统理论为指导，通过辨证处方，将中药制成的粉末用药勺装入棉布帽子夹层内，戴于头上，以中药四气五味、升降沉浮为引导，从而发挥激发经气、治病祛邪、平衡气血、调节阴阳作用的一种治疗方法。

2. 中药药枕疗法

中药药枕疗法是以中医学传统理论为指导，通过辨证处方，将中药制成的粉末用药勺装入加工好的特制口袋中，睡时枕用，使药气通过呼吸进入体内，透肌腠、入脏腑，从而达到通经开窍、镇静安神目的的一种治疗方法。

3. 中药腹带疗法

中药腹带疗法是以中医学传统理论为指导，通过辨证处方，将中药制成的粉末用药勺装入加工好的腹带夹层内，围于整个腹部，使药气通过透皮吸收的方式进入体内，达到破癖、温中、消食、逐水、缓泻等目的的一种方法。

4. 中药腰带疗法

中药腰带疗法是以中医学传统理论为指导，通过辨证处方，将中药制成的粉末用药勺装入加工好的腰带夹层内，围于整个腰部，使药气通过透皮吸收的方式进入体内，达到活血化瘀、滋阴壮阳、补益肾元目的的一种治疗方法。

5. 中药手套靴袜疗法

中药手套靴袜疗法是以中医学传统理论为指导，通过辨证处方，将中药制成的粉末用药勺装入加工好的手套靴袜内，穿戴在手脚上，达到温经活络、活血通痹目的的一种治疗方法。

6. 中药内衣技术

中药内衣技术是以中医学传统理论为指导，通过辨证处方，将中药制成的粉末用药勺装入加工好的特制内衣中，在不影响舒适的情况下佩戴使用，使药物经皮肤直达病所，从而达到疏肝理气、活血化瘀、消瘤止痛等目的的一种治疗方法。

【适应证】

1. 颅内肿瘤（中药药帽疗法）

主症：颅内肿瘤引起头痛，头晕、头昏沉。

辨证分析：此多为阴证。痰湿之邪凝聚于脑，气机不利，清窍气血痰浊郁滞，瘀久则结，痰湿、血瘀、邪毒上蒙清窍，则见头晕、头痛等。

治疗：活血化瘀、化痰通窍。

常用药物：薄荷、冰片、石菖蒲、白芷、川芎、细辛等。

2. 失眠（中药药枕疗法）

主症：入睡困难或寐而不酣，时寐时醒，醒后难以再眠，甚者彻夜不眠。

辨证分析：失眠的主要病机为阴阳失调，营卫失和，阳不入阴。肿瘤病人常有多思忧虑、焦虑恐惧等不良情绪，常心神不安，易出现失眠症状。

治疗：安神利眠。

常用药物：菊花、决明子、酸枣仁、夜交藤、五味子等。

3. 腹腔积液（中药腹带疗法）

主症：腹胀如鼓，气短，喘憋，可伴腹部胀痛，遇寒加重，得温则缓，腹腔积液澄澈清稀。

辨证分析：此多属阴证。肿瘤病久，脏腑功能失调，肺失宣降，肝失条达，脾失健运，肾虚气化功能障碍，水湿停聚不化。

治疗：温阳行气、利水消肿。

常用药物：附子、黄芪、肉桂、茯苓、泽泻、防己、大腹皮等。

4. 腹泻（中药腹带疗法）

主症：大便次数增多，粪便清稀，甚至泻如水样。

辨证分析：此多属阴证。"无湿不成泻"，肿瘤耗伤阳气，中焦虚寒，脾虚健运无权，水谷不化精微，湿浊内生，混杂而下，即发生泄泻。

治疗：温中健脾、燥湿止泻。

常用药物：人参、茯苓、白术、砂仁、山药等。

5. 纳差（中药腹带疗法）

主症：不思饮食，进食减少，食后脘腹胀满不适。

辨证分析：此多属阴证。脾胃功能受损，受纳、腐熟、运化、消化吸收功能失常，则不思饮食、食后水谷不化。

治疗：健脾开胃。

常用药物：半夏、茯苓、陈皮、木香、厚朴、丁香等。

6. 腹痛（中药腹带疗法）

主症：腹部胀满、疼痛，遇冷则重，得温痛减，口淡不渴，怕冷蜷卧，小便清利，大便溏，苔白或白腻，脉沉紧或沉弦。

辨证分析：此多属阴证。寒邪入侵腹中，中阳受伤，不荣则痛；或久病阳气耗伤，阳虚则寒，寒凝气滞，经脉运行受阻，不通则痛。

治疗：温中健脾、散寒止痛。

常用药物：附子、吴茱萸、干姜、小茴香等。

7. 腰痛（中药腰带疗法）

主症：疼痛或缓或急，常有冷感，痛有定处，得温痛减，或喜按，遇寒加剧。

辨证分析：此多为阴证。寒邪凝滞，阳气不达，气血不畅，经气闭阻，不通则痛。

治疗：温经散寒、通络止痛。

常用药物：附子、肉桂、当归、延胡索等。

8. 贫血、乏力、化疗后骨髓抑制（中药腰带疗法）

主症：形神衰惫、头晕乏力、心悸气短，辅助检查见白细胞、血红蛋白含量均降低等。

辨证分析：此多为阴证。大病久病，失于调理，正气虚损，或化疗药物毒性过大，损伤脾肾，气、血、阴、阳亏耗难复。

治疗：补肾健脾、益气养血。

常用药物：人参、黄芪、熟地黄、淫羊藿、桑寄生、阿胶、当归、肉桂等。

9. 化疗药物所致手足综合征（中药手套靴袜疗法）

主症：皮肤改变或皮炎，如指纹消失、色素沉着、脱屑、脱皮、红斑、皮肤麻木、感觉迟钝、感觉异常，伴或不伴疼痛。

辨证分析：此多为阴证。化疗药物毒损经络，耗气伤阴，致使气血运行不畅，瘀血凝滞经络，经络不通，肌肤失养。

治疗：活血通络、通痹止痛。

常用药物：黄芪、川芎、红花、桂枝、鸡血藤、细辛、水蛭等。

10. 乳腺癌（中药内衣技术）

主症：乳房内出现肿块，边界不清，质地坚硬，皮肤状如橘皮，初起不痛，随疾病进展可伴疼痛、乳头溢液、破溃。

辨证分析：此多为阴证。情志失调，肝失条达，气机不畅，气郁血瘀；或饮食不洁，久嗜肥甘厚味，湿热蕴结脾胃，痰浊内生，痰瘀毒互结于乳房。

治疗：疏肝健脾、化痰散结。

常用药物：香附、柴胡、鳖甲、浙贝母、半夏、夏枯草等。

【中药衣冠疗法操作】

1. 评估

（1）病室环境、温度。

（2）病人主要症状、既往史、药物过敏史。

（3）病人病变部位的皮肤情况。

2. 告知

（1）治疗时间、疗程。

（2）每周更换一次药粉。

（3）有不舒适时及时告知护士。

3. 物品准备

中药药粉或颗粒剂、药勺、特制服饰、剪刀、针线、治疗碗等。

4. 操作流程

（1）核对医嘱，评估病人和环境，告知相关事项。

（2）将药粉或颗粒剂装入特制服饰，用拉链或针线密封。

（3）携用物至床旁。

（4）协助病人取适宜体位，充分暴露治疗部位，将特制服饰佩戴或应用于病变部位。

（5）调整松紧舒适度，佩戴或使用时间为 7 天。

（6）治疗过程中观察并询问病人有无不适，有无过敏现象。

（7）取走中药制品，协助病人着衣、取适宜体位，整理床单位。

（8）处理用物，洗手，记录。

5. 注意事项

（1）有开放性创口、对中药过敏者禁用。

（2）皮肤破溃或有手术伤口时在医护指导下使用。

（3）如局部皮肤瘙痒、疼痛，立即通知护士。

（4）根据病人的舒适度微调用量。

参考文献：

[1] 谭艳云, 赵扬, 王文平, 等 . 药用香囊浅谈 [J]. 中国民族民间医药 ,2017,26(14):6–7.

[2] 梁博程 . 中药腰带治疗绝经后骨质疏松症的临床研究 [C]//2015 年浙江省骨质疏松与骨矿盐疾病学术年会暨骨质疏松症和骨质疏松性骨折诊治进展专题研讨会论文汇编 ,2015:209.

[3] 牟增兴 . 中医中药治疗痹证的疗效观察 [J]. 医学信息 ,2009,1(12):156.

中药衣冠疗法操作流程图

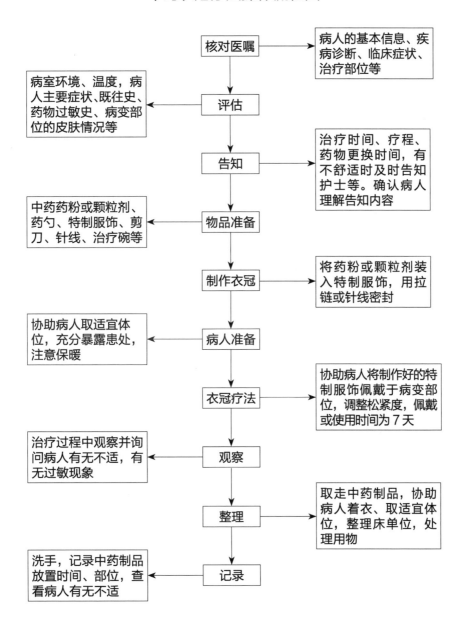

核对医嘱 → 病人的基本信息、疾病诊断、临床症状、治疗部位等

病室环境、温度，病人主要症状、既往史、药物过敏史、病变部位的皮肤情况等 ← 评估

告知 → 治疗时间、疗程、药物更换时间，有不舒适时及时告知护士等。确认病人理解告知内容

中药药粉或颗粒剂、药勺、特制服饰、剪刀、针线、治疗碗等 ← 物品准备

制作衣冠 → 将药粉或颗粒剂装入特制服饰，用拉链或针线密封

协助病人取适宜体位，充分暴露患处，注意保暖 ← 病人准备

衣冠疗法 → 协助病人将制作好的特制服饰佩戴于病变部位，调整松紧度，佩戴或使用时间为7天

治疗过程中观察并询问病人有无不适，有无过敏现象 ← 观察

整理 → 取走中药制品，协助病人着衣、取适宜体位，整理床单位，处理用物

洗手，记录中药制品放置时间、部位，查看病人有无不适 ← 记录

中药衣冠疗法评分标准

项目		分值	技术操作要求	评分说明
仪表		2	仪表端庄、戴表	仪表形象不佳扣1分，未戴表扣1分
核对		2	核对医嘱	未核对医嘱扣2分，核对不全扣1分
评估		3	病人临床症状、既往史、药物过敏史	评估少一项扣1分，最高扣3分
		2	病变部位皮肤情况	未评估扣2分
告知		4	治疗作用、时间、疗程，药粉更换时间	告知少一项扣1分，最高扣4分
物品准备		2	洗手，戴口罩	未洗手扣1分，未戴口罩扣1分
		4	备齐并检查用物	未备齐用物扣2分，未检查用物扣2分
环境与病人准备		2	病室整洁、光线明亮、温度适宜	未准备环境扣2分，温度不合适扣1分
		2	协助病人取适宜体位	未进行体位摆放扣2分，体位不适宜扣1分
		6	充分暴露治疗部位，保暖，保护隐私	未充分暴露治疗部位扣2分，未保暖扣2分，未保护隐私扣2分
操作过程	佩戴中药服饰	2	核对医嘱	未核对医嘱扣2分，核对不全扣1分
		12	制作衣冠，将药粉或颗粒剂装入特制服饰，用拉链或针线密封	中药调制不适宜扣6分，药包放置顺序不正确扣6分
		4	用温水清洁皮肤	未用温水清洁皮肤扣4分
		10	将特制服饰佩戴或应用于病患部位	特制服饰选取不合适扣10分
		4	调整松紧度，佩戴或使用时间为7天	松紧度不合适扣2分，佩戴或使用时间不合理扣2分
		1	询问病人有无不适	未询问病人扣1分
		2	告知注意事项	未告知扣2分，告知不全扣1分
		4	协助病人取适宜体位，整理床单位	未安置体位扣2分，未整理床单位扣2分
		2	洗手，再次核对医嘱	未洗手扣1分，未核对扣1分
	取下服饰	2	取下中药服饰，清洁皮肤	未取中药服饰扣1分，未清洁皮肤扣1分
		4	观察局部皮肤，询问病人有无不适	未观察皮肤扣2分，未询问病人扣2分
		2	洗手，再次核对医嘱	未洗手扣1分，未核对扣1分
操作后处置		2	用物按《医疗机构消毒技术规范》处理	处理方法不正确扣1分，最高扣2分
		2	洗手	未洗手扣2分
		2	记录	未记录扣2分，记录不全扣1分
评价		6	流程合理、技术熟练、询问病人感受	一项不合格扣2分，最高扣6分
理论提问		5	中药衣冠疗法的适应证	未答出扣5分，回答不全面扣3分
		5	中药衣冠疗法的注意事项	未答出扣5分，回答不全面扣3分
得分				

主考老师签名： 考核日期： 年 月 日

十二、中药灌洗疗法

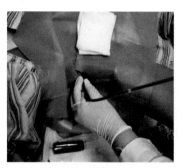

中药灌洗疗法

【概念】

中药灌洗疗法是将中药汤剂沿人体固有腔道或人工置管灌入体内，然后使之自然排出或将之由管路引出，通过冲刷作用及黏膜吸收作用，达到清热止血、燥湿解毒、消肿止痛目的的一种治疗方法。

【历史沿革】

中药灌洗疗法是在冲洗疗法的基础上发展而来的，冲洗疗法在我国民间有着悠久的历史，最早是用水反复冲洗烫伤局部，缓解烫伤，之后发展为将草药方剂水煎成药液，用以反复冲洗病变部位，来治疗各种疾病。晋代葛洪《肘后备急方》载有驱风散（五倍子 6g、蔓荆子 9g，研末）加水在铜锅内煎煮，取液冲洗眼睛，以治疗目涩痒；当归、芍药、黄连各等份，以雪水、淡水煎煮取液，冲洗患眼，以治疗目赤肿痛等。唐代孙思邈《千金翼方》记载决明洗眼方（决明子、玉竹、秦皮、黄连、萤火虫）煎汤冲洗双眼，以治眼漠漠无所见。

现在临床所应用的中药灌洗疗法是中医药与现代技术相结合的产物，是一种创新的治疗方法，以中医理论为基础，以辨证论治为依据，处方突出局部辨证特点。其理论根据、用药原则、功效及临床应用，都是清代吴师机外治法思想的继承和发展，符合吴师机提倡的创制新法、新方的思想。《理瀹骈文》云："郁者以宣，乖者以协，泛者以归，停者以逐，满者以泄，劳者以破，滑者以留，阻者以行。逆上者为之降，陷下者为之提，格于中者为之通，越于外者为之敛。"中药灌洗疗法以药物直接作用于病变部位，使药物直达病所，达到与内治法同样的治疗目的。"外治之理即内治之理，外治之药亦即内治之药，所异者法耳"。中药灌洗疗法结合温热疏腠理、通经脉，以及中药清热、燥湿、解毒功效，发挥温热和中药的双重作用。

现代中药灌洗疗法在临床中的应用十分广泛：用于骨科，如持续灌注冲洗治疗骨创伤，冲洗治疗膝关节炎；用于五官科，如鼻咽癌放射治疗后鼻腔冲洗；用于生殖系统疾病，如妇科肿瘤阴道冲洗，宫颈癌阴道冲洗，中药灌洗治疗直肠阴道瘘，灌注冲洗治疗乳腺癌术后皮下空腔等。

【理论基础及作用机制】

中药灌洗疗法可将药物直接作用于病变部位，使药物直达病所，有利于药物透入皮内，改善局部血液循环，有利于局部修复，阻止或改变病变部位的病势发展。灌洗疗法借助冲刷作用，可最大限度地清除脱落的肿瘤细胞，也可将脱落的物质，包括变性脱落的碎屑、小的游离体及纤维素、残留的细菌等冲洗干净。

【适应证】

1. 放射性阴道炎

主症：阴道分泌物增多，可为脓性或血性分泌物，时有疼痛。

辨证分析：此多为阳证。中医学认为放射线导致的损伤属火邪入里，肿瘤病人脏腑功能减退，气机失调，湿浊之邪不化，湿热搏结于下焦则致病生。

治疗：清热解毒、凉血利湿。

常用药物：苦参、黄柏、土茯苓、地榆等。

2. 直肠阴道瘘

主症：粪便借助瘘管从阴道溢出，部分瘘孔比较小的病人阴道内无粪便污染表现，但是肠道内气体可以进入瘘管，阴道分泌物色黄、味臭秽，阴道局部有灼热感。

辨证分析：此多属阳证。肿瘤病人多因肿瘤侵犯或局部放射线照射，局部火毒蕴结，血凝毒滞，热盛肉腐而发病。

治疗：清热利湿。

常用药物：黄柏、苦参、山慈菇、土茯苓、忍冬藤、蒲公英等。

3. 放射性肠炎

主症：腹痛，腹泻，脓血便，里急后重。

辨证分析：此多属阳证。毒邪侵犯大肠，损伤脾胃功能，脾失健运，湿饮内停，聚而郁热化火，湿热蕴结肠道，气行不畅，不通则痛，则出现腹痛、腹泻、里急后重等症；邪气壅滞于肠中，热迫营血，营分热甚，熏灼脉络，破血妄行，则腹痛剧烈、便脓血。

治疗：清热解毒、利湿止血。

常用药物：大黄、三七粉、白及、地榆等。

4.乳腺癌乳房溃烂

主症：乳房边缘不整齐，边缘外翻，基底出现浸润性硬结，底部有时可见菜花样赘生物，溃疡面大部分伴有坏死、出血、渗出、感染等，溃疡久不愈合。

辨证分析：此多属阳证，多由于火毒蕴结，血凝毒滞，阻隔经络，热盛肉腐而成。

治疗：清宣透热。

常用药物：白芷、干蟾皮、金银花、连翘、忍冬藤等。

【中药灌洗疗法操作】

1.评估

（1）病室环境、温度。

（2）病人主要症状、既往史、过敏史。

（3）病人对温度的耐受程度。

2.告知

（1）中药灌洗时间20分钟/次，2次/日，2周为一疗程。

（2）灌洗时如出现心慌、疼痛等不适症状，及时告知护士。

3.物品准备

灌洗药物、红外测温仪、一次性灌洗装置、润滑液、消毒液、护理垫、纸巾、一次性手套等。

4.操作流程

（1）核对医嘱，评估病人和环境，告知相关事项。

（2）协助病人取适宜体位，充分暴露灌洗部位，注意保暖并保护隐私。

（3）将灌洗药物温度调至38~41℃，根据需要调节液面高度。

（4）排出灌洗管内空气，将灌洗管轻轻放入腔道内，消毒人工管路接头，紧密连接灌洗装置。

（5）调节好滴速，引导病人调整呼吸，保持心态平和；观察病人用药后反应，询问病人有无不适。

（6）灌洗结束，协助病人清洁并擦干灌洗周围皮肤，协助病人着衣、取适宜体位，整理床单位。

（7）处理用物，洗手，记录。

5. 注意事项

（1）餐前、餐后 1 小时内不宜进行灌洗。

（2）灌洗药液温度可根据季节、病情、药物性质灵活调节。

（3）灌洗时可根据药物滴速调整液面与床沿高度，以免压力过大，药液流速过快，造成液体与局部接触的时间不足。

（4）灌洗管插入不宜过深，动作要轻柔，不可硬性操作，以免出血。

（5）给药过程中护士应加强巡视，注意观察病人的面色、呼吸、汗出等情况，若病人出现头晕、心慌等异常症状，停止用药，报告医生。

（6）中药灌洗后病人出现疼痛时及时评估，及时用药。

参考文献：

[1] 刘新博 . 探讨持续灌注冲洗疗法在创伤骨外科中的应用 [J]. 临床医药文献电子杂志 , 2019,6(52):48.

[2] 黄江海 , 谢斌 , 王均玉 , 等 . 关节冲洗治疗膝骨关节炎 89 例 [J]. 中国中医骨伤科杂志 , 2017,25(5):45–48.

[3] 黄岱斌 , 江敏霞 . 鼻腔冲洗疗法在鼻咽癌放射治疗中的应用体会 [J]. 锦州医学院学报 ,2000(6):34–35.

[4] 安晓彤 . 妇科肿瘤患者阴道冲洗技术研究进展 [J]. 护理学报 ,2017,24(18): 30–33.

[5] 陈婷婷 . 宫颈癌阴道冲洗的研究进展 [J]. 护理实践与研究 ,2015,12(9): 27–28.

[6] 王慧娟 , 冯晓兰 , 杨军 , 等 . 中药灌洗联合经阴道瘘皮瓣修补术对直肠阴道瘘患者生活质量的影响 [J]. 长春中医药大学学报 ,2016,32(2):363–364.

[7] 廖明娟 , 黄纲 , 王永灵 , 等 . 灌注冲洗和垫棉压迫法治疗乳腺癌术后皮下空腔 63 例 [J]. 中国中医药信息杂志 ,2010,17(11):78–79.

中药灌洗疗法操作流程图

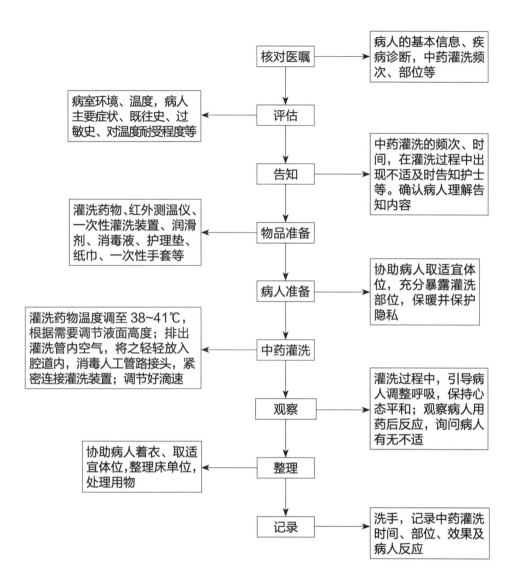

核对医嘱 → 病人的基本信息、疾病诊断，中药灌洗频次、部位等

病室环境、温度，病人主要症状、既往史、过敏史、对温度耐受程度等 ← 评估

告知 → 中药灌洗的频次、时间，在灌洗过程中出现不适及时告知护士等。确认病人理解告知内容

灌洗药物、红外测温仪、一次性灌洗装置、润滑剂、消毒液、护理垫、纸巾、一次性手套等 ← 物品准备

病人准备 → 协助病人取适宜体位，充分暴露灌洗部位，保暖并保护隐私

灌洗药物温度调至 38~41℃，根据需要调节液面高度；排出灌洗管内空气，将之轻轻放入腔道内，消毒人工管路接头，紧密连接灌洗装置；调节好滴速 ← 中药灌洗

观察 → 灌洗过程中，引导病人调整呼吸，保持心态平和；观察病人用药后反应，询问病人有无不适

协助病人着衣、取适宜体位，整理床单位，处理用物 ← 整理

记录 → 洗手，记录中药灌洗时间、部位、效果及病人反应

中药灌洗疗法评分标准

项目	分值	技术操作要求	评分说明
仪表	2	仪表端庄、戴表	仪表形象不佳扣1分，未戴表扣1分
核对	2	核对医嘱	未核对医嘱2分，核对不全扣1分
评估	4	病人主要症状、既往史、过敏史	未评估4分，评估少一项扣1分
	2	对温度的耐受程度	未评估扣2分
告知	4	中药灌洗的频次、时间，灌洗过程中出现不适及时告知护士	未告知扣4分，告知少一项扣1分
物品准备	2	洗手，戴口罩	未洗手扣1分，未戴口罩扣1分
	4	备齐检查用物	未备齐用物扣2分，未检查用物扣2分
环境与病人准备	2	病室整洁、光线明亮、温度适宜	未准备环境扣2分，准备不充分扣1分
	5	协助病人取适宜体位，暴露灌洗部位，保暖，注意保护隐私	暴露部位不合理扣3分，未保暖扣1分，未取适宜体位并保护隐私扣1分
操作过程	2	核对医嘱	未核对扣2分，核对不全扣1分
	6	灌洗药物温度调至38~41℃，根据需要调节液面高度	温度不合适扣3分，液面高度不合理扣3分
	10	排出灌洗管内空气，将之轻轻放入腔道内，消毒人工管路接头，紧密连接灌洗装置	未排气扣2分，放入腔道方式不合理扣4分，未消毒扣4分
	8	调节好滴速	未调滴速扣8分，滴速不合理扣4分
	4	用暗示法引导病人调整呼吸，保持心态平和	未引导病人调整呼吸扣2分，未告知病人保持平和心态扣2分
	8	观察病人全身情况：面色、呼吸、汗出及局部皮肤情况	未观察8分，观察少一项扣2分
	4	询问病人有无不适，体位舒适度如何	未询问扣4分，体位不适宜扣2分
	2	告知相关注意事项	未告知扣2分，告知不全扣1分
操作后处置	2	清洁并擦干灌洗周围皮肤	未清洁并擦干皮肤扣2分
	3	协助病人着衣、取适宜体位，整理床单位	未协助病人着衣、取适宜体位扣2分，未整理床单位扣1分
	2	洗手，再次核对医嘱	未洗手扣1分，未核对扣1分
	2	用物按《医疗机构消毒技术规范》处理	处理方法不正确扣1分，最高扣2分
	1	洗手	未洗手扣1分
	1	记录	未记录扣1分
评价	8	流程合理、技术熟练、局部皮肤无损伤、询问病人感受	一项未完成扣2分，最高扣8分
理论提问	5	中药灌洗疗法的适应证	未答出扣5分，回答不全扣3分
	5	中药灌洗疗法的注意事项	未答出扣5分，回答不全扣3分
得分			

主考老师签名： 考核日期： 年 月 日

十三、中药灌注疗法

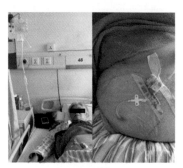

中药灌注疗法

【概念】

中药灌注疗法是将中药注射剂沿人工置管灌入体内，保留一段时间后，再使之自然排出或将之由管路引出，使药物通过黏膜被吸收，达到止痛、止血、消瘤、减瘤目的的一种治疗方法。

【历史沿革】

1977 年，Dr.chades 等基于人体高温效应、肿瘤热疗效应和腹腔化疗等理论，在密苏里大学设计了一台腹腔内灌注系统，其由流动的液体、高温装置和附加的化疗药物组成，可通过使腹腔内的无菌液体循环，达到治疗疾病的目的。1979 年，Sparatt 等率先在临床上使用加热的噻替哌来治疗腹膜假黏液瘤。1988 年，国外学者利用热疗增强抗癌药物疗效，把热疗和化疗相结合，首次利用腹腔持续热灌注化疗技术治疗胃癌，为恶性腹腔积液的治疗提供了新方向。20 世纪 90 年代后，腹腔热化疗作为一种试验性的治疗方法逐渐走向临床。之后，化疗药物胸腹腔灌注在临床得到了广泛应用，但也表现出毒副作用强、耐药性高、长期应用敏感性低等自身局限性。

为适应当前临床需要，一些直接抗肿瘤、抑制新生血管生成的中药注射剂应运而生。医生以"热者寒之，寒者热之"为治疗原则，在局部辨证的基础上进行局部治疗，将中药灌注疗法广泛应用于晚期恶性肿瘤的胸腹腔积液的治疗中。周琴等基于中药寒热属性理论使用华蟾素治疗 30 例局部辨证为湿热毒证的恶性胸腹腔积液病例，结果证实肉眼血性胸腹腔积液经治疗后红色明显变浅有效率达 75%。方雪妮采用寒性的华蟾素注射液经膀胱灌注治疗属于热证的膀胱癌血尿病人，结果中医证候积分得到有效改善。周琴等采用华蟾素注射液膀胱灌注治疗膀胱癌血尿病人，证实本法可有效控制膀胱癌血尿，减少膀胱出血，减轻尿道疼痛，改善病人生活质量。王凯等以榄香烯注射液腹腔热灌注治疗42例晚期胃癌出现癌性腹腔积液病例，证实本法骨髓抑制作用低，骨髓抑制情况明显少于对照组，差异有统计学意义。陈楠采用榄香烯注射液配合化疗治疗16例妇科恶性肿瘤腹腔积液病例的有效率较单纯化疗组高，有统计学差异。

中药灌注疗法采用中药注射剂进行局部灌注，使高浓度有效成分被直接吸收入血，有作用快、针对性强、安全性高的显著优势。

【理论基础及作用机制】

中药灌注疗法是在局部辨证的基础上进行的局部治疗。《素问·至真要大论》云："诸转反戾，水液浑浊，皆属于热；诸病水液，澄澈清冷，皆属于寒。"积液黄赤、浑浊、浓稠为热毒特性，故以"热者寒之"的中医辨证论治为原则，应用清热解毒中药注射剂灌注治疗之；积液澄澈清冷为寒证表现，故以"寒者热之"的中医辨证论治为原则，应用温热之品治疗之。

中药灌注疗法将中药注射剂局部高浓度灌注，使药物透过黏膜、孔窍直接进入人体内，作用于肿瘤细胞，直达病所，一方面收缩局部血管、抑制新生血管的生成，截断肿瘤供血，另一方面在截断供血的基础上有效杀灭肿瘤细胞。

【适应证】

1. 恶性胸腹腔积液

主症：胸闷喘憋，腹胀如鼓。若为湿热毒证，则兼见积液色深黄或黄赤，质重浑浊，自觉胸腹局部发热，肤温升高，胸腹局部喜凉拒按；若为寒湿毒证，则兼见积液澄澈清冷，自觉胸腹局部畏寒、怕风，肤温偏低，胸腹局部喜温喜按。

辨证分析：湿热毒证属阳证，腹腔积液色黄赤、浑浊、浓稠为热毒特性，是湿热内蕴的表现；寒湿毒证属阴证，腹腔积液澄澈清冷、积液无味，为寒毒特性，是寒湿内蕴的表现。

治疗：湿热毒证则清热解毒、利湿消水；寒湿毒证则温阳利水消肿。

常用药物：湿热毒证多用华蟾素注射液；寒湿毒证多用榄香烯注射液。

2. 膀胱癌血尿

主症：无痛性肉眼血尿。

辨证分析：此属阳证，多由肿瘤侵袭，气血运行不畅，郁久化热，热腐血脉，迫血妄行所致。

治疗：以凉血止血为主。

常用药物：华蟾素注射液。

【中药灌注疗法操作】

1. 评估

（1）病室环境、温度。

（2）病人主要症状、既往史、过敏史。

（3）病人对温度的耐受程度。

2. 告知

中药灌注时间 30~60 分钟，如出现心慌、疼痛等不适症状，及时告知护士。

3. 物品准备

中药灌注药物、红外测温仪、一次性灌注装置、护理垫、纸巾、一次性手套、0.9% 生理盐水 10ml 1 支、75% 酒精棉片、20ml 注射器 1 个等。

4. 操作流程

（1）核对医嘱，评估病人和环境，告知相关事项。

（2）遵医嘱配置灌注药物，用红外测温仪测量药液温度，以 38~43℃ 为宜。

（3）携用物至床旁，协助病人取适宜体位，铺护理垫，注意保暖并保护隐私。

（4）接一次性灌注装置，液面高于床面 60~70cm。

（5）排出灌注管内空气，消毒人工管路接头，将两者紧密连接。

（6）遵医嘱调节速度，引导病人调整呼吸，保持心态平和，观察病人用药反应，询问病人有无不适。

（7）灌注结束，用 0.9% 生理盐水 10ml 封管，清洁并擦干灌注周围皮肤，协助病人着衣、取适宜体位，整理床单位。

（8）处理用物，洗手，记录。

5. 注意事项

（1）餐前、餐后 1 小时内不宜进行灌注。

（2）灌注时可根据滴速和医嘱灵活调整液面与床沿高度。

（3）给药过程中护士应加强巡视，注意观察病人的面色、呼吸、汗出等情况，若病人出现头晕、心慌等异常症状，停止用药，报告医生。

（4）中药灌注后指导病人每 15 分钟更换一次体位，使药液与黏膜充分接触。

（5）中药灌注后出现疼痛时应及时评估、及时用药。

参考文献:

[1]Fujimoto S,Shrestha RD,Kokubun M,et al.Intraperitoneal hypertheric perfusion combined with surgery effective for gastric cancer patients with peritoneal seeding[J].Ann surg,1988,208:36-41.

[2] 周琴 , 左明焕 , 李泉旺 , 等 . 基于中药寒热属性理论使用华蟾素治疗恶性胸腹水的临床研究 [J]. 北京中医药大学学报（中医临床版），2013(4):11-14.

[3] 方雪妮 . 华蟾素注射液膀胱灌注治疗膀胱癌血尿的临床研究 [D]. 北京 : 北京中医药大学 ,2019.

[4] 庄克川 , 周琴 , 李泉旺 , 等 . 华蟾素注射液腔内灌注治疗恶性浆膜腔积液 134 例的临床观察 [J]. 现代中医临床 ,2015,22(6):20-24.

[5] 周琴 , 孙韬 , 李泉旺 , 等 . 华蟾素治疗膀胱癌血尿的回顾性临床观察 [J]. 现代中医临床 ,2016,23(2):1-4.

[6] 王凯 , 郭雯婷 , 吴树强 , 等 . 榄香烯注射液腹腔热灌注方案治疗晚期胃癌癌性腹腔积液病人疗效临床观察 [J]. 现代中药研究与实践 ,2019,33(5):74-76.

[7] 陈楠 . 榄香烯注射液对妇科恶性肿瘤腹水的控制及临床疗效观察 [D]. 沈阳 : 辽宁中医药大学 ,2018.

[8] 袁莉 , 孙韬 , 周琴 , 等 . 华蟾素注射液腹腔灌注治疗恶性腹水 102 例的临床观察 [J]. 中国医药导报 ,2014(22):54-59.

中药灌注疗法操作流程图

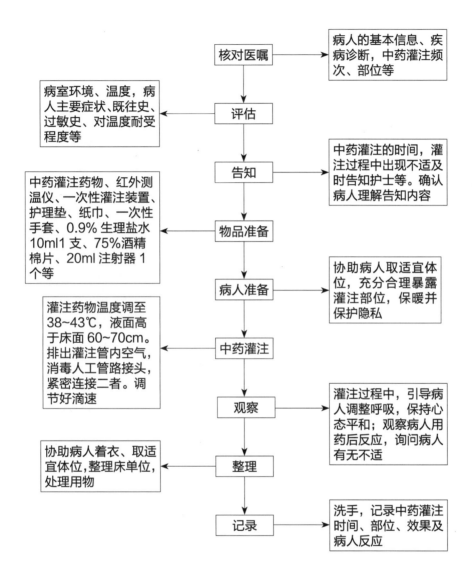

核对医嘱 → 病人的基本信息、疾病诊断，中药灌注频次、部位等

病室环境、温度，病人主要症状、既往史、过敏史、对温度耐受程度等 ← 评估

告知 → 中药灌注的时间，灌注过程中出现不适及时告知护士等。确认病人理解告知内容

中药灌注药物、红外测温仪、一次性灌注装置、护理垫、纸巾、一次性手套、0.9% 生理盐水 10ml1 支、75%酒精棉片、20ml 注射器 1 个等 ← 物品准备

病人准备 → 协助病人取适宜体位，充分合理暴露灌注部位，保暖并保护隐私

灌注药物温度调至 38~43℃，液面高于床面 60~70cm。排出灌注管内空气，消毒人工管路接头，紧密连接二者。调节好滴速 ← 中药灌注

观察 → 灌注过程中，引导病人调整呼吸，保持心态平和；观察病人用药后反应，询问病人有无不适

协助病人着衣、取适宜体位，整理床单位，处理用物 ← 整理

记录 → 洗手，记录中药灌注时间、部位、效果及病人反应

中药灌注疗法评分标准

项目	分值	技术操作要求	评分说明
仪表	2	仪表端庄、戴表	仪表形象不佳扣1分，未戴表扣1分
核对	2	核对医嘱	未核对扣2分，核对不全扣1分
评估	4	病人主要症状、既往史、过敏史	未评估扣4分，评估少一项扣1分
	2	对温度的耐受程度	未评估扣2分
告知	4	中药灌注时间，在灌注过程中出现不适及时告知护士	未告知扣4分，告知少一项扣1分
物品准备	2	洗手，戴口罩	未洗手扣1分，未戴口罩扣1分
	4	备齐检查用物	未备齐用物扣2分，未检查用物扣2分
环境与病人准备	2	病室整洁、光线明亮、温度适宜	未准备环境扣2分，准备不充分扣1分
	5	协助病人取适宜体位，暴露灌注部位，铺护理垫，保暖，注意保护隐私	暴露部位不合理扣3分，未保暖扣1分，未取适宜体位并保护隐私扣1分
操作过程	2	核对医嘱	未核对扣2分，核对不全扣1分
	6	灌注药物温度调至38~43℃，液面高于床面60~70cm	温度不合适扣3分，液面高度不合理扣3分
	10	排出灌注管内空气，消毒人工管路接头，将二者紧密连接	未排气扣2分，未消毒扣4分，连接不紧密扣4分
	8	调节好滴速	未调滴速扣8分，滴速不合理扣4分
	4	用暗示法引导病人调整呼吸，保持心态平和	未引导病人调整呼吸扣2分，未告知病人保持平和心态扣2分
	8	观察病人全身情况：面色、呼吸、汗出及局部皮肤情况	未观察扣8分，观察少一项扣2分
	4	询问病人有无不适，体位舒适度如何	未询问扣2分，体位不适宜扣2分
	2	告知相关注意事项	未告知扣2分，告知不全扣1分
操作后处置	2	清洁并擦干灌注周围皮肤	未清洁、擦干皮肤扣2分
	3	协助病人着衣、取适宜体位，整理床单位	未协助病人着衣、取适宜体位扣2分，未整理床单位扣1分
	2	洗手，再次核对医嘱	未洗手扣1分，未核对扣1分
	2	用物按《医疗机构消毒技术规范》处理	处理方法不正确扣1分，最高扣2分
	1	洗手	未洗手扣1分
	1	记录	未记录扣1分
评价	8	流程合理、技术熟练、局部皮肤无损伤、询问病人感受	一项未完成扣2分，最高扣8分
理论提问	5	中药灌注疗法的适应证	未答出扣5分，回答不全扣3分
	5	中药灌注疗法的注意事项	未答出扣5分，回答不全扣3分
得分			

主考老师签名：　　　　　　　　　　　　考核日期：　　　年　　　月　　　日

第二节 特殊针法及灸法

一、艾灸疗法

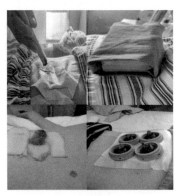

艾灸疗法

【概念】

艾灸疗法属于灸法的一种，是中医学的重要组成部分，也是传统医学中最古老的医疗方法之一。此法即以艾绒为主要材料，在体表的一定部位进行熏灼或温熨，通过经络传导作用，以温经通脉、调理气血、调和阴阳、扶正祛邪，从而达到治疗疾病、防病保健的目的。常用的艾灸方法有艾条灸、温灸器灸、隔物灸、重灸。

【历史沿革】

1. 起源于远古

灸法的产生与火有着密切的关系。古人因在生火时偶然被火灼伤而解除了某种病痛，得到了烧灼可以治病的启示，这就是灸法的起源。近代古文字学家康殷先生认为："（灸）

字形明确，但绝非火焚人股，而是一种治疗手段。"

2. 盛行于秦汉

先秦两汉是灸法形成的重要阶段。其中《黄帝内经》和《伤寒杂病论》奠定了灸法的基础。《黄帝内经》分为《灵枢》和《素问》，《灵枢》提出辨证施灸的观点，并指出了补泻之法，言："以火补者，毋吹其火，须自灭也；以火泻者，疾吹其火，传其艾，须其火灭也。"《素问·异法方宜论》指出"阴阳俱不足或阴阳俱盛者、阳盛亢热及息积等"为灸法禁忌证。张仲景认为，"病在三阴，虚寒病证，阴阳之气衰弱者宜灸；阳热实证禁灸"。对伤寒六经病中阳气虚衰阶段大胆运用灸法以升阳、回阳、扶阳、散寒通脉、补虚救逆，为我们今天临床急救医学提供了借鉴。

3. 鼎盛于唐宋

魏晋时期是我国灸法发展的重要阶段。皇甫谧所著《针灸甲乙经》是我国现存最早的针灸专著。此书所载灸法应用广泛，被用于治疗各种临床疾病，为灸法学科的形成奠定了基础。葛洪重灸法，著有《肘后备急方》，对猝死、霍乱等均采用灸法治疗，可见灸法不仅可用于虚寒证的治疗，还可用于危重病人的抢救。唐宋时期，灸法有了飞跃式的发展。孙思邈的《备急千金要方》提出了用灸法治疗内、外、妇、儿诸科疾病，同时还丰富了施灸材料的种类，完善了隔物灸，对后世产生深远的影响。宋金元时期为灸法的隆盛时期，此时不仅有许多与灸法相关的发明，而且有许多与灸法相关的著述。宋代《针灸资生经》一书总结前人经验，发挥自己优势，以穴疗病，以灸法为主，在针灸学专著中具有较高的价值。该书首次记载了天灸法这一特殊的灸疗方法，此法即将一些对皮肤有刺激性的药物敷贴于穴位或患处，使局部皮肤自然充血、潮红或起疱，又称自灸、敷灸、药物灸、发疱灸，它是不同于普通温热刺激的另一类灸法。《备急灸法》是除《肘后备急方》外的另一部采用灸法治疗急危重症的专著，该书记载："凡仓卒救人者，惟艾灼收第一。"由此可见宋代灸法应用的广泛性及重要性。金元四大家之一的刘完素，不拘泥于张仲景的热证禁灸之说，认为热证亦可灸，并总结出了灸法之引热外出、引热下行及泻督脉等功效。朱丹溪在《丹溪心法·拾遗杂论》中提到的补泻法是对《黄帝内经》中补泻法的进一步阐发，也是灸法可治热证的理论依据。

4. 衰落于晚清

明清时期针灸逐渐从成熟走向衰落，这一时期虽偏重针法，但灸法也有一定的进展。其中《寿域神方》提出了艾卷灸法，这一灸法后来发展成了雷火灸及太乙灸。此时期还有以桑枝、桃木为灸料的神针火灸、灯火灸和阳燧灸等。到了清代中后期，由于统治阶级的偏见，灸法的发展受到了严重的限制。以道光皇帝为首的封建统治者以"针刺火灸非奉君之所宜"的荒谬理由，下令禁止太医院等官方机构采用针灸治病，导致针灸学术整体衰落。

5. 新生于当代

中华人民共和国成立后，灸法重获新生，有关灸法的报道迅速增多，灸法防治的病证超过200种，灸治方法日益丰富并且结合现代科技出现了光灸、冷冻灸、电热灸、铝灸等。灸法研究课题被列入国家"973"科研项目，众多中医专家经过大量细致的研究工作，明确了灸法的治疗作用，也在一定程度上总结和发现了灸法的临床规律，使得灸法无论是在临床治疗方面还是在保健养生方面都得到了广泛使用。如给经胃肠道手术的病人使用艾灸疗法，可以有效地促进肠道功能的恢复；运用艾灸疗法和温经通络的推拿手法治疗气滞血瘀型腰痛病的效果较为理想，可有效地缓解病人疼痛的症状，恢复其腰椎的功能，提高其日常生活能力；基于治未病理论的中医艾灸疗法能调节中风高危状态病人椎-基底动脉血流，改善眩晕程度，提高临床疗效，等等。

【理论基础及作用机制】

中医学认为艾性温，味芳香，善通十二经脉，具有理气血、逐寒湿、温经、止痛、安胎的作用。虽然在灸治过程中艾叶进行了燃烧，但其药性犹存。其药性可通过体表穴位进入体内，渗透诸经，起到治疗作用；又可通过呼吸进入机体，起到扶正祛邪、通经活络、醒脑安神的作用；还可对位于体表的外邪进行直接杀灭，从而起到治疗皮部病变和预防疾病的作用。现代研究结果证实，燃艾时可产生具有治疗作用的化学物质。艾的燃烧不仅没有破坏其有效药物成分，反而使药效有所增强。艾燃烧生成物中的抗氧化物质，附着在穴位处皮肤上，通过灸热渗透进入人体内而起作用。

艾灸疗法治疗疾病与燃艾时产生的热作用是分不开的。艾灸时产生的热恰到好处，艾火的热力不仅影响穴位表层，还能通过腧穴深入体内，影响经气，深透筋骨、脏腑以至全身，发挥整体调节作用，而治疗多种疾病。现代研究证实，艾灸燃烧时产生的能量，是一种十分有效并适应于机体治疗的物理因子红外线。艾灸时的红外辐射可为机体细胞的代谢活动、免疫功能提供所必需的能量，也能给缺乏能量的病态细胞提供能量。艾灸施于穴位，其红外辐射具有较高的穿透能力，可通过经络系统更好地将能量送至病灶而起作用，说明了穴位具有辐射共振吸收功能。

经络腧穴是艾灸施术的部位，灸法防治疾病的综合效应是艾灸理化作用和经穴特殊作用有机结合而产生的。艾灸的药效和热作用只有通过经络腧穴才能发挥治疗全身的作用。

经穴是灸法作用的内因，而艾灸产生的药效和热力是灸法作用的外因。内、外因素有机结合，才能共同发挥灸法防治疾病的综合效应。同时艾灸的药化物质，通过穴位、皮肤进入腧穴后，也完全可能通过经络系统到达病位和全身，并较快地发挥治疗作用。

关于灸法补泻的最早记载见于《黄帝内经》，《灵枢·背腧》云："气盛则泻之，虚则补之。以火补者，毋吹其火，须自灭也。以火泻者，疾吹其火，须自灭也，传其艾，须其火灭也。"临床上常根据疾病实施辨证论治，其理论符合中医学"虚则补之、实则泻之"的治则。王海萍等认为，影响灸法补泻的因素还包括以下 4 点：①腧穴的特性，如灸关元穴、气海穴、足三里穴等偏于补虚；②机体的功能状态，即和针刺双向调节有异曲同工之妙；③辅助药物的选择，如隔姜灸偏于寒证，隔盐灸偏于虚证，甘遂敷灸多用于逐水泻水等；④施灸的方法。

【分类】

1. 艾条灸疗法

艾条灸是以艾绒为主要材料，在体表的一定部位进行熏灼或温熨，通过经络传导作用，以温经通脉、调理气血、振奋阳气、扶正祛邪，从而达到治疗疾病、防病保健目的的一种治疗方法。

2. 温灸器灸疗法

温灸器灸是根据病证取适量艾绒或者艾条放入特定的器具内，调整高度，使之距离皮肤 3~4cm，充分点燃艾绒或者艾条，将艾灸器放入灸器外套或治疗巾内，固定于施灸穴位上，以达到温经通络、调理气血、扶正祛邪、治疗疾病、防病保健目的的一种治疗方法。目前临床常用的温灸器有灸架、灸筒、灸盒等。

3. 隔物灸疗法

隔物灸，又称间接灸，是利用生姜、大蒜、附子饼等辛温芳香类药物将艾炷和穴位皮肤间隔开，借助所隔之物的药力和艾灸的特性发挥协同作用，达到更强的温通经络、散寒止痛、消肿散结目的的一种治疗方法。

4. 重灸疗法

重灸即将艾绒搓成莲子大小的艾炷，将艾炷点燃并置于关元穴等穴位上，每日治疗时间超过 120 分钟，以达到激发真阳元气、提高免疫功能的目的。

【适应证】

1. 癌因性疲乏

主症：神疲倦怠，气短乏力，头晕，形体瘦弱，面色萎黄，食欲减退，食后脘闷不舒，大便溏泻，舌质淡，苔薄白，脉细弱。

辨证分析：此属阴证，由肿瘤疾病消耗或手术、放化疗等治疗损伤机体，使得正气不足，脏腑虚损，气血阴阳亏损，日久不复所致。

治疗：选用艾条灸或温灸器灸。治则为益气养血、扶正固本。

常用穴位：内关穴、中脘穴、足三里穴、气海穴、脾俞穴、胃俞穴等。

2. 脾胃功能紊乱

主症：不思饮食，脘腹胀满不适，食后加重，嗳气呃逆，甚至恶心、呕吐。

兼次症：若为痰饮内阻证则兼见胸脘痞闷，呕吐痰涎清水，不思饮食，舌苔白腻，脉滑；若为肝气犯胃证则兼见嗳气频繁，呕吐吞酸，胸胁闷痛，舌边尖红，脉弦；若为脾胃虚寒证则兼见饮食稍有不慎即出现呕吐，倦怠疲乏，面色㿠白，口干，不欲饮，四肢不温，大便溏薄，舌淡，脉濡弱。

辨证分析：此多属阴证。一方面，肿瘤病人患病日久，正气耗伤，导致脾胃虚弱，日久不复，而表现出此病；另一方面，手术、放化疗药物的使用，导致脾胃失和，气机失调，而表现出此病。

治疗：选用艾条灸或温灸器灸。痰饮内阻证治则为温中化饮、和胃降逆；肝气犯胃证治则为疏肝理气、和胃降逆；脾胃虚寒证治则为温中健脾、和胃降逆。

常用穴位：主穴取中脘穴、神阙穴、足三里穴等。痰饮内阻证配以丰隆穴、三阴交穴等；肝气犯胃证配以行间穴、太冲穴、内庭穴等；脾胃虚寒证配以建里穴、关元穴等。

3. 贫血、骨髓抑制

主症：形神衰惫，头晕乏力，心悸气短，辅助检查见白细胞、血小板计数及血红蛋白含量均减少等。

辨证分析：此属阴证，由大病久病，失于调理，正气虚损，或放疗、化疗药物毒性过大，损伤脾肾，气血阴阳的亏耗难复所致。

治疗：选用艾条灸或温灸器灸。治则为补肾健脾、益气养血。

常用穴位：肾俞穴、脾俞穴、足三里穴、关元穴、命门穴等。

4. 癌性疼痛

主症：局部疼痛，程度以中、重度为主，持续不止。寒痛者痛处固定，受寒加重，得温痛减；虚痛者时有腰腿部隐痛、酸痛，过劳后加重，休息后略有缓解。

辨证分析：痰、瘀、毒等病理因素相互搏结形成局部积证，阻塞气机，使气机升降失常，瘀阻脉络，凝聚成块，不通则痛；或肿瘤日久，邪伤正气，气血虚弱，无法荣养脏腑经络，不荣则痛。

治疗：选用艾条灸或温灸器灸。寒痛治则为温经通络止痛；虚痛治则为补益肝肾、缓急止痛。

常用穴位：寒痛多取阿是穴、合谷穴、足三里穴、关元穴等；虚痛多取委中穴、委阳穴、阳陵泉穴等。

5. 便秘

主症：大便秘结，排出费力，排便周期延长。气机郁滞证则兼见大便排出不畅，胸胁满闷，腹胀腹痛，嗳气呃逆，舌淡红，苔薄白，脉弦；气血亏虚证则兼见大便干结，虽有便意但排出费劲，乏力懒言，心悸气短，舌淡，苔薄白，脉细弱。

辨证分析：肿瘤病人体力下降，活动减少，甚至需要长期卧床，或受治疗药物（如阿片类镇痛药等）影响，胃肠动力不足，大肠传导失司，推动无力，糟粕内停而致便秘。

治疗：选用艾条灸或温灸器灸。气机郁滞证治则为顺气导滞、降逆通便；气血亏虚证治则为益气养血、润肠通便。

常用穴位：主穴取丰隆穴、支沟穴、上巨虚穴、下巨虚穴等。气机郁滞证配以天枢穴、太冲穴、神阙穴等；气血亏虚证配以足三里穴、三阴交穴、脾俞穴、大肠俞穴等。

6. 泄泻

主症：排便次数增加，粪便稀溏，甚至泻下如水样。

兼次症：寒湿内阻型泄泻兼见腹痛肠鸣，泻下清稀，脘闷食少，舌淡白，苔白腻，脉濡；脾肾阳虚型泄泻兼见食后腹泻或晨起腹泻，完谷不化，神疲乏力，畏寒肢冷，腹部喜暖喜按，舌淡，苔白，脉沉细。

辨证分析：此属阴证。肿瘤病人患病日久，正气损耗，阳气亏虚，脾失健运，命门火衰而不能助脾胃运化水谷，饮食不节、情志失调进一步加重脾胃损伤，终致水谷不化，清浊不分，而成泄泻。

治疗：选用艾条灸、温灸器灸或隔物灸。寒湿内阻型泄泻治则为温中健脾、化湿止泻；脾肾阳虚型泄泻治则为补肾健脾、温阳止泻。

常用穴位：主穴取神阙穴、大横穴、足三里穴等。寒湿内阻型泄泻配以三阴交穴、关元穴等；脾肾阳虚型泄泻配以关元穴、建里穴、命门穴、肾俞穴、脾俞穴等。

7. 腹腔积液

主症：腹部胀大，面色苍黄，脉络暴露，可伴脘腹冷痛，腹腔积液澄澈清稀。

辨证分析：此为阴证。肿瘤病人情志抑郁，肝失条达，加之久病阳气耗伤，脾肾阳虚，导致气化不利而水液内停。

治疗：选用艾条灸或温灸器灸。治则为疏肝理气、温阳利水。

常用穴位：关元穴、气海穴、水分穴、三阴交穴等。

8. 腹痛

主症：腹痛，受寒后加重，得温痛减，常伴腹胀、腹泻等。

辨证分析：此多属阴寒证。肿瘤病人多由于阴寒之邪直中中焦或阳气亏虚，中焦虚寒，寒性收引，经脉拘急，气血经络不通而腹痛。

治疗：选用隔物灸疗法之隔附子饼灸。治则为温阳散寒、缓急止痛。

常用穴位：神阙穴、阿是穴等。

9. 呕吐

主症：恶心呕吐，呃逆反胃。

辨证分析：癌肿对消化道的压迫、手术损伤、化疗药物或放射线对机体的影响等，使得肝失疏泄，脾失健运，胃失和降，气机逆乱而致呕。

治疗：选用隔物灸疗法之隔姜灸。治则为疏肝健脾、和胃降逆。

常用穴位：神阙穴。

10. 肿瘤晚期阳气耗竭

主症：神疲气短，倦怠乏力，不思饮食，大便不通，舌淡，苔白，脉沉细。

辨证分析：此属阴证。肿瘤晚期病人阴气盛而阳气耗竭，经络不通，窦材在《扁鹊心书》中提出"大病宜灸"理论，认为重灸能起到"补接真气，以固性命"的作用，即用重灸"通窜"之力激发真元阳气。

治疗：选用重灸疗法。治则为补接真气、以固性命。

常用穴位：关元穴、中脘穴、巨阙穴、命门穴等。

【艾条灸疗法操作】

1. 评估

（1）病室环境、温度。

（2）病人主要症状、既往史。

（3）病人有无出血病史或出血倾向，有无哮喘病史或艾绒过敏史。

（4）病人对热、气味的耐受程度。

（5）施灸部位皮肤情况。

2. 告知

（1）施灸过程中出现头昏、眼花、恶心、颜面苍白、心慌出汗等不适现象，及时告知护士。

（2）施灸后局部皮肤可能出现小水疱，无须处理，可自行吸收。如水疱较大，可用无菌注射器抽出疱内液体，用无菌纱布覆盖。

（3）施灸后注意保暖，饮食宜清淡。

3. 物品准备

艾条、弯盘、打火机、无菌棉签、广口瓶、压舌板等。

4. 操作流程

（1）核对医嘱，评估病人和环境，告知相关事项。

（2）备齐用物，携用物至床旁。

（3）协助病人取适宜体位，充分暴露施灸部位，注意保护隐私及保暖。

（4）点燃艾条，施灸。

（5）常用施灸方法：①温和灸，将点燃的艾条对准施灸部位，距离皮肤2~3cm，以使病人局部有温热感为宜，每个部位或穴位灸5分钟，以皮肤出现红晕为度；②雀啄灸，将艾条点燃的一端与施灸部位的皮肤并不固定在一定距离，而是像鸟雀啄食一样，一上一下施灸，如此反复，每个部位或穴位灸5分钟，以皮肤出现红晕为度；③回旋灸，将点燃的艾条悬于施灸部位上方约2cm处，反复旋转移动，移动范围约3cm，每个部位或穴位灸5分钟，以皮肤出现红晕为度。

（6）施灸过程中询问病人有无不适，观察施灸部位皮肤情况；及时将艾灰弹入弯盘里或用压舌板把艾灰刮到弯盘里，防止掉落后灼伤皮肤。

（7）施灸结束，立即将艾条插入广口瓶，熄灭艾火。

（8）检查施灸部位皮肤，如有艾灰，用无菌棉签清洁。艾灸结束后协助病人着衣、取适宜体位。

（9）酌情开窗通风，注意保暖，避免吹对流风。

（10）处理用物，洗手，记录。

5. 注意事项

（1）凡实证、热证、阴虚内热者慎灸。特殊情况下医生指导施灸。

（2）施灸程序一般是先上部、背部，后下部、腹部；先灸头身，后灸四肢。

（3）施灸处一般的局部红润不处理。切忌在灸后用力摩擦。若灸处出现小水疱，让其自行吸收。水疱较大时，用无菌注射器抽出疱内液体，以无菌纱布覆盖。

（4）施灸之后半个小时之内不要用冷水洗手或者洗澡，可饮用适量温开水。

【温灸器灸疗法操作】

1. 评估

（1）病室环境、温度。

（2）病人主要症状、既往史。

（3）病人有无出血病史或出血倾向，有无哮喘病史或艾绒过敏史。

（4）病人对热、气味的耐受程度。

（5）施灸部位皮肤情况。

2. 告知

（1）施灸过程中出现头昏、眼花、恶心、颜面苍白、心慌出汗等不适现象，及时告诉护士。

（2）施灸前妥善固定温灸器，以免烫伤。

（3）施灸后局部皮肤可能出现小水疱，无须处理，可自行吸收。如水疱较大，可用无菌注射器抽出疱内液体，用无菌纱布覆盖。

（4）施灸后注意保暖，饮食宜清淡。

3. 物品准备

温灸器、艾炷（或者艾绒、艾条）、打火机、温灸器外套或治疗巾、固定带等。

4. 操作流程

（1）核对医嘱，评估病人和环境，告知相关事项。

（2）根据穴位选择合适的温灸器，打开温灸器，将艾炷或适量艾绒、艾条放入，调整高度，使之距底部3~4cm。充分点燃艾炷，盖紧温灸器，置于温灸器外套或治疗巾内，携至床旁。

（3）关闭门窗，用隔帘或屏风遮挡，打开排烟设备。

（4）协助病人暴露施灸部位，并将温灸器固定于施灸穴位上，注意保暖。

（5）指导病人闭目调息，在室内安静配合。

（6）施灸过程中询问病人有无不适，观察温灸器固定是否牢固。

（7）施灸结束，检查病人局部皮肤情况，根据实际情况进行相应处理。

（8）协助病人着衣、取适宜体位，整理床单位。

（9）开窗通风，注意保暖，避免对流风。

（10）处理用物，洗手，记录。

5. 注意事项

（1）心前区、大血管处、乳头、腋窝、会阴等处不宜施灸。

（2）注意病人皮肤情况，对糖尿病、肢体感觉障碍病人需谨慎控制施灸强度，防止烫伤。

（3）施灸后如局部出现小水疱，无须处理，可自行吸收；如水疱较大，先用无菌注射器抽出疱内液体，再以无菌纱布覆盖。

（4）施灸后皮肤出现瘙痒或皮疹，需要调整施灸处方，请及时报告医生。

【隔物灸疗法操作】

1. 评估

（1）病室环境、温度。

（2）病人主要症状、既往史。

（3）病人有无出血病史或出血倾向，有无哮喘病史或艾绒过敏史。

（4）病人对热、气味的耐受程度。

（5）施灸部位皮肤情况。

2. 告知

（1）施灸过程中出现头昏、眼花、恶心、颜面苍白、心慌出汗等不适现象，及时告知护士。

（2）施灸后如出现轻微咽喉干燥、大便秘结、失眠等现象，无须特殊处理。

（3）施灸后局部皮肤可能出现小水疱，无须处理，可自行吸收；如水疱较大，先用无菌注射器抽出疱内液体，再以无菌纱布覆盖。

（4）施灸后注意保暖，饮食宜清淡。

3. 物品准备

艾炷、治疗碗、间隔物（根据不同治疗目的准备不同的间隔物）、线香、打火机、镊子、弯盘、纱布等。

4. 基本操作方法

（1）核对医嘱，评估病人和环境，告知相关事项。

（2）备齐用物，携至床旁。

（3）协助病人取适宜体位。

（4）遵照医嘱确定施灸部位，充分暴露施灸部位，注意保护隐私及保暖。

（5）在施灸部位放置间隔物，用镊子夹取艾炷，放到间隔物上，点燃线香，持线香点燃艾炷顶端，使其燃烧。

（6）常用施灸方法：①隔姜灸，将直径 2~3cm、厚 0.2~0.3cm 的姜片用针点刺小孔若干，放在施灸的部位，将艾炷放置在姜片上，从顶端点燃艾炷，待燃尽时接续一个艾炷，一般灸 5~10 壮；②隔蒜灸，将厚 0.2~0.3cm 的蒜片用针点刺小孔若干，将艾炷放置在蒜片上，从顶端点燃艾炷，待燃尽时接续一个艾炷，一般灸 5~7 壮；③隔附子饼灸，将底面直径约 2cm、厚 0.2~0.5cm 的附子饼，用针刺小孔若干，将艾炷放置在药饼上，从顶端点燃艾炷，待燃尽时接续一个艾炷，一般灸 5~7 壮。

（7）施灸过程中，注意观察局部皮肤情况，当病人感到烫时立即用镊子将艾炷夹去。连续灸 5~7 壮，以局部出现红晕为度。

（8）施灸结束，检查皮肤情况，如有艾灰，用纱布清洁局部皮肤，协助病人着衣、取适宜体位。

（9）开窗通风，注意保暖，避免对流风。

（10）处理用物，洗手，记录。

5. 注意事项

（1）大血管处不宜施灸；有出血倾向者不宜施灸。

（2）一般情况下，施灸顺序自上而下，先头身，后四肢。

（3）防止艾灰脱落烧伤皮肤或衣物。

（4）注意皮肤情况，对糖尿病、肢体感觉障碍病人，需谨慎控制施灸强度，防止烧伤。

（5）施灸后，局部出现小水疱，无须处理，任其自行吸收；如水疱较大，用无菌注射器抽出疱内液体，并以无菌纱布覆盖。

【重灸疗法操作】

1. 评估

（1）病室环境、温度。

（2）病人主要症状、既往史。

（3）病人有无出血病史或出血倾向，有无哮喘病史或艾绒过敏史。

（4）病人对热、气味的耐受程度。

（5）施灸部位皮肤情况。

2. 告知

（1）施灸过程中出现头昏、眼花、恶心、颜面苍白、心慌出汗等不适现象，及时告知护士。

（2）施灸过程中不宜随便改变体位以免烫伤。

（3）施灸后局部皮肤可能出现小水疱，无须处理，可自行吸收；如水疱较大，可用无菌注射器抽出疱内液体，并以无菌纱布覆盖。

（4）施灸后注意保暖，饮食宜清淡。

3. 物品准备

艾炷 50 壮、油膏或凡士林、弯盘、线香、打火机、镊子、纱布等。

4. 基本操作方法

（1）核对医嘱，评估病人和环境，告知相关事项。

（2）备齐用物，携至床旁。

（3）关闭门窗，用隔帘或屏风遮挡，打开排烟设备。

（4）协助病人取平卧位、双手自然平放身体两侧，充分暴露施灸部位，注意保暖。

（5）指导病人闭目调息，保持室内安静。

（6）将油膏或凡士林涂于施灸部位。

（7）点揉施灸部位 5 分钟。①拇指端点法：手握空拳，拇指伸直并紧靠于食指中节，以拇指端着力于施灸部位或穴位上，用前臂与拇指主动发力进行持续点压。②以拇指螺纹面着力按压在施灸部位，带动皮下组织做环形运动的手法：以拇指螺纹面置于施灸部位上，余四指置于与拇指相对或其他合适的位置以助力，腕关节微屈或伸直，拇指主动做环形运动，并带动皮肤和皮下组织，每分钟操作 120~160 次。

（8）将艾炷立置于艾灸托上，然后置于施灸部位，用线香点燃艾炷顶端，使其燃烧，当艾炷燃到剩余 1/5~2/5 时，观察病人局部皮肤情况，病人不能耐受时用镊子将艾炷夹去，再进行下一壮操作。

（9）连续施灸约 50 壮，更换艾炷时，帮助病人调整体位、饮热水；询问病人热力所达部位，根据病人耐受度考虑增减艾炷的数量；及时处理艾灰，防止烫伤。

（10）将灸后穴位处残留的灰烬和油膏用纱布轻轻擦拭干净。

（11）检查病人局部皮肤情况，根据实际情况进行相应处理。

（12）协助病人着衣、取适宜体位，整理床单位。

（13）开窗通风，注意保暖，避免对流风。

（14）处理用物，洗手，记录。

5. 注意事项

（1）施灸后出现心慌、口干、头晕等症状，及时告知医生或护士。

（2）施灸后如局部出现小水疱，无须处理，可自行吸收；水疱较大，可用无菌注射器抽出疱内液体，并以无菌纱布覆盖。如局部皮肤出现红黑灼痛时可用烫伤膏外涂。

（3）施灸后皮肤出现瘙痒及皮疹，需要调整施灸处方，请及时报告医生或护士。

参考文献：

[1] 许建阳 . 灸法之起源探析 [J]. 贵阳中医学院学报 ,1992,14(4):43–44.

[2] 张建斌 , 王玲玲 .《内经》灸法概述 [J]. 上海针灸杂志 ,2010,29(5):275–277.

[3] 王克兢 , 王淑娟 . 灸法的起源及时代特征 [J]. 内蒙古中药 ,2014,33(6):80–81.

[4] 张楠 . 中医灸法之源流发展与应用 [J]. 世界中西医结合杂志 ,2017,12(9):1221–1224.

[5] 张立剑 , 李素云 . 历代针灸学发展特点及成就概述 [J]. 世界中医药 ,2010,5(3):191–193.

[6] 张仁 . 灸法的历史与现状 [J]. 中西医结合学报 ,2004,2(6):466–473.

[7] 宋睿文 . 现代艾灸疗法促进胃肠道手术患者术后肠功能恢复的疗效研究 [J]. 世界最新医学信息文摘 ,2019,19(60):197–198.

[8] 曹志茜 . 联用艾灸疗法和温经通络推拿手法治疗气滞血瘀型腰痛病的效果研讨 [J]. 当代医药论丛 ,2019,17(4):208–209.

[9] 苏国磊 , 韩小飞 , 李珮琳 . 基于"治未病"理论的中医艾灸疗法对中风患者高危状态的影响 [J]. 中国民族民间医药 ,2019,28(2):99–101.

[10] 钟蓝 . 传统艾灸作用机理初探 [J]. 中国中医基础医学杂志 ,1999,5(6):46.

[11] 王海萍 , 白震宁 . 灸法补泻刍议 [J]. 山西中医 ,2009,25(4):33–35.

艾条灸疗法操作流程图

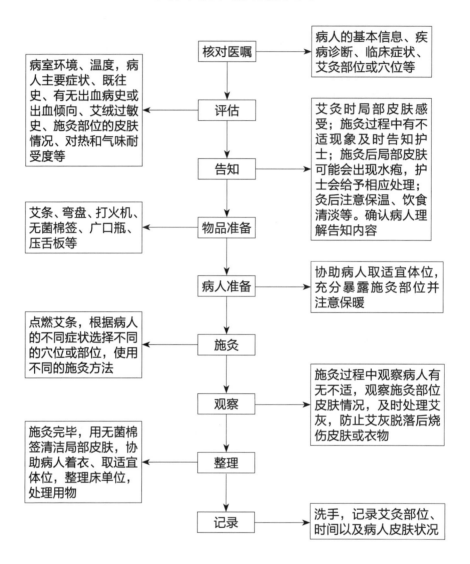

病人的基本信息、疾病诊断、临床症状、艾灸部位或穴位等

病室环境、温度，病人主要症状、既往史、有无出血病史或出血倾向、艾绒过敏史、施灸部位的皮肤情况、对热和气味耐受度等

艾灸时局部皮肤感受；施灸过程中有不适现象及时告知护士；施灸后局部皮肤可能会出现水疱，护士会给予相应处理；灸后注意保温、饮食清淡等。确认病人理解告知内容

艾条、弯盘、打火机、无菌棉签、广口瓶、压舌板等

协助病人取适宜体位，充分暴露施灸部位并注意保暖

点燃艾条，根据病人的不同症状选择不同的穴位或部位，使用不同的施灸方法

施灸过程中观察病人有无不适，观察施灸部位皮肤情况，及时处理艾灰，防止艾灰脱落后烧伤皮肤或衣物

施灸完毕，用无菌棉签清洁局部皮肤，协助病人着衣、取适宜体位，整理床单位，处理用物

洗手，记录艾灸部位、时间以及病人皮肤状况

核对医嘱 → 评估 → 告知 → 物品准备 → 病人准备 → 施灸 → 观察 → 整理 → 记录

艾条灸疗法评分标准

项目	分值	技术操作要求	评分说明
仪表	2	仪表端庄、戴表	仪表形象不佳扣1分,未戴表扣1分
核对	2	核对医嘱	未核对医嘱扣2分,核对不全扣1分
评估	4	病人临床症状、既往史、有无出血史、艾绒过敏史	评估少一项扣1分,最高扣4分
	2	施灸部位皮肤情况,病人对热、气味的耐受度	评估少一项扣1分,最高扣2分
告知	6	施灸过程中有不适及时告知护士,施灸部位可能会出现小水疱,灸后注意保暖、饮食清淡	未告知扣6分,告知少一项扣1分
物品准备	2	洗手,戴口罩	未洗手扣1分,未戴口罩扣1分
	4	备齐并检查用物	未备齐用物扣2分,未检查用物扣2分
环境与病人准备	2	病室整洁、光线明亮、温度适宜	未准备环境扣2分,温度不合适扣1分
	2	协助病人取适宜体位	未进行体位摆放扣2分,体位不适宜扣1分
	2	充分暴露施灸部位,保暖,保护隐私	未保暖扣1分,未保护隐私扣1分
操作过程	2	核对医嘱	未核对医嘱扣2分,核对不全扣1分
	6	再次检查用物,遵医嘱确定施灸部位或穴位	未检查用物扣2分,施灸穴位或部位选取不准确扣4分
	2	点燃艾条,对准施灸部位施灸	未对准施灸部位扣2分
	10	温和灸:将点燃的艾条,距施灸部位2~3cm,每个部位或穴位灸5分钟,至皮肤出现红晕	施灸距离不准确扣4分,施灸时间不合理扣4分,施灸程度不合适扣2分
	10	雀啄灸:将点燃的艾条,距施灸部位2~3cm,一上一下,每个部位或穴位灸5分钟,至皮肤出现红晕	施灸距离不准确扣4分,施灸时间不合理扣4分,施灸程度不合适扣2分
	10	回旋灸:将点燃的艾条,悬于施灸部位上2cm处,反复旋转移动,范围3cm,每个部位或穴位灸5分钟,至皮肤出现红晕	施灸距离不准确扣4分,施灸时间不合理扣4分,施灸程度不合适扣2分
	3	施灸过程中及时弹去艾灰,以防烫伤病人	未及时弹去艾灰扣2分,烫伤病人扣3分
	4	观察施灸部位皮肤,询问病人有无不适,根据病人的反应及时调整施灸的距离	未观察皮肤扣2分,未询问病人扣1分,未及时调整施灸距离扣1分
	3	施灸结束,酌情开窗通风,注意保暖,告知注意事项	未开窗通风扣1分,未保暖扣1分,未告知注意事项扣1分
操作后处置	2	用物按《医疗机构消毒技术规范》处理	处理方法不正确扣1分,最高扣2分
	1	洗手	未洗手扣1分
	1	记录	未记录扣1分
评价	8	流程合理、技术熟练、局部皮肤无损伤、询问病人感受	一项不合格扣2分,最高扣8分
理论提问	5	艾条灸疗法的常用施灸方法	未答出扣5分,回答不全面扣3分
	5	艾条灸疗法的注意事项	未答出扣5分,回答不全面扣3分
得分		--	

主考老师签名: 考核日期: 年 月 日

温灸器灸疗法操作流程图

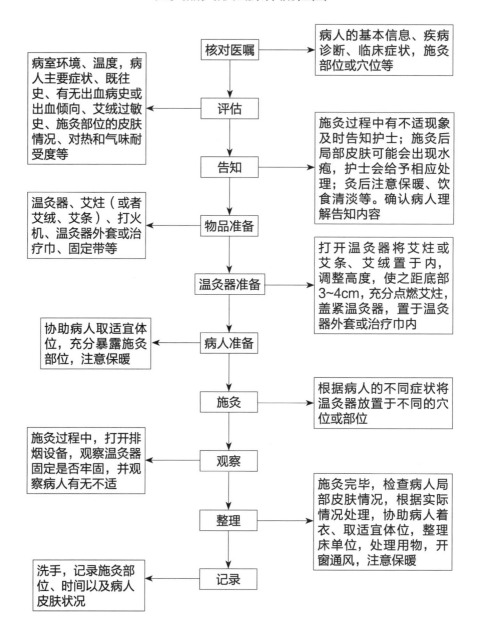

病人的基本信息、疾病诊断、临床症状，施灸部位或穴位等

核对医嘱

评估

病室环境、温度，病人主要症状、既往史、有无出血病史或出血倾向、艾绒过敏史、施灸部位的皮肤情况、对热和气味耐受度等

告知

施灸过程中有不适现象及时告知护士；施灸后局部皮肤可能会出现水疱，护士会给予相应处理；灸后注意保暖、饮食清淡等。确认病人理解告知内容

物品准备

温灸器、艾炷（或者艾绒、艾条）、打火机、温灸器外套或治疗巾、固定带等

温灸器准备

打开温灸器将艾炷或艾条、艾绒置于内，调整高度，使之距底部3~4cm，充分点燃艾炷，盖紧温灸器，置于温灸器外套或治疗巾内

病人准备

协助病人取适宜体位，充分暴露施灸部位，注意保暖

施灸

根据病人的不同症状将温灸器放置于不同的穴位或部位

观察

施灸过程中，打开排烟设备，观察温灸器固定是否牢固，并观察病人有无不适

整理

施灸完毕，检查病人局部皮肤情况，根据实际情况处理，协助病人着衣、取适宜体位，整理床单位，处理用物，开窗通风，注意保暖

记录

洗手，记录施灸部位、时间以及病人皮肤状况

温灸器灸疗法评分标准

项目	分值	技术操作要求	评分说明
仪表	2	仪表端庄、戴表	仪表形象不佳扣1分，未戴表扣1分
核对	2	核对医嘱	未核对医嘱扣2分，核对不全扣1分
评估	4	病人临床症状、既往史、有无出血史、艾绒过敏史	未评估扣4分，评估少一项扣1分
	2	施灸部位皮肤情况，病人对热、气味的耐受度	评估少一项扣1分，最高扣2分
告知	6	施灸前妥善固定温灸器，尽量少活动，施灸过程中有不适及时告知护士，施灸后可能会出现水疱，灸后注意保暖、饮食清淡	未告知扣6分，告知少一项扣1分
物品准备	2	洗手，戴口罩	未洗手扣1分，未戴口罩扣1分
	4	备齐并检查用物	未备齐用物扣2分，未检查用物扣2分
环境与病人准备	2	病室整洁、光线明亮、温度适宜	未准备环境扣2分，温度不合适扣1分
	2	协助病人取适宜体位	未进行体位摆放扣2分，体位不适宜扣1分
	2	充分暴露施灸部位，保暖，保护隐私	未保暖扣1分，未保护隐私扣1分
操作过程	2	核对医嘱	未核对医嘱扣2分，核对不全扣1分
	6	再次检查用物，遵医嘱确定施灸部位或穴位	未检查用物扣2分，施灸穴位或部位选取不准确扣4分
	12	打开温灸器，将艾炷或适量艾绒、艾条放入内，调整高度，距底部3~4cm，充分点燃艾炷，盖紧温灸器，置于温灸器外套或治疗巾内	艾绒或艾条放置高度不合理扣4分，未充分点燃扣4分，未放入温灸器外套或治疗巾内扣4分
	10	关闭门窗，用隔帘或屏风遮挡，打开排烟设备，将温灸器固定在施灸穴位上，注意保暖	未遮挡扣2分，未打开排烟设备扣2分，温灸器固定不牢固扣4分，未保暖扣2分
	6	指导病人闭目调息，在室内安静施灸，可放音乐	未指导病人扣6分
	8	观察施灸部位皮肤，询问病人有无不适	未观察皮肤扣4分，未询问病人扣2分，若有不适未及时处理扣2分
	6	施灸结束，开窗通风，注意保暖，告知注意事项	未开窗通风扣2分，未保暖扣2分，未告知注意事项扣2分
操作后处置	2	用物按《医疗机构消毒技术规范》处理	处理方法不正确扣1分，最高扣2分
	1	洗手	未洗手扣1分
	1	记录	未记录扣1分
评价	8	流程合理、技术熟练、局部皮肤无损伤、询问病人感受	一项不合格扣2分，最高扣8分
理论提问	5	温灸器灸疗法的适用范围	未答出扣5分，回答不全面扣3分
	5	温灸器灸疗法的注意事项	未答出扣5分，回答不全面扣3分
得分			

主考老师签名：　　　　　　　　　　　　考核日期：　　年　　月　　日

隔物灸疗法操作流程图

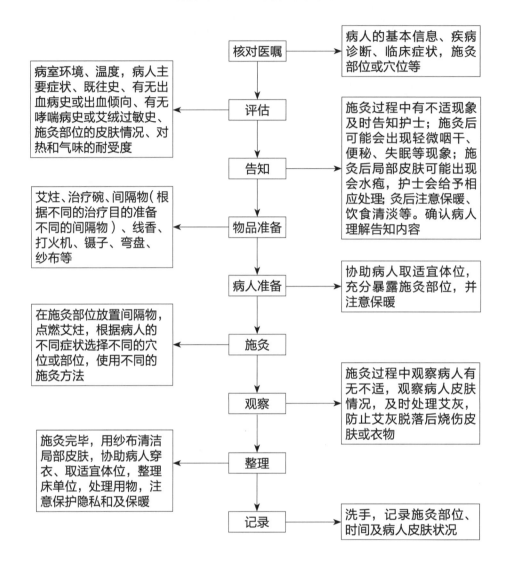

核对医嘱 → 病人的基本信息、疾病诊断、临床症状，施灸部位或穴位等

病室环境、温度，病人主要症状、既往史、有无出血病史或出血倾向、有无哮喘病史或艾绒过敏史、施灸部位的皮肤情况、对热和气味的耐受度 ← 评估

告知 → 施灸过程中有不适现象及时告知护士；施灸后可能会出现轻微咽干、便秘、失眠等现象；施灸后局部皮肤可能出现会水疱，护士会给予相应处理；灸后注意保暖、饮食清淡等。确认病人理解告知内容

艾炷、治疗碗、间隔物（根据不同的治疗目的准备不同的间隔物）、线香、打火机、镊子、弯盘、纱布等 ← 物品准备

病人准备 → 协助病人取适宜体位，充分暴露施灸部位，并注意保暖

在施灸部位放置间隔物，点燃艾炷，根据病人的不同症状选择不同的穴位或部位，使用不同的施灸方法 ← 施灸

观察 → 施灸过程中观察病人有无不适，观察病人皮肤情况，及时处理艾灰，防止艾灰脱落后烧伤皮肤或衣物

施灸完毕，用纱布清洁局部皮肤，协助病人穿衣、取适宜体位，整理床单位，处理用物，注意保护隐私和及保暖 ← 整理

记录 → 洗手，记录施灸部位、时间及病人皮肤状况

隔物灸疗法评分标准

项目	分值	技术操作要求	评分说明
仪表	2	仪表端庄、戴表	仪表形象不佳扣1分，未戴表扣1分
核对	2	核对医嘱	未核对医嘱扣2分，核对不全扣1分
评估	4	病人临床症状、既往史、有无出血病史或出血倾向、有无哮喘病史或艾绒过敏史	评估少一项扣1分，最高扣4分
	2	施灸部位皮肤情况，病人对热、气味的耐受度	评估少一项扣1分，最高扣2分
告知	6	施灸过程中有不适及时告知护士；施灸后如出现咽干、便秘、失眠等现象，无需特殊处理；个别病人施灸部位可能会出现水疱；灸后注意保暖、饮食清淡	未告知扣6分，告知少一项扣1分
物品准备	2	洗手，戴口罩	未洗手扣1分，未戴口罩扣1分
	4	备齐并检查用物	未备齐用物扣2分，未检查用物扣2分
环境与病人准备	2	病室整洁、光线明亮、温度适宜	未准备环境扣2分，温度不合适扣1分
	2	协助病人取适宜体位	未进行体位摆放扣2分，体位不适宜扣1分
	2	充分暴露施灸部位，保暖，保护隐私	未保暖扣1分，未保护隐私扣1分
操作过程	2	核对医嘱	未核对医嘱扣2分，核对不全扣1分
	4	再次检查用物，遵医嘱确定施灸部位或穴位	未检查用物扣2分，施灸穴位或部位选取不准确扣2分
	2	在施灸部位放置间隔物点燃艾炷，进行施灸	间隔物选择不正确扣2分
	9	隔姜灸：将直径2~3cm、厚0.2~0.3cm的姜片用针刺小孔若干，放在施灸的部位，将艾炷放置在姜片上，点燃艾炷，待燃尽时换下一壮，一般灸5~10壮	姜片规格不合格扣2分，未刺孔扣2分，施灸壮数不够扣3分，未及时换艾炷扣2分
	9	隔蒜灸：将厚度0.2~0.3cm的蒜片用针刺小孔若干，将艾炷放置在蒜片上，点燃艾炷，待燃尽时换下一壮，一般灸5~7壮	蒜片规格不合格扣2分，未刺孔扣2分，施灸壮数不够扣3分，未及时换艾炷扣2分
	9	隔盐灸：用于神阙穴灸，用干燥的食盐填平肚脐，将艾炷放置于食盐之上，从顶端点燃艾炷，待燃尽时换下一壮，一般灸3~9壮	选穴不准确扣3分，食盐未填平肚脐扣3分，施灸壮数不够扣3分
	9	隔附子饼灸：将底面直径2cm、厚度0.2~0.5cm的附子饼用针刺小孔若干，将艾炷放置在药饼上，点燃艾炷，待燃尽时换下一壮，一般灸5~7壮	附子饼规格不合格扣2分，未刺孔扣2分，施灸壮数不够扣3分，未及时换艾炷扣2分
	4	观察施灸部位皮肤，及时清理艾灰，询问病人有无不适	未观察皮肤扣2分，未及时清理艾灰扣1分，未询问病人扣1分
	2	施灸结束，开窗通风，注意保暖，告知注意事项	未保暖扣1分，未告知注意事项扣1分
操作后处置	2	用物按《医疗机构消毒技术规范》处理	处理方法不正确扣1分，最高扣2分
	1	洗手	未洗手扣1分
	1	记录	未记录扣1分
评价	8	流程合理、技术熟练、局部皮肤无损伤、询问病人感受	一项不合格扣2分，最高扣8分
理论提问	5	隔物灸疗法的适用范围	未答出扣5分，回答不全面扣3分
	5	隔物灸疗法的注意事项	未答出扣5分，回答不全面扣3分
得分			

主考老师签名：　　　　　　　　　　　　　　　　考核日期：　　年　　月　　日

重灸疗法操作流程图

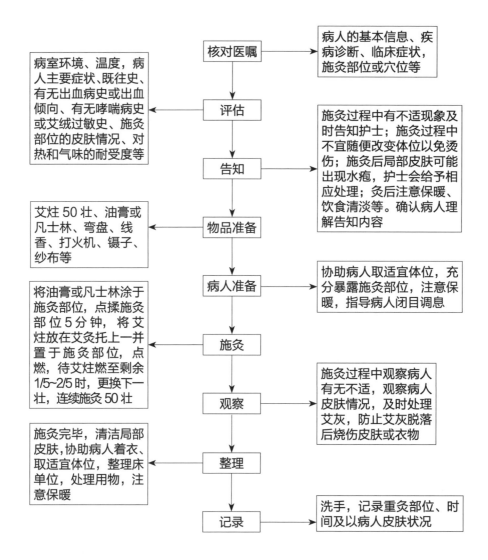

病室环境、温度，病人主要症状、既往史、有无出血病史或出血倾向、有无哮喘病史或艾绒过敏史、施灸部位的皮肤情况、对热和气味的耐受度等

病人的基本信息、疾病诊断、临床症状，施灸部位或穴位等

核对医嘱

评估

告知

施灸过程中有不适现象及时告知护士；施灸过程中不宜随便改变体位以免烫伤；施灸后局部皮肤可能出现水疱，护士会给予相应处理；灸后注意保暖、饮食清淡等。确认病人理解告知内容

艾炷50壮、油膏或凡士林、弯盘、线香、打火机、镊子、纱布等

物品准备

病人准备

协助病人取适宜体位，充分暴露施灸部位，注意保暖，指导病人闭目调息

将油膏或凡士林涂于施灸部位，点揉施灸部位5分钟，将艾炷放在艾灸托上一并置于施灸部位，点燃，待艾炷燃至剩余1/5~2/5时，更换下一壮，连续施灸50壮

施灸

观察

施灸过程中观察病人有无不适，观察病人皮肤情况，及时处理艾灰，防止艾灰脱落后烧伤皮肤或衣物

施灸完毕，清洁局部皮肤，协助病人着衣、取适宜体位，整理床单位，处理用物，注意保暖

整理

记录

洗手，记录重灸部位、时间及以病人皮肤状况

重灸疗法评分标准

项目	分值	技术操作要求	评分说明
仪表	2	仪表端庄、戴表	仪表形象不佳扣1分，未戴表扣1分
核对	2	核对医嘱	未核对医嘱扣2分，核对不全扣1分
评估	4	病人临床症状、既往史、有无出血病史或出血倾向、有无哮喘病史或艾绒过敏史	评估少一项扣1分，最高扣4分
	2	施灸部位皮肤情况，病人对热和气味的耐受度	评估少一项扣1分，最高扣2分
告知	6	施灸过程中有不适现象及时告知护士，施灸过程中不宜随便改变体位以免烫伤，施灸后局部皮肤可能出现水疱、瘢痕等，灸后注意保暖，饮食宜清淡	未告知扣6分，告知少一项扣1分
物品准备	2	洗手，戴口罩	未洗手扣1分，未戴口罩扣1分
	4	备齐并检查用物	未备齐用物扣2分，未检查用物扣2分
环境与病人准备	2	病室整洁、光线明亮、温度适宜	未准备环境扣2分，温度不合适扣1分
	2	协助病人取适宜体位	未进行体位摆放扣2分，体位不适宜扣1分
	2	充分暴露施灸部位，保暖，保护隐私	未保暖扣1分，未保护隐私扣1分
操作过程	2	核对医嘱	未核对医嘱扣2分，核对不全扣1分
	4	再次检查用物，遵医嘱确定施灸部位或穴位	未检查用物扣2分，施灸穴位或部位选取不准确扣2分
	2	将油膏或凡士林涂于施灸部位	未涂抹油膏或凡士林扣2分
	4	点揉施灸部位5分钟	未点揉施灸部位扣2分，时间不合理扣2分
	6	① 拇指端点法：手握空拳，拇指伸直并紧靠于食指中节，以拇指端着力于施术部位或穴位上，用前臂与拇指主动发力进行持续点压	点揉手法不正确扣4分，发力方式不正确扣2分
	6	② 以拇指螺纹面着力按压在施灸部位，带动皮下组织做环形运动的手法：以拇指螺纹面置于施术部位上，余四指置于与拇指相对或其他合适的位置以助力，腕关节微屈或伸直，拇指主动做环形运动，带动皮肤和皮下组织，每分钟操作120~160次	手法不正确扣4分，频率不合理扣2分
	10	将艾炷立置于艾灸托上，然后置于施灸部位，用线香点燃艾炷顶端，当艾炷燃到剩余1/5~2/5时，观察病人局部皮肤情况，病人不能耐受时用镊子将艾炷夹去，再进行下一壮操作	艾炷点燃部位不合理扣2分，艾炷更换不及时扣4分，未观察局部皮肤及病人感受扣4分
	10	连续施灸约50壮，更换艾炷时，帮助病人调整体位、饮热水；询问病人热力所达部位，根据病人耐受度考虑施灸壮数增减；及时处理艾灰，防止烫伤	施灸壮数不合理扣4分，未根据病人感受及时调整体位或艾炷壮数扣4分，艾灰脱落扣2分
	6	施灸结束，将穴位处残留的灰烬和油膏轻轻擦拭干净，酌情开窗通风，注意保暖，告知注意事项	未清洁皮肤扣2分，未保暖扣2分，未告知注意事项扣2分
操作后处置	2	用物按《医疗机构消毒技术规范》处理	处理方法不正确扣1分，最高扣2分
	1	洗手	未洗手扣1分
	1	记录	未记录扣1分
评价	8	流程合理、技术熟练、局部皮肤无损伤、询问病人感受	一项不合格扣2分，最高扣8分
理论提问	5	重灸疗法的常用施灸方法	未答出扣5分，回答不全面扣3分
	5	重灸疗法的注意事项	未答出扣5分，回答不全面扣3分
得分			

主考老师签名：　　　　　　　　　　　　　考核日期：　　　年　　　月　　　日

二、皮内针疗法

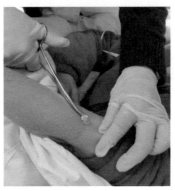

皮内针疗法

【概述】

皮内针疗法，又称"埋针"疗法，由传统针刺留针方法发展而来，是将特制的小型针具固定于腧穴的皮内或皮下，进行较长时间埋藏的一种治疗方法。其利用持续刺激作用，调和气血、平衡阴阳，从而达到治疗疾病的目的。

【历史沿革】

1. 奠基于《黄帝内经》

虽然皮内针的针具源于日本，但其理论基础却在2000多年前的《黄帝内经》中形成。皮内针主要由浅刺法和针灸留针方法发展而来。《黄帝内经》存在有关浅刺法和针灸留针的最早记载，其中十二皮部及卫气理论奠定了浅刺法的理论基础。《素问·皮部论》曰："皮者脉之部也，邪客于皮则腠理开，开则邪入客于络脉，络脉满则注于经脉，经脉满则入舍于腑脏也。故皮者有分部，不与而生大病也。"因此，通过用皮内针等浅刺法刺激皮部，可影响整个经络系统，达到治疗的目的。《素问·离合真邪论》说"静以久留，以气至为故"，记载了针灸留针的目的在于候气或调气，以最终达到阴阳平衡状态。

2. 发展于魏晋

魏晋时期，著名医家皇甫谧编著了《针灸甲乙经》。《针灸甲乙经》作为一部承前启后的针灸专著，对皮部、络脉、经筋、卫气相关理论及浅刺腧穴进行了归纳总结，使浅刺相关理论第一次由散在性论述转变为集中化、系统化的理论体系，从而使皮内针的理论更加完善，对后世皮内针的临床应用产生了深远影响。

3. 成熟于元明

元明时期是针灸学发展史上的一个高峰时期，浅刺法在理论上达到了成熟，预示着皮内针的理论也达到了成熟。以《针灸大成》为代表，此时期将浅刺法与针刺的补泻理论相结合，认识到浅刺也是一种补泻手法。与此同时留针的方法也得到了发展。唐宋以前，针刺留针的时间一般都较短，如《针灸甲乙经》中所录349个腧穴都以"留几呼"来作为留针时间长短的衡量标准。唐宋时期留针法开始逐步发展，其后的留针时间因所处时期不同、各个流派习惯不同而各有差异，如《针灸大成》记载的"下关：针三分，留七呼，得气即泻"与《武威汉代医简》中记载的"留针如饮一升米顷出针"就有时间的不同。

4. 新生于当代

清代针灸学开始走向低谷，医者多重药轻针。中华人民共和国成立后，针灸事业发展到一个新的阶段。该阶段以皮内针为代表的新型浅刺工具得到很大发展。日本针灸家赤羽幸兵卫在1952年首创知热感度测定法和皮内针疗法。我国近现代著名针灸大师、现代针灸学奠基人、中国科学院院士承淡安先生，毕生致力于弘扬针灸学术，受赤羽幸兵卫的启迪，不仅引进并仿制了皮内针，还在此基础上发明了使用更加便捷的揿针。1959年其女婿梅焕慈、女儿承为奋编译的《皮内针法》正式出版，标志着承淡安先生生前挂念的皮内针疗法在中国落地生根。之后1993年实施的医药行业器械标准《揿针》和2008年颁布的《针灸技术操作规范 第8部分·皮内针》，不仅对皮内针针具进行了规范，还对皮内针的临床应用起到了促进作用。

目前，皮内针疗法在临床上应用广泛，被用于内科、外科、妇科、骨伤科、皮肤科、五官科等疾病的治疗。现代研究表明，皮内针疗法能快速改善肝源性呃逆的症状，疗效明显优于甲氧氯普胺（胃复安）穴位注射；皮内针治疗老年性失眠起效快，疗效确切，操作简便，能有效改善病人的睡眠障碍，提高日间功能状态，降低失眠的严重程度等。皮内针的选穴范围很广，几乎所有常用的腧穴均可作为埋针穴位。在民间，皮内针疗法也作为家庭养生疗法受到了广大群众的喜爱。

【理论基础及作用机制】

《素问·阴阳应象大论》载 "善治者治皮毛"，皮部位于人体的最浅层，是人体防御外邪入侵的第一道屏障，卫气行于皮部，具有屏障和护卫的作用，《内外伤辨惑论》云："卫者……卫护周身，在于皮毛之间也。"《灵枢》中的"毛刺者，刺浮痹于皮肤也""刺皮无伤肉"等记载，均属皮部浅刺法。皮内针疗法为浅刺针法的重要代表，其理论根基在于激发人体表层之卫气的卫护周身功效，从而抗御病邪，防病治病。

经络腧穴理论是皮内针疗法的重要理论基础，《素问·皮部论》曰："欲知皮部，以经脉为纪者，诸经皆然。"十二皮部是十二经脉在皮肤上的投影，是人体第一道屏障，与经络气血相通，与内在脏腑相连，构成皮部-络脉-经脉-脏腑系统，因此十二皮部既是机体卫外的屏障，又是针灸治疗的场所。皮内针刺入皮肤后，可给腧穴以长时间的刺激，通过皮部影响经络系统，进而作用于脏腑，达到治疗疾病的目的。

现代医学研究表明，高等动物（包括人类）都保存着不同程度的节段性支配特征，即使躯体部、内脏部和神经节段随着胚胎生长分化而发生很大的位移，神经系统也仍与躯体、内脏保持着原始的节段联系，因此它们之间的生理、病理信息是可相互传递的。皮内针疗法的机制就是刺激穴位，以点及面，当针尖刺入穴位皮下组织后，可刺激神经末梢产生兴奋，通过神经节段的传导作用将兴奋传到中枢神经系统，从而激活神经调控。此外，针尖留置于皮下组织可诱导局部肥大细胞脱颗粒，引发超敏反应，而表皮的朗格汉斯细胞识别异物后可参与免疫应答，从而激活免疫调控。皮内针具有起效迅速、安全无痛、无毒副作用、操作简单、方便运动及长时间留针的特点，故可用于各类痛证和慢性疾病的临床治疗。

【适应证】

1. 失眠

主症：入睡困难或寐而不酣，时寐时醒，醒后难以再眠，甚者彻夜不眠。

兼次症：心虚胆怯证兼见多梦易惊，胆怯心悸，乏力倦怠，舌淡，苔白，脉弦细；痰热内扰证兼见心烦不寐，胸闷脘痞，伴口苦痰多，舌红，苔黄腻，脉滑或滑数；肝郁化火证兼见心烦不能入睡，急躁易怒，伴胸闷胁痛，头痛面红，耳鸣目赤，口干口苦，便秘溲赤，舌红，苔黄，脉弦数；阴虚火旺证兼见心烦不寐，或时寐时醒，手足心热，心悸多梦，伴头晕耳鸣，腰膝酸软，潮热盗汗，咽干少津，舌红，少苔，脉细数；心脾两虚证兼见睡眠不安，易醒，或朦胧不实，心悸头晕，目眩，肢倦神疲，面色不华，舌淡，苔薄，脉细弱。

辨证分析：心脾两虚，生化之源不足，心神失养，或精血内耗，阴虚火旺，阴不敛阳，或心虚胆怯，心神不安，均可引起阴阳失调、营卫失和、阳不入阴而导致失眠。肿瘤病人常忧思惊恐，加之疾病消耗，更易出现失眠的症状。

治疗：心虚胆怯证治宜益气镇惊、安神定志；痰热内扰证治宜清化痰热、和中安神；肝郁化火证治宜疏肝泻火、佐以安神；阴虚火旺证治宜养心安神、滋阴降火；心脾两虚证治宜补养心脾、宁心安神。

常用穴位：主穴取申脉穴、照海穴、印堂穴、神门穴、四神聪穴、安眠穴等。心虚胆怯证配以丘墟穴、内关穴、心俞穴等；痰热内扰证配以丰隆穴、内庭穴、曲池穴等；肝郁化火证配以行间穴、侠溪穴等；阴虚火旺证配以太溪穴、水泉穴、心俞穴等；心脾两虚证配以心俞穴、脾俞穴、足三里穴等。

2. 呕吐

主症：恶心呕吐，呃逆反胃。

兼次症：痰饮内阻证兼见呕吐痰涎清水，胸脘痞闷，头晕心悸，不思饮食，舌苔白腻，脉滑；肝气犯胃证兼见嗳气频繁，呕吐吞酸，胸胁闷痛，舌红，苔薄白，脉弦；脾胃虚寒证兼见饮食稍有不慎即呕吐，倦怠疲乏，面色㿠白，口干，不欲饮，四肢不温，大便溏薄，舌淡，脉濡弱；胃阴不足证兼见呕吐反复发作，时有干呕，口燥咽干，似饥而不欲食，舌红少津，脉细数。

辨证分析：此由患病日久，正气耗伤，脾胃功能受损，日久不复，痰湿不化，或胃阴暗耗，阴虚火旺所致；或由情志抑郁，肝气不舒，横逆犯胃所致；或由手术以及使用放化疗药物等阻碍气机，气机逆乱所致。

治疗：痰饮内阻证治宜温中化饮、和胃降逆；肝气犯胃证治宜疏肝理气、和胃降逆；脾胃虚寒证治宜温阳健脾、和胃降逆；胃阴不足证治宜滋阴养胃、降逆止呕。

常用穴位：主穴取内关穴、足三里穴、中脘穴等。痰饮内阻证配以胃俞穴、胞中穴、丰隆穴等；肝气犯胃证配以阳陵泉穴、太冲穴、合谷穴、章门穴等；脾胃虚寒证配以脾俞穴、胃俞穴等；胃阴不足证配以胃俞穴、脾俞穴、三阴交穴、阴陵泉穴等。

3. 咳嗽、咳痰、气喘

主症：咳嗽，咳痰，气喘。

兼次症：外感风寒证兼见起病急，咽痒作咳，受凉加重，咳痰色白、稀薄，形寒肢冷，舌红，苔薄白，脉浮紧；外感风热证兼见起病急，咽喉肿痛，身热头痛，咳痰色黄、质稠，舌红，苔薄黄，脉浮数；痰湿蕴肺证兼见咳嗽痰多，色白质稠，胸闷喘憋，舌红，苔白腻，脉濡滑；肝火灼肺证兼见气喘咳嗽，胸胁引痛，痰少而黏，面赤咽干，苔黄少津，脉弦数；肺肾亏虚证兼见咳喘无力，动则气喘，痰少稀薄，舌淡，苔白，脉沉细。

辨证分析：外感风寒、风热之邪，肺气清肃失常，或脏腑功能失调，肺阴亏损，失于清润，或脾虚失运，聚湿生痰，或肝气郁结，气郁化火，火盛灼肺，阻碍清肃，或肾虚而摄纳无权，肾不纳气，均可导致咳嗽、咳痰、咳喘。肿瘤病人体质虚弱，卫外不固，易被外邪袭，又肺部肿物影响肺脏，加重失调，故有咳嗽、咳痰、咳喘等症状。

治疗：总则为宣肺止咳、化痰平喘。

常用穴位：外感者主穴取列缺穴、合谷穴、肺俞穴等，内伤者主穴取太渊穴、三阴交穴、肺俞穴等。外感风寒证配以风门穴、风池穴等；外感风热证配以大椎穴、曲池穴、鱼际穴等；痰湿蕴肺证配以丰隆穴、阴陵泉穴等；肝火灼肺证配以行间穴、孔最穴等；肺肾亏虚证配以气海穴、关元穴、定喘穴、膏肓穴等。

4. 便秘

主症：大便秘结，排出费力，排便周期延长。

兼次症：气机郁滞证兼见大便排出不畅，胸胁满闷，腹胀腹痛，嗳气呃逆，舌淡红，苔薄白，脉弦；气血亏虚证兼见大便干结，虽有便意但排出费劲，乏力懒言，心悸气短，舌淡，苔薄白，脉细弱。

辨证分析：肿瘤病人由于疾病晚期体力下降，活动减少，甚至需要长期卧床，或受治疗药物（如阿片类镇痛药、镇吐药等）影响，胃肠动力不足，大肠传导失司，推动无力，糟粕内停而成便秘。

治疗：气机郁滞证治宜顺气导滞、降逆通便；气血亏虚证治宜益气养血、润肠通便。

常用穴位：主穴取天枢穴、支沟穴、丰隆穴、足三里穴。气机郁滞证配以关元穴、气海穴、神门穴、大肠俞穴等；气血亏虚证配以三阴交穴、阴陵泉穴、血海穴等。

5. 泄泻

主症：排便次数增加，粪便稀溏，甚至泻下如水样。

兼次症：寒湿阻滞证兼见腹痛肠鸣，泻下清稀，脘闷食少，舌淡白，苔白腻，脉濡；脾肾阳虚证兼见食后腹泻或晨起腹泻，完谷不化，神疲乏力，畏寒肢冷，腹部喜暖喜按，舌淡，苔白，脉沉细；肝郁脾虚证兼见腹痛，腹胀，症状与情绪紧张有关，泻后痛减，脘痞胸闷，嗳气少食，舌边红，苔薄白，脉弦。

辨证分析：肿瘤病人患病日久，正气损耗，阳气亏虚，脾失健运，命门火衰而不能助脾胃运化水谷，饮食不节、情志失调进一步加重脾胃损伤，终致水谷不化，清浊不分，而成泄泻。

治疗：寒湿阻滞证治宜温中健脾、化湿止泻；脾肾阳虚证治宜补肾健脾、温阳止泻；肝郁脾虚证治宜疏肝扶脾。

常用穴位：主穴取天枢穴、大横穴、阴陵泉穴、上巨虚穴。寒湿证配以足三里穴、三阴交穴、水分穴等；脾肾阳虚证配以足三里穴、公孙穴、肾俞穴、脾俞穴、命门穴等；肝郁脾虚证配以太冲穴、足三里穴、中脘穴、公孙穴等。

6. 术后胃瘫

主症: 腹胀满，恶心，呕吐，进食困难，反酸，胃灼热，无排气或少排气等，无明显腹痛。

辨证分析: 手术致气血大伤，脾胃虚弱，运化无力，或术中冲洗等操作，致寒湿之邪直中胃肠，或术中出血致离经之血停而成瘀，形成瘀血，阻碍气机升降，或素体亏虚，胃阴不足，阴虚火旺，灼伤津液，均可致中焦气机受阻，升降失职而成胃瘫。

治疗: 温中健脾、行气散瘀。

常用穴位: 内关穴、太冲穴、足三里穴、上巨虚穴、中脘穴等。

7. 癌性疼痛

主症: 局部疼痛，程度以中、重度常见，持续不止。寒痛者痛处固定，受寒加重，得温痛减；虚痛者时有腰腿部隐痛、酸痛，过劳后加重，休息后略有缓解。

辨证分析: 痰、瘀、毒等病理因素相互搏结形成局部积证，阻塞气机，使气机升降失常，瘀阻脉络，凝聚成块，不通则痛；或肿瘤日久，邪伤正气，气血虚弱，无法荣养脏腑经络，不荣则痛。

治疗: 寒痛则温经通络止痛；虚痛则补益肝肾、缓急止痛。

常用穴位: 寒痛多取阿是穴、合谷穴、足三里穴、关元穴等；虚痛多取委中穴、委阳穴、阳陵泉穴等。

【皮内针疗法操作】

1. 评估

（1）病室环境、温度。

（2）病人主要症状、既往史、金属过敏史。

（3）所选穴位的局部皮肤情况，病人对疼痛的耐受程度。

2. 告知

（1）针刺时，有酸、麻、胀等针感，属于正常现象。

（2）埋针后不要搓揉，以防划伤皮肤或针具脱落。

（3）埋针时间的长短，可根据病情决定，一般 1~2 天。

（4）埋针后每天自行或者让家属点按胶布 2~3 次，每个穴位约 1 分钟，强度以自身耐受为度，可增强疗效。

3. 物品准备

75% 酒精、无菌棉签、止血钳、皮内针等。

4. 操作流程

（1）核对医嘱，评估病人和环境，告知注意事项，注意保暖。

（2）携用物至床旁，根据穴位协助病人取适宜体位，必要时用屏风遮挡病人。

（3）遵医嘱取穴，通过询问病人感受确定穴位的准确位置。

（4）常规消毒皮肤。

（5）用止血钳夹取皮内针，将皮内针固定在穴位上；观察病人局部皮肤情况，询问病人有无不适。

（6）用止血钳夹取皮内针边缘将之取下，协助病人着衣、取适宜体位，整理床单位。

（7）处理用物，洗手，记录。

5. 注意事项

（1）取穴时一般取单侧，有时也取两侧对称同名穴。

（2）埋针前，应对针体进行详细检查，以免发生折针事故。

（3）埋针时要选择易于固定和不妨碍肢体活动的穴位。

（4）埋针后，病人感觉刺痛或妨碍肢体活动时，应将针取出重埋或改用其他穴位。

（5）关节处、红肿局部、皮肤化脓感染处、紫癜和瘢痕处，均不宜埋针。金属过敏病人、出血性疾病病人也不宜埋针。

参考文献：

[1] 王占魁，周丹，小仓浩敬，等.试论浅刺法发展史 [J]. 江苏中医药 ,2014(2):72–74.

[2] 范郁山，况彦德.《针灸甲乙经》有关浅刺针法理论的研究探析 [J]. 亚太传统医药 ,2010, 6(1):11.

[3] 张海峡，姚肖军.关于针灸文献中对留针的论述 [J]. 陕西中医 ,2014,35(10):1387–1389.

[4] 石学敏.针灸学 [M]. 北京：中国中医药出版社 ,2009:3.

[5] 赤羽幸兵卫.知热感度测定法针灸治疗学附皮内针法、天平现象 [M]. 上海：上海卫生出版社 ,1956.

[6] 赤羽幸兵卫.知热感度测定皮内针法译丛 [M]. 苏州：公私合营中国针灸图书用品社 ,1957.

[7] 夏有兵，张建斌，王红云.简析澄江针灸学派的学术源流 [J]. 中国针灸 ,2012,32(8):759.

[8] 梅焕慈，承为奋.皮内针法 [M]. 苏州：公私合营中国针灸图书用品社 ,1959.

[9] 梁安琦，韩雅欣，张善禹，等.皮内针治疗肝源性呃逆的疗效观察 [J]. 中医药导报 ,2019,25(19):104–105,120.

[10] 谢芳.皮内针治疗老年性失眠 205 例临床护理效果 [J]. 深圳中西医结合杂志 ,2018,28(6):188–189.

[11] 陈燕荔，潘丽佳，周丹，等.基于文献计量学的皮内针疗法处方用穴规律探析 [J]. 河南中医 ,2016,36(11):2020.

[12] 陈苗.基于皮部理论浅析皮内针疗法之应用 [J]. 中国民族民间医药 ,2018,27(8):6–7.

[13] 高寅秋，李辛洁，贾擎，等.皮内针疗法在疼痛治疗中的应用 [J]. 北京中医药 ,2017(4):373.

[14] 刘智斌，牛晓梅.论背俞穴定位的神经解剖学基础 [J]. 中国中医基础医学杂志 ,2013,19(1):83.

[15] 何亚娟.疼痛病人皮内针治疗的研究进展 [J]. 全科护理 ,2014,12(6):492.

[16] 罗玲，袁成凯，尹海燕，等.国家标准《针灸技术操作规范 第 8 部分：皮内针》编制体会与探讨 [J]. 中国针灸 ,2012,32(2):155.

皮内针疗法操作流程图

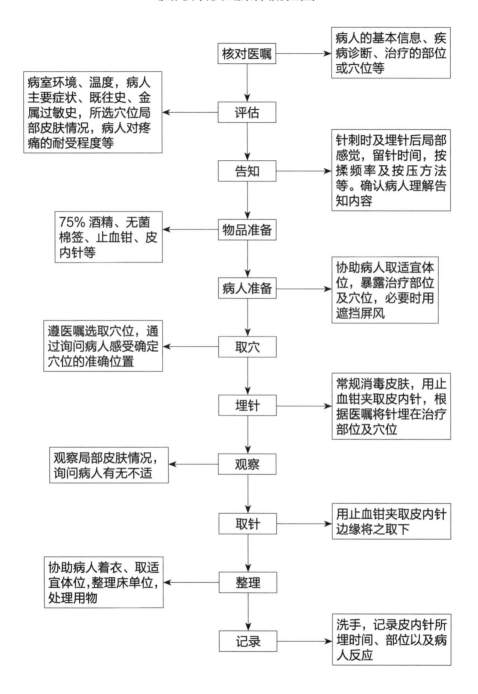

核对医嘱 → 病人的基本信息、疾病诊断、治疗的部位或穴位等

病室环境、温度，病人主要症状、既往史、金属过敏史，所选穴位局部皮肤情况，病人对疼痛的耐受程度等 ← 评估

告知 → 针刺时及埋针后局部感觉，留针时间，按揉频率及按压方法等。确认病人理解告知内容

75% 酒精、无菌棉签、止血钳、皮内针等 ← 物品准备

病人准备 → 协助病人取适宜体位，暴露治疗部位及穴位，必要时用遮挡屏风

遵医嘱选取穴位，通过询问病人感受确定穴位的准确位置 ← 取穴

埋针 → 常规消毒皮肤，用止血钳夹取皮内针，根据医嘱将针埋在治疗部位及穴位

观察局部皮肤情况，询问病人有无不适 ← 观察

取针 → 用止血钳夹取皮内针边缘将之取下

协助病人着衣、取适宜体位,整理床单位,处理用物 ← 整理

记录 → 洗手，记录皮内针所埋时间、部位以及病人反应

皮内针疗法评分标准

项目	分值	技术操作要求	评分说明
仪表	2	仪表端庄、戴表	仪表形象不佳扣1分，未戴表扣1分
核对	2	核对医嘱	未核对扣2分，核对不全扣1分
评估	3	临床症状、既往史、金属过敏史	评估少一项扣1分，最高扣3分
	2	病人埋针处皮肤情况、对疼痛的耐受程度	评估少一项扣1分，最高扣2分
告知	3	针刺时及埋针后局部感受、留针时间、按揉频率及按压方法	未告知扣3分，告知少一项扣1分
物品准备	2	洗手，戴口罩	未洗手扣1分，未戴口罩扣1分
	4	备齐并检查用物	未检查用物扣2分，未备齐用物扣2分
环境与病人准备	2	病室整洁、光线明亮、温度适宜	未准备环境扣2分，准备不充分扣1分
	2	协助病人取适宜体位	未进行体位摆放扣2分，体位不适宜扣1分
	2	暴露所埋皮内针穴位皮肤	皮肤暴露不充分扣2分
操作过程 贴皮内针	2	核对医嘱	未核对扣2分，核对不全扣1分
	8	按照医嘱选取穴位，确定准确位置	一个穴位选取不准确扣2分，最高扣8分
	4	常规消毒皮肤，待干	消毒方法不正确扣2分，未待干扣2分
	10	用止血钳夹取皮内针，贴于选好的穴位上	贴压穴位不准确扣4分，贴压不牢固扣4分，不注意无菌操作扣2分
	8	点按力度适宜，询问病人感受	点按手法不正确扣4分，点按力度过轻或过重扣2分，未询问病人扣2分
	6	观察局部皮肤，查看贴压情况	未观察皮肤（是否出现红肿、过敏等）扣3分，未查看贴压情况扣3分
	4	告知相关注意事项	未告知病人注意事项扣4分，告知不全扣2分
	4	协助病人着衣、取适宜体位，整理床单位	未协助病人着衣、取适宜体位扣2分，未整理床单位扣2分
	2	洗手，再次核对	未洗手扣1分，未核对扣1分
取针	2	用止血钳夹取皮内针边缘将之取下	取针方法不正确扣1分，未使用止血钳扣1分
	2	观察、清洁皮肤	未观察皮肤扣1分，未清洁皮肤扣1分
	2	洗手，再次核对	未洗手扣1分，未核对扣1分
操作后处置	2	用物按《医疗机构消毒技术规范》处理	处理方法不正确扣1分，最高扣2分
	1	洗手	未洗手扣1分
	1	记录	未记录扣1分
评价	8	流程合理、技术熟练、局部皮肤无损伤、询问病人感受	一项不合格扣2分，最高扣8分
理论提问	5	皮内针疗法的禁忌证	未答出扣5分，回答不全面扣3分
	5	皮内针疗法的注意事项	未答出扣5分，回答不全面扣3分
得分			

主考老师签名：　　　　　　　　　　考核日期：　　年　　月　　日

三、梅花针叩刺疗法

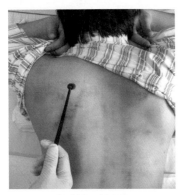

梅花针叩刺疗法

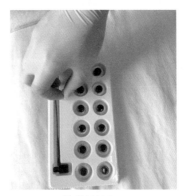

梅花针针具

【概述】

梅花针，属皮肤针的一种，因形似小锤、针柄散嵌着短针、排列若梅花状而得名。其据针数不同，分别称为梅花针（五根针）、七星针（七根针）、罗汉针（十八根针）。梅花针叩刺疗法，属于丛针浅刺法，集合多支短针浅刺人体特定部位或穴位，利用经络与脏腑的内在联系，达到改善局部气血运行，调理脏腑功能，以治疗疾病的目的。

【历史沿革】

梅花针叩刺疗法历史悠久，源远流长，是针灸学的重要组成部分，该疗法已有1000多年的历史，属于丛针浅刺疗法，由古代传统浮刺法发展而来。

《灵枢·官针》云："扬刺者，正内一，傍内四，而浮之，以治寒气之博大者也。"此句话的意思是指在穴位正中先刺一针，然后在上下左右各浅刺一针，刺的部位较为分散。"正内一，傍内四"五针排列，即五星针，已具有现代梅花针和七星针的雏形，由此可以推断出，梅花针叩刺疗法的起源，要早于《黄帝内经》的成书年代。

《灵枢·官针》载，"毛刺者，刺浮痹于皮肤也"，意指毛刺善治皮痹，皮痹即邪客于皮毛之间，致气血不和而引起的以麻木疼痛为主要临床表现的疾病。毛刺法即针刺浮浅的毫毛腠理，现多用于治疗病变范围较大、病位较浅的痛痹，无伤筋肉，有疏通经络、调和营卫、补虚活血、化瘀散痹、祛邪安正的功效。该书还记载："半刺者，浅内而疾发针，无针伤肉，如拔毛状，以取皮气。"这说明半刺是一种作用部位较浅，快出快进，不伤及肌肉组织，可通行皮部气血的浅刺针法。这些记载，均为后世梅花针叩刺疗法的发展与完善奠定了良好的理论基础。

在现存的古文献中，已找不到有关梅花针叩刺具体操作方法、治疗工具等的记载，使得古代梅花针叩刺疗法几近失传，而且在中华人民共和国成立之前，中医学派又受到了一定的迫害，梅花针叩刺疗法的发展几乎停滞。

中华人民共和国成立后，国家加大了对中医药的重视，使得梅花针疗法又获得了新生，自此也有了相关的文献记载。孙惠卿受到民间疗法的启发，认识到"疼痛刺激"是治疗疾病的一种方法，并经过苦心研发，在 20 世纪初，改进了梅花针的医疗工具和治疗方法，并创建了"孙惠卿检查法"。后来，孙惠卿的传人孙忠仁又对梅花针的工具进行了改革，使其日趋完善。20 世纪 70 年代初期，电梅花针问世，将低电压流导入梅花针，使得梅花针叩刺疗法又得到了进一步的提高。近年来，梅花针叩刺疗法作为外治疗法的一种，无论是单独使用还是配合其他外治疗法使用，效果都十分显著。如梅花针叩刺腕部三阴经联合康复训练较单纯康复训练治疗中风后腕关节拘挛效果更显著；梅花针重叩刺加拔罐放血疗法治疗气滞血瘀型腰椎间盘突出症，取得较好的效果；在慢性湿疹临床治疗中增加局部梅花针叩刺配合拔罐疗法，能够有效提升临床治疗效果，改善病人皮损状况。由此可见，梅花针叩刺疗法越来越多地被应用于临床，所治疾病越来越广泛。

【理论基础及作用机制】

梅花针叩刺疗法基于经络学说，通过刺激皮肤的十二皮部发挥作用，《素问·皮部论》指出："欲知皮部，以经脉为纪者，诸经皆然……凡十二经络脉者，皮之部也。"十二皮部即脏腑所属的十二经脉在皮表的投影区，是经脉之气散布之所在，是机体的卫外屏障，可抗御外邪，故称"卫外为固"。当机体卫外功能失常时，病邪可通过皮毛深入经络而至脏腑。梅花针叩刺疗法通过刺激十二皮部发挥对局部和整体的调节作用。《素问·皮部论》言："是故百病之始生也，必先于皮毛。"这说明卫外不固，外邪必先侵入皮毛，而从皮部治之，乃治病之要。"凡刺之理，经脉为始"，疏通经络是针灸治疗疾病的基础。邪气中于人体，络脉首当其冲。刺络出血，通过对血络的刺激，直接作用于经络系统本身，使气血畅行，从根本上消除产生疼痛的病理基础，从而起到疏经通络止痛的作用（"通则不痛"）。《灵枢·经脉》云："故诸刺络脉者，必刺其结上甚血者，虽无结，急取之，以泻其邪而出血，留之发为痹也"。梅花针叩刺疗法通过调节血液的运行发挥疏通经络、调和营卫、补虚活血、化瘀散痹、祛邪安正的功效。

现代研究认为，梅花针叩刺主要利用"痛觉反射"的原理来治病。当疼痛刺激作用于人体肌表，痛觉感受器产生的神经冲动通过传入神经和相应的自主神经与内脏相连，神经-体液系统被刺激驱动，进而调节免疫系统、内分泌系统等。梅花针叩刺肌表，令局部血管扩张，一方面可放出瘀血，另一方面可使微血管的自律性加强，双向交流增加，有益于将机体的物质及时地补充到血液循环中去；同时，通过神经反射将人体神经末梢及感应器产生效应发出的信号传入中枢神经系统，对机体各部功能产生协调作用。临床研究显示，梅花针叩刺能够调整局部炎性因子的表达，证实了梅花针叩刺具有神经-体液调节作用。孙惠卿在解释梅花针的治疗机制时，强调3个要点：一是梅花针叩刺的刺痛增强机体的抗痛能力和抵抗外邪的能力，从而达到预防、解除病痛的目的；二是梅花针叩刺接通经络，加强病变区域与整体的联系；三是治本可以除标，治标可以固本。

【适应证】

1. 疼痛

主症：间断发作或持续刺痛、胀痛，生气后或夜间加重，舌淡或紫暗，脉弦。

辨证分析：中医学认为疼痛的病机多是"不通则痛"或"不荣则痛"，梅花针叩刺疗法适用于经络不通所致的局部"不通则痛"。肿瘤病人常因为肿块、手术等原因造成局部气血运行不畅，经络不通而患疼痛。

治疗：理气活血、通络止痛。

治疗部位：疼痛局部区域。

2. 带状疱疹

主症：初起轻微发热，乏力，纳食减少，继而患处皮肤红斑、疱疹，并伴有火烧、电击、针刺样疼痛，甚则痛不可触。若治疗不当，则会出现水疱、红斑消退后仍然不止的后遗神经痛。

辨证分析：肿瘤病人因久病体虚，正气亏损，常复感毒邪，而并发带状疱疹。起病初期多为湿热毒邪搏结经络而发疱疹；疾病后期余邪未尽，阻滞脉络，而发后遗神经痛。

治疗：行气活血化瘀。

治疗部位：疱疹周边正常皮肤区域。

3. 麻木

主症：肢体麻木不仁，感觉迟钝甚至消失，或肢端麻痛，面色晦暗，唇色青紫，舌有瘀点或瘀斑，脉涩不利等。

辨证分析：中医学认为麻木的病机在于气血失调，营卫不和，经脉不通，肌肤失养。肿瘤病人常因抗肿瘤药物损伤气血津液，致经脉不通、肌肤失养而有肢端麻木症。

治疗：疏经通络、行气活血。

治疗部位：局部叩刺麻木区域；循经叩刺者，上肢叩刺手三阳经，下肢叩刺足三阳经。

【梅花针叩刺疗法操作】

1. 评估

（1）病室环境、温度。

（2）病人主要症状、既往史、凝血功能。

（3）施治部位的皮肤情况。

（4）病人对疼痛的耐受度、心理状况。

2. 告知

（1）梅花针施治部位会出现潮红甚至出血，并伴有疼痛、酸胀的感觉。

（2）梅花针施治部位避免着水，以免感染。

3. 物品准备

弯盘、一次性梅花针、一次性手套、75%酒精、无菌棉签等。

4. 操作流程

（1）核对医嘱，评估病人和环境，告知相关事项。

（2）携用物至床边，协助病人取适宜体位，暴露施治经络穴位或者部位，注意保暖。必要时用屏风遮挡病人。

（3）用75%酒精棉签进行局部皮肤消毒，以所取治疗部位为中心由内向外消毒，直径大于5cm。

（4）梅花针叩刺时运用手腕部有节律地叩刺，力度由轻到重，针尖垂直地刺下、垂直地提起，触及皮肤即迅速弹起，动作连续，要做到平稳、准确、速度均匀。

（5）叩击频率一般以70~90次/分钟为宜，叩到病人皮肤略有潮红或有小血珠冒出，力度以病人可耐受为度。

（6）操作后，检查叩刺出血情况，进行消毒。

（7）协助病人着衣、取适宜体位，整理床单位。

（8）处理用物，洗手，记录。

5. 注意事项

（1）患有急性传染病、皮肤感染、白血病、糖尿病者不宜使用，有凝血功能障碍、瘢痕体质者不宜使用，肿瘤部位不宜叩刺。

（2）根据病人病情、体质、部位选择不同的手法。

（3）梅花针施治部位避免着水，以免感染。

参考文献：

[1] 王重新, 宋秋珍. 梅花针叩刺背俞穴治疗慢性疲劳综合征 34 例疗效观察 [J]. 针灸临床杂志, 2005,21(2):52–53.

[2] 孙远征, 刘婷婷. 针刺、穴位注射和梅花针叩刺治疗糖尿病周围神经病变的疗效观察 [J]. 上海针灸杂志,2005,24(6):3–5.

[3] 易玉珍, 阮经文. 针灸综合治疗周围性面瘫的疗效观察及护理 [J]. 现代临床护理,2010,9(9):42–43.

[4] 王华, 吴绪平, 黄伟. 国家标准《针灸技术操作规范 第 7 部分：皮肤针》解读 [J]. 中国针灸,2011,31(7):657–660.

[5] 申永涛, 黄亮, 裴巍. 梅花针治百病 [M]. 北京：科学技术文献出版社,2009.

[6] 薛尧荞. 梅花针重叩刺 + 拔罐放血疗法治疗气滞血瘀型腰椎间盘突出症的效果分析 [J]. 当代医药论丛,2020,18(2):180–181.

[7] 王颖颖, 何立, 叶佳蓓, 等. 梅花针叩刺腕部三阴经治疗中风后腕关节拘挛临床观察 [J]. 中国针灸,2020,40(1):26–29.

[8] 李景春. 局部梅花针叩刺配合拔罐疗法治疗慢性湿疹疗效观察及护理措施 [J]. 实用临床护理学电子杂志,2019,4(43):96.

[9] 林欢熙. 梅花针与快针综合疗法治疗神经根型颈椎病（风寒湿型）的临床观察 [D]. 北京：北京中医药大学,2012.

[10] 曾荣达. 牵引联合梅花针叩刺治疗腰椎间盘突出症的临床疗效观察 [D]. 福州：福建中医药大学,2012:1–42.

[11] 孙霈. 孙惠卿与梅花针疗法 [J]. 中国针灸,1997(3):155–158.

[12] 张勇, 薛志欣, 李佩佩. 梅花针叩刺督脉对带状疱疹后神经痛患者血清 NF-kB、IL-6 含量的影响 [J]. 陕西中医药大学学报,2018,41(5):69–71.

[13] 谢怡堂. 梅花针配合火罐放血治疗带状疱疹疼痛临床研究 [J]. 实用中医药杂志,2017,33(3):280–281.

[14] 冯立峰. 梅花针叩刺配合拔罐治疗带状疱疹后遗神经痛临床观察 [J]. 光明中医,2015,30(5):1114.

梅花针叩刺疗法操作流程图

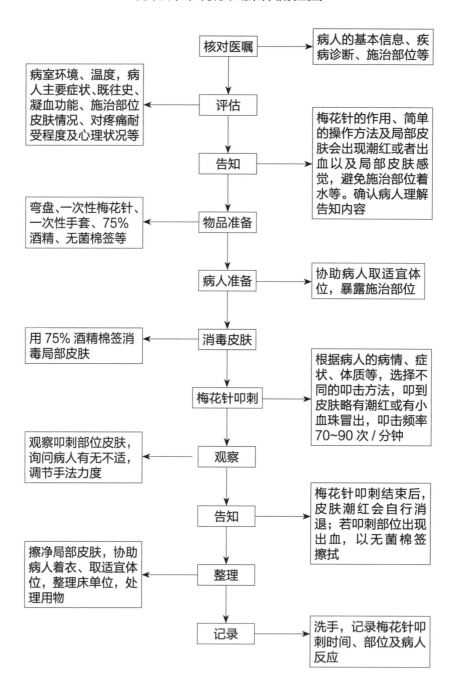

核对医嘱 → 病人的基本信息、疾病诊断、施治部位等

病室环境、温度，病人主要症状、既往史、凝血功能、施治部位皮肤情况、对疼痛耐受程度及心理状况等 ← 评估

告知 → 梅花针的作用、简单的操作方法及局部皮肤会出现潮红或者出血以及局部皮肤感觉，避免施治部位着水等。确认病人理解告知内容

弯盘、一次性梅花针、一次性手套、75%酒精、无菌棉签等 ← 物品准备

病人准备 → 协助病人取适宜体位，暴露施治部位

用75%酒精棉签消毒局部皮肤 ← 消毒皮肤

梅花针叩刺 → 根据病人的病情、症状、体质等，选择不同的叩击方法，叩到皮肤略有潮红或有小血珠冒出，叩击频率70~90次/分钟

观察叩刺部位皮肤，询问病人有无不适，调节手法力度 ← 观察

告知 → 梅花针叩刺结束后，皮肤潮红会自行消退；若叩刺部位出现出血，以无菌棉签擦拭

擦净局部皮肤，协助病人着衣、取适宜体位，整理床单位，处理用物 ← 整理

记录 → 洗手，记录梅花针叩刺时间、部位及病人反应

梅花针叩刺疗法评分标准

项目	分值	技术操作要求	评分说明
仪表	2	仪表端庄、戴表	仪表形象不佳扣1分，未戴表扣1分
核对	2	核对医嘱	未核对扣2分，核对不全扣1分
评估	3	病人临床症状、既往史、凝血功能	评估少一项扣1分，最高扣3分
	4	梅花针叩刺部位皮肤情况，病人对疼痛的耐受程度及合作程度	评估少一项扣2分，最高扣4分
告知	4	梅花针叩刺的作用、简单操作方法、局部皮肤状况及感受，避免叩刺部位着水	告知少一项扣1分，最高扣4分
物品准备	2	洗手，戴口罩	未洗手扣1分，未戴口罩扣1分
	4	备齐并检查用物	未备齐用物扣2分，未检查用物扣2分
环境与病人准备	2	病室整洁、光线明亮、温度适宜	未准备环境扣2分，准备不充分扣1分
	6	协助病人取适宜体位，暴露施治部位，注意保暖	未协助病人取适宜体位扣2分，未暴露施治部位扣2分，未注意保暖扣2分
操作过程	2	核对医嘱	未核对医嘱扣2分，核对不全扣1分
	4	确定穴位及部位，询问病人感受	取穴不准确扣2分，未询问病人扣2分
	8	以所取穴位为中心由内向外消毒，直径大于5cm	消毒方法不正确扣4分，消毒范围不够扣4分
	10	将梅花针垂直刺入皮肤、垂直提起，反复几次，动作平稳，匀速	梅花针叩刺手法不准确扣4分，动作不熟练扣2分，最高扣10分
	10	皮肤微红或出血后停止进针	出血未停止进针扣4分，叩刺程度不合理扣4分，最高扣10分
	4	观察梅花针针尖及病人反应	针尖弯曲扣2分，病人反映不适时未停止扣2分
	2	用无菌棉签擦拭出血	未用棉签擦拭扣2分
	2	观察叩刺部位皮肤，询问病人感受	未观察皮肤扣1分，未询问病人扣1分
	2	告知病人注意事项，尤其是放血后不能洗澡	未告知病人放血后不能洗澡扣2分
	3	协助病人着衣、取适宜体位，整理床单位	为协助病人着衣扣1分，未协助病人取适宜体位扣1分，未整理床单位扣1分
	2	洗手，再次核对医嘱	未洗手扣1分，未核对扣1分
操作后处置	2	用物按《医疗机构消毒技术规范》处理	处理方法不正确扣1分，最高扣2分
	1	洗手	未洗手扣1分
	1	记录	未记录扣1分
评价	8	无菌观念、流程合理、技术熟练、询问病人感受	一项不合格扣2分，最高扣8分
理论提问	5	梅花针叩刺疗法的适应证、禁忌证	未答出扣5分，回答不全面扣3分
	5	梅花针叩刺疗法的注意事项	未答出扣5分，回答不全面扣3分
得分			

主考老师签名：　　　　　　　　　　　　考核日期：　　　年　　　月　　　日

第三节　其他疗法

一、针刺放血疗法

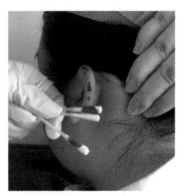

针刺放血疗法

【概述】

针刺放血疗法，又称刺血疗法，是用针具刺破或划破人体特定穴位和一定部位，放出少量血液，以疏通经络、开窍泄热、调和气血，促进气血恢复正常运行而达到治愈疾病目的的一种治疗方法。

【历史沿革】

1. 起源阶段

针刺放血疗法是针灸学史上一种独特的治疗方法，其源远流长，可追溯到新石器时代。《说文解字》云："砭，以石刺病也。"湖南长沙马王堆汉墓出土的《五十二病方》，最早记载了砭石放血疗法。以砭治疾便是针刺放血疗法的起源。

2. 发展阶段

秦汉时期，由于生产力的快速发展，在砭石的基础上出现了金属制造的针具，如《黄帝内经》之"九针"，《黄帝内经》中有关针刺的治疗，半数以上是用针刺放血。《黄帝内经》全书共 162 篇，其中有 46 篇针对针刺放血疗法的作用、部位、工具、操作、放血量、注意事项、适应证等做了详细的记载，奠定了针刺放血疗法的理论基础。

3. 成熟阶段

晋唐时期，针刺放血疗法被广泛应用，其理论也日渐完善，出现了刺血疗疾的专案记载。如《新唐书·则天武皇后传》言："帝头眩不能视，侍医张文仲、秦鸣鹤曰：风上逆，砭头血可愈。后内幸帝殆，得自专，怒曰：是可斩，帝体宁刺血处耶？医顿首请命。帝曰：医之议疾，乌可罪？且吾眩不可堪，听为之！医一再刺，帝曰：吾目明矣！"这说的是唐高宗患头眩，医生在其头顶针刺放血后，其病立愈。宋代王怀隐《太平圣惠方》载，治疗舌头突然肿胀时，用手指或铍刀把舌下两边的皮弄破使之出血，又刺舌下两边络脉，出血数升，并烧针筷烙数遍止血。此时期不但能刺络出血，而且可烧灼止血。此法至今仍为医家借鉴和应用。金元时期，张从正偏于攻邪，甚至认为放血可达到扶正的目的，至此放血疗法正式发展成一种专门的治疗方法。明代杨继洲《针灸大成》对刺络疗疾的记载也很多。如"太阳在眉后陷中，太阳紫脉上，治眼红肿及头痛，用三棱针出血""凡初中风跌倒，卒暴昏沉，痰涎壅滞，不省人事，牙关紧闭，药水不下，急以三棱针刺手十指十二井穴，当去恶血；又治一切暴死恶候，不省人事及绞肠痧，乃起死回生妙诀"。清代，放血疗法被广泛应用于外伤、痈肿的治疗。顾世澄《疡医大全》引用周文采《外科集验方》云："砭针用于疮丹瘤，涂之生油于赤肿之上，砭之出血，妙在合宜，亦不可过之耳。"赵廷海《救伤秘旨·少林寺秘传内外损伤主方》云："瘀血积聚不散，肿痛，服药不效，取天突穴用银针刺出血愈。"

4. 近现代临床应用

1949 年以后，针刺放血疗法获得了蓬勃的发展。此时期广大医务工作者对针刺放血疗法进行了深入的研究，使其治疗方法不断丰富、治疗范围不断扩大，其中王氏刺血疗法在国内外享有一定的声誉。王秀珍老先生在继承刺血疗法的基础上不断总结，使刺血疗法的临床疗效得到提高、理论得到完善，特别是对经络的实质进行了较全面的诠释。其女王峥先生编著了《中国刺血疗法大全》，该书不但包含了数代医家临床经验的总结、对刺血治病机制的探讨，还收载了全国各地医家有关刺血疗法的认识和历代针灸典籍中刺血治病的资料，具有一定的深度与广度。近年来，针刺放血疗法在临床中的应用越来越广泛。如针刺放血疗法能有效地减轻睑腺炎的疼痛，缩短病程，加速痊愈；耳尖针刺放血应用于早期睑腺炎治疗中，能够提高治疗总有效率，缓解病人疼痛，缩短痊愈时间；采取放血疗法治疗慢性荨麻疹效果显著。刺血疗法由于具有使用工具简单、易于操作、治疗范围广、出血量小、安全可靠的特点，逐渐被广大病人所接受。

【理论基础及作用机制】

针刺放血疗法基于气血、经络学说而成。中医学认为经络具有由里及表、通达内外、联络肢节的作用，是气血运行的通道，"内属于脏腑，外络于肢节"。经络是沟通人体内外表里的桥梁，具有运行气血、濡养全身的作用，是人体活动的根本。气血并行于脉内，充养全身。人体的各种生理活动，均依赖气血的正常运行。气血与经络既是人体正常的生理基础，又是疾病产生的重要病机转化所在。当人体内脏和经脉功能失调时，机体就会发生疾病，络脉也会相应地表现出充血、扩张甚至变形等病理变化。针刺放血疗法可以疏通经络，调节气血，恢复脏腑功能，从而达到治疗疾病的目的。

现代研究人员从西医学的角度出发，对刺血疗法进行研究，发现其作用机制如下。①对血液指标的影响。刺血疗法对血细胞变化、血液流变学、凝血系统与纤溶系统的功能调节以及对相关疾病血液学标准变化等有较好的良性调整作用。②对血管的作用。实验证明，刺血疗法能使甲襞微循环以及各项指标发生明显变化，改善血管的供血功能。③脑保护作用。刺血疗法对中风病人的大脑有一定保护作用。④神经内分泌免疫调节。实验证明，刺血疗法对于神经内分泌有明显的良性调节作用。⑤通过放出一定量的血液（特定部位）使部分病理产物、致痛物质排出体外，可恢复微循环正常动态平衡，减少病理产物、致痛物质在局部堆积和生成。

【适应证】

1. 外感风寒或风热

主症：发热恶寒，鼻塞流涕，头项强痛，咽痛，舌红，苔薄白或薄黄，脉浮紧或浮数。

辨证分析：肿瘤病人因正气亏虚，卫外不固，易感受六淫之邪或温热疫毒之气，导致营卫失和，出现外感发热诸症。

治疗：解表散邪、疏风清热。

常用穴位：大椎穴、十宣穴等。

2. 疼痛

主症：间断发作或持续刺痛、胀痛，生气后或夜间加重，舌淡或紫暗，脉弦。

辨证分析：中医学认为疼痛的病机多是"不通则痛"或"不荣则痛"，针刺放血疗法适用于经络不通所致的局部"不通则痛"。肿瘤病人常因为肿块、手术等造成局部气血运行不畅，经络不通而疼痛。

治疗：理气活血、通络止痛。

常用部位：痛处周围。

3. 带状疱疹

主症：初起轻微发热，乏力，纳食减少，继而患处皮肤出现红斑、疱疹，并伴有火烧、电击、针刺样疼痛，甚则痛不可触。若治疗不当，则会出现水疱、红斑消退后仍然不止的后遗神经痛。

辨证分析：肿瘤病人因久病体虚，正气亏损，常复感毒邪，而并发带状疱疹。起病初期多为湿热毒邪搏结经络而发疱疹；疾病后期余邪未尽，阻滞脉络，而发后遗神经痛。

治疗：行气活血化瘀。

常用部位：疱疹周边正常皮肤。

4. 麻木

主症：肢体麻木不仁，感觉迟钝甚至消失，或肢端麻痛，面色晦暗，唇色青紫，舌有瘀点或瘀斑，脉涩不利等。

辨证分析：中医学认为麻木的病机在于气血失调，营卫不和，经脉不通，肌肤失养。肿瘤病人常因抗肿瘤药物损伤气血津液，致经脉不通、肌肤失养而肢端麻木。

治疗：疏经通络、行气活血。

常用穴位：十宣穴。

【针刺放血疗法操作】

1. 评估

（1）病室环境、温度。

（2）病人主要症状、既往史。

（3）施治部位的皮肤情况。

（4）病人凝血功能的情况。

（5）病人对疼痛的耐受度及心理状况。

2. 告知

（1）施治部位会有疼痛、酸胀的感觉，或有少量出血。

（2）施治部位避免着水，以免感染。

3. 物品准备

棉签、75% 酒精、一次性三棱针（梅花针或一次性无菌针头）、一次性手套等。

4. 操作流程

（1）核对医嘱，评估病人和环境，告知注意事项，注意保暖。

（2）协助病人取适宜体位，充分暴露放血部位，保暖。

（3）根据治疗目的选择穴位、结节或体表反应点进行按揉，至局部有酸胀感或充血。

（4）75% 酒精消毒穴位、结节或体表反应点，消毒面积约 10cm×10cm。

（5）右手持三棱针，左手固定待刺部位，将针尖对准选好的穴位，迅速垂直刺入 0.1~0.3cm 后立即出针。

（6）挤出少许血液，放血不可过多，观察出血量，询问病人有无不适。

（7）清洁皮肤，擦净血迹，协助病人着衣、取适宜体位，整理床单位。

（8）处理用物，洗手，记录。

5. 注意事项

（1）有凝血功能障碍者忌用。

（2）操作时手法宜稳、准、轻，不宜过猛，放血不可过多。

（3）一旦出现晕针现象，立即扶病人平卧，给病人喝热水，并注意观察病人面色、脉象、血压，症状较重者，请医生处理。

参考文献：

[1] 钟超英. 刺络放血法治疗痛症应用概况 [J]. 广西中医药 ,2004,27(3):1–4.

[2] 李柳，杨克卫. 张子和对刺络放血疗法的贡献 [J]. 吉林中医药 ,2008,28(9):627–628.

[3] 张争昌. 刺血疗法临床应用撮要 [J]. 陕西中医 ,2001,22(6):347–349.

[4] 洪作权. 睑腺炎针刺放血疗法的临床效果评价 [J]. 全科口腔医学电子杂志 ,2020,7(3):127.

[5] 李小兵. 耳尖放血疗法在早期睑腺炎中的治疗效果 [J]. 中外医学研究 ,2020,18(2): 136–137.

[6] 何桥景，曾科学. 放血疗法治疗慢性荨麻疹的临床观察 [J]. 按摩与康复医学 ,2015,6 (3):55–56.

[7] 梁前，梁月俭. 中医刺络放血疗法临床研究进展 [J]. 内蒙古中医药 ,2012,31(12):112–114.

[8] 傅佳. 试探刺血疗法治病机理及临床应用 [J]. 光明中医 ,2018,33(1):94–96.

针刺放血疗法操作流程图

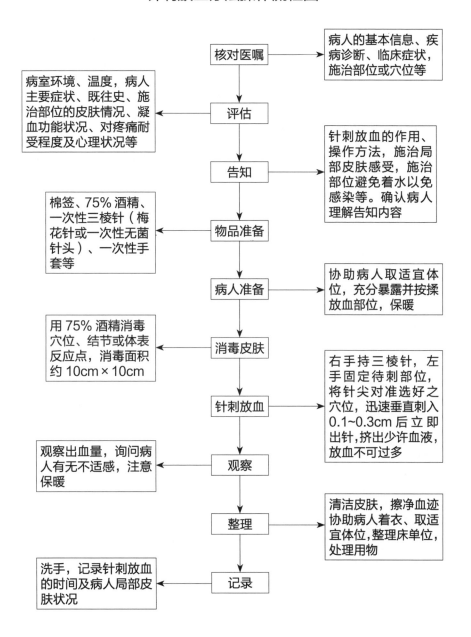

核对医嘱 → 病人的基本信息、疾病诊断、临床症状，施治部位或穴位等

病室环境、温度，病人主要症状、既往史、施治部位的皮肤情况、凝血功能状况、对疼痛耐受程度及心理状况等 ← 评估

告知 → 针刺放血的作用、操作方法，施治局部皮肤感受，施治部位避免着水以免感染等。确认病人理解告知内容

棉签、75% 酒精、一次性三棱针（梅花针或一次性无菌针头）、一次性手套等 ← 物品准备

病人准备 → 协助病人取适宜体位，充分暴露并按揉放血部位，保暖

用 75% 酒精消毒穴位、结节或体表反应点，消毒面积约 10cm×10cm ← 消毒皮肤

针刺放血 → 右手持三棱针，左手固定待刺部位，将针尖对准选好之穴位，迅速垂直刺入 0.1~0.3cm 后立即出针，挤出少许血液，放血不可过多

观察出血量，询问病人有无不适感，注意保暖 ← 观察

整理 → 清洁皮肤，擦净血迹协助病人着衣、取适宜体位,整理床单位，处理用物

洗手，记录针刺放血的时间及病人局部皮肤状况 ← 记录

针刺放血疗法评分标准

项目	分值	技术操作要求	评分说明
仪表	2	仪表端庄、戴表	仪表形象不佳扣1分，未戴表扣1分
核对	2	核对医嘱	未核对扣2分，核对不全扣1分
评估	4	病人临床症状、既往史、凝血功能状况	未评估扣4分，评估少一项扣1分
	2	施治部位皮肤情况，病人对疼痛的耐受程度及心理状况	评估少一项扣1分，最高扣2分
告知	4	刺血疗法的作用、简单操作方法、局部皮肤状况及感受，避免施治部位着水以免感染	告知少一项扣1分，最高扣4分
物品准备	2	洗手，戴口罩	未洗手扣1分，未戴口罩扣1分
	4	备齐并检查用物	未备齐用物扣2分，未检查用物扣2分
环境与病人准备	2	病室整洁、光线明亮、温度适宜	未准备环境扣2分，温度不合适扣1分
	6	协助病人取适宜体位，暴露施治部位，注意保暖	未协助病人取适宜体位扣2分，施治部位暴露不充分扣2分，未保暖扣2分
操作过程	2	核对医嘱	未核对医嘱扣2分，核对不全扣1分
	10	根据治疗目的选择穴位、结节或体表反应点进行按揉，至局部有酸胀感或充血	选择部位或穴位不准确扣5分，未按揉局部皮肤扣5分
	10	用75%酒精消毒穴位、结节或体表反应点，消毒面积约10cm×10cm	消毒方法不正确扣5分，消毒范围不够扣5分
	14	右手持三棱针，左手固定待刺部位，将针尖对准选好之穴位，迅速垂直刺入0.1~0.3cm后立即出针，挤出少许血液	持针手法不正确扣6分，刺入深度不合理扣4分，出血量不合理扣4分
	8	观察皮肤情况和出血量，询问有无不适感，注意保暖	未观察皮肤情况及出血量扣4分，未询问病人扣2分，未保暖扣2分
	4	清洁皮肤，协助病人着衣、取适宜体位，整理床单位	未清洁皮肤扣1分，未协助病人着衣扣1分，未协助病人取适宜体位扣1分，未整理床单位扣1分
	2	洗手，再次核对医嘱	未洗手扣1分，未核对扣1分
操作后处置	2	用物按《医疗机构消毒技术规范》处理	处理方法不正确扣1分，最高扣2分
	1	洗手	未洗手扣1分
	1	记录	未记录扣1分
评价	8	无菌观念、流程合理、技术熟练、询问病人感受	一项不合格扣2分，最高扣8分
理论提问	5	针刺放血疗法的适应证	回答不全面扣3分，未答出扣5分
	5	针刺放血疗法的注意事项	回答不全面扣3分，未答出扣5分
得分			

主考老师签名： 考核日期： 年 月 日

二、耳穴贴压疗法

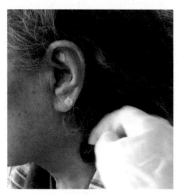

耳穴贴压疗法

【概述】

耳穴贴压疗法，是在生物全息理论及中医经络理论的指导下，通过在耳郭穴位上贴压各种药豆、磁珠、揿针等，使局部产生酸、麻、胀、痛等刺激的反应，调节脏腑功能，从而达到防治疾病目的的一种治疗方法。

【历史沿革】

1. 古代的起源与发展

耳穴贴压疗法起源于我国，在我国有着悠久的历史，是中医学的重要组成部分，长沙马王堆汉墓出土的《足臂十一脉灸经》和《阴阳十一脉灸经》记载了与上肢、眼、颊、咽喉相联系的"耳脉"，这是有关耳穴的最早记载。我国第一部中医经典著作《黄帝内经》，记录了有关耳穴诊治原理以及应用耳穴治疗疾病的内容将近百条。后经历代发展，耳穴的理论逐渐完善，其临床应用也越发广泛。晋代葛洪《肘后备急方》记载："耳卒痛，蒸盐熨之，痛不可忍，求死者，菖蒲、附子各一分末和乌麻油，炼点耳中，则立止之。"元代危亦林《世医得效方》记载："蓖麻子、大枣肉、人乳，和做枣核大，棉裹塞耳，以治气血衰弱，耳聋耳鸣。"到明代时已经出现了耳穴图谱，杨继洲《针灸大成》记载："耳尖二穴，在耳尖上，卷耳取尖上是穴，治眼生翳膜，用小艾炷五壮。"清代吴师机《理瀹骈文》记载："半夏、蝉蜕塞两耳治少阳疟疾。"

2. 现代的发展及临床应用

20 世纪 50 年代，耳针在欧洲兴起。1946 年，美国人 Potter.F.L 报道了肾的发育情况与耳壳的形态有着某种对应关系，但这在当时并未引起人们的关注。直到 1957 年，法国的医生 P.Nogier 在耳郭里发现了新穴位，并将关于"胚胎倒影"的耳穴图公之于世，这才引起了医学界对耳穴的极大重视，并很快掀起了一种研究耳穴疗法的热潮。20 世纪 80 年代，研究耳穴的队伍逐渐壮大并趋于成熟。1989 年 10 月份，国际耳穴诊治学术研讨会在北京召开。1991 年 10 月 16 日，世界上第一个有关耳穴的国家标准——《耳穴名称与部位》正式颁布，并于 1992 年 5 月 1 日正式实施，使得耳穴的研究走上国际化的道路。1999 年及 2002 年在拉斯维加斯召开的学术大会，将耳针的名称改为耳医学。耳穴疗法分耳针和耳压两种。耳针是针灸学的一部分，耳压是穴位贴敷的组成部分。耳穴贴压疗法是在耳针疗法的基础上发展起来的一种新的保健方法。

当前，耳穴贴压疗法作为一种绿色无创的中医疗法，已经被广泛地应用于临床各科疾病（如血液透析、糖尿病、脑血管意外、肿瘤、围绝经期综合征）以及疾病所伴随的疼痛、失眠、恶心呕吐等症状。如耳穴贴压联合内关穴位贴敷治疗妊娠剧吐临床疗效显著；耳穴压豆可更好地在短期内提高病人的压痛阈值和耐痛阈值，快速减轻腰部疼痛程度。耳穴贴压操作简单方便，疗效显著，易于被人接受。

【理论基础及作用机制】

中医学认为，耳穴贴压疗法基于脏腑经络理论。在生理及病理上，耳穴和人体的各脏腑有着紧密的联系，刺激耳穴后产生的兴奋由末梢传到大脑皮层的对应区域，对原病理兴奋灶起到抑制作用，进而使原病理兴奋灶在大脑皮层的兴奋和抑制达到平衡。

西医学认为，耳穴贴压疗法基于神经学基础。耳郭的神经非常丰富，是耳穴与内脏、肢体联系的重要桥梁，刺激耳郭上的相应部位，可阻断神经元病理性冲动的传递，致使疾病症状减轻或消失。神经进入耳郭后，在表皮至软骨膜中发出各种感受器，耳肌腱上和耳肌中发出单纯型和复杂型丛状感觉神经末梢、高尔基腱器官、鲁菲尼小体及肌役。因此，耳郭含有丰富的浅层和深层感受器，耳穴贴压刺激产生的神经兴奋，相当于中医学所言的"得气"，多种感受器尤其是痛觉感受器兴奋后，接受并传递各种感觉冲动到三叉神经脊束核，使之迅速传至脑干的网状结构，通过神经中枢发挥作用。因此，通过刺激耳郭神经丛可以调节中枢神经系统，影响内脏活动和调节感觉功能，从而达到治疗疾病的目的。

现代全息生物理论认为，构成人体的各个部分之间是密切联系的，从人体的某个局部，能推断出人体全身的健康信息，同时人体全身的各个组织器官的健康状况可以在一个局部表现出来，即局部能反映全貌，而整体的信息又可在一个局部表现出来，这就是全息。二者的相互影响，一为信息传递，一为生物效应（调整和制约），两方面相互并存。

【适应证】

1. 失眠

主症：入睡困难或寐而不酣，时寐时醒，醒后难以再眠，甚者彻夜不眠。

兼次症：心虚胆怯证兼见多梦易惊，胆怯心悸，乏力倦怠，舌淡，苔白，脉弦细；痰热内扰证兼见心烦不寐，胸闷脘痞，伴口苦痰多，舌红，苔黄腻，脉滑或滑数；肝郁化火证兼见心烦不能入睡，急躁易怒，伴胸闷胁痛，头痛面红，耳鸣目赤，口干口苦，便秘溲赤，舌红，苔黄，脉弦数；阴虚火旺证兼见心烦不寐，或时寐时醒，手足心热，心悸多梦，伴头晕耳鸣，腰膝酸软，潮热盗汗，咽干少津，舌红，少苔，脉细数；心脾两虚证兼见睡眠不安易醒，或朦胧不实，心悸头晕，目眩，肢倦神疲，面色不华，舌淡，苔薄，脉细弱。

辨证分析：失眠的主要机制为阴阳失调，营卫失和，阳不入阴。病人久病气血耗伤，经络不通，更易出现阴阳失调、营卫失和的情况。

治疗：心虚胆怯证宜益气镇惊、安神定志；痰热内扰证宜清化痰热、和中安神；肝郁化火证宜疏肝泻火、佐以安神；阴虚火旺证宜养心安神、滋阴降火；心脾两虚证宜补养心脾、宁心安神。

常用穴位：主穴取心、神门、枕、神皮（神经系统皮质下）、口、失眠、三焦、垂前、耳中。心虚胆怯证配以胰胆等；痰热内扰证配以脾、胃、肺等；肝郁化火证配以神门、耳尖、肝、胆等；阴虚火旺证配以肝、肾、胰胆等；心脾两虚证配以脾、肝、胰胆等。

2. 便秘

主症：大便秘结，排出费力，排便周期延长。

兼次症：气机郁滞证兼见大便排出不畅，胸胁满闷，腹胀腹痛，嗳气呃逆，舌淡红，苔薄白，脉弦；气血亏虚证兼见大便干结，虽有便意但排出费劲，乏力懒言，心悸气短，舌淡，苔薄白，脉细弱。

辨证分析：胃肠动力不足，大肠传导失司，推动无力，糟粕内停则致便秘。肿瘤病人由于疾病晚期体力下降，活动减少，甚至需要长期卧床，又或治疗需要，口服阿片类镇痛药、配合化疗接受镇吐治疗等，而患便秘。

治疗：气机郁滞证宜顺气导滞、降逆通便；气血亏虚证宜益气养血、润肠通便。

常用穴位：主穴取大肠、直肠、便秘点、消皮（消化系统皮质下）、腹。气机郁滞证配以肝、脾、三焦、肺、屏尖等；气血亏虚证配以脾、肾、三焦、艇中等。

3. 疼痛

主症：间断发作或持续刺痛、胀痛，生气后或夜间加重，舌淡或紫暗，脉弦。

辨证分析：中医学认为疼痛的病机多是"不通则痛"或"不荣则痛"。肿瘤病人常因为肿块、手术等原因造成局部气血运行不畅，经络不通而疼痛；或肿瘤阻碍气血运行，导致局部气血不充，失于濡养，而疼痛。

治疗：理气活血、通络止痛。

常用穴位：以皮质下、神门、肝、三焦、交感为主穴，根据病人疼痛的位置加减选用肾、胸、胰胆、额、颈、盆腔、内生殖器等敏感点。

4. 脾胃功能紊乱

主症：不思饮食，脘腹胀满不适，食后加重，嗳气呃逆，甚至恶心、呕吐。

兼次症：痰饮内阻证兼见胸脘痞闷，呕吐痰涎清水，不思饮食，舌苔白腻，脉滑；肝气犯胃证兼见嗳气频繁，呕吐吞酸，胸胁闷痛，舌边尖红，脉弦；脾胃虚寒证兼见饮食稍有不慎即出现呕吐，倦怠疲乏，面色㿠白，口干，不欲饮，四肢不温，大便溏薄，舌淡，脉濡弱。

辨证分析：本病主要的发病机制为正气耗伤，脏腑虚损，气机逆乱。肿瘤病人由于患病日久，正气耗伤而脾胃虚弱，日久不复，或手术、放疗、化疗药物的使用而脾胃失和，气机失调，表现为脾胃功能紊乱诸症。

治疗：痰饮内阻证宜温中化饮、和胃降逆；肝气犯胃证宜疏肝理气、和胃降逆；脾胃虚寒证宜温中健脾、和胃降逆。

常用穴位：主穴取胃、贲门、交感、消皮（消化系统皮质下）、神皮（神经系统皮质下）、肝、脾、神门。痰饮内阻证配以肺、肾、三焦、交感等；肝气犯胃证配以胰胆、屏尖、三焦、耳中等；脾胃虚寒证配以耳中、三焦、内分泌等。

5. 咳嗽、咳痰、气喘

主症：咳嗽，咳痰，气喘。

兼次症：外感风寒证兼见起病急，咽痒作咳，受凉加重，咳痰色白、稀薄，形寒肢冷，舌红，苔薄白，脉浮紧；外感风热证兼见起病急，咽喉肿痛，身热头痛，咳痰色黄、质稠，舌红，苔薄黄，脉浮数；痰湿蕴肺证兼见咳嗽痰多，痰色白、质稠，胸闷喘憋，舌红，苔白腻，脉濡滑；肝火灼肺证兼见气喘咳嗽，胸胁引痛，痰少而黏，面赤咽干，苔黄少津，脉弦数；肺肾亏虚证兼见咳喘无力，动则气喘，痰少稀薄，舌淡，苔白，脉沉细。

辨证分析：外感风寒、风热之邪，肺气清肃失常或脏腑功能失调（如肺阴亏损，失于清润；脾虚失运，聚湿生痰；肝气郁结，气郁化火，火盛灼肺，阻碍清肃；肾虚而摄纳无权，肾不纳气）均可导致咳嗽、咳痰、气喘。肿瘤病人体质虚弱，卫外不固，易被外邪侵袭，肺部肿物，影响肺脏，加重失调，从而引起咳嗽、咳痰、咳喘等症状。

治疗：宣肺止咳、化痰平喘。

常用穴位：主穴取气管、肺、咽喉、对屏尖、内分泌。外感风寒证配以口、枕、神门、交感等；外感风热证配以耳尖、口、交感等；痰湿蕴肺证配以脾、肾、神皮（神经系统皮质下）、交感等；肝火灼肺证配以耳尖、肝、胰胆、喘点等；肺肾亏虚证配以肾、交感、喘点等。

【耳穴贴压疗法操作】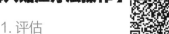

1. 评估

（1）病室环境、温度。

（2）病人主要症状、既往史及对疼痛的耐受程度。

（3）病人有无对胶布、药物等过敏情况。

（4）病人耳部皮肤情况。

2. 告知

（1）耳穴贴压的局部感觉为热、麻、胀、痛，如有不适及时通知护士。

（2）每日自行按压 3~5 次，每次每穴 20~30 秒。

（3）耳穴贴压脱落后，应通知护士。

3. 物品准备

王不留行籽或磁珠等丸状物、75% 酒精、棉签、探棒、止血钳或镊子、弯盘、污物碗等，必要时可备耳穴模型。

4. 操作流程

（1）核对医嘱，评估病人和环境，告知相关事项。

（2）备齐用物，携至床旁。

（3）协助病人取适宜体位。

（4）轻揉耳部，使之轻度充血。

（5）遵照医嘱，探查耳穴敏感点，确定贴压部位。

（6）用 75% 酒精由上而下、由内到外、由前到后消毒耳部皮肤。

（7）用止血钳或镊子夹住胶布，将王不留行籽或磁珠等贴敷于选好的耳穴上，并给予适当按压（揉），使病人有热、麻、胀、痛感觉，即得气。

（8）进行按压。常用按压手法如下。①对压法：将食指和拇指的指腹置于病人耳郭的正面和背面，相对按压，至出现热、麻、胀、痛等感觉，食指和拇指可边压边左右移动，或做圆形移动，一旦找到敏感点，则持续对压 20~30 秒，每日按压 3~5 次。此法对内脏痉挛性疼痛、躯体疼痛有较好的镇痛作用。②直压法：用指尖垂直按压耳穴，至病人产生胀痛感，每穴按压 20~30 秒，每日按压 3~5 次。

（9）观察病人局部皮肤，询问有无不适感。

（10）操作完毕，协助病人取适宜体位，整理床单位。

（11）处理用物，洗手，记录。

5. 注意事项

（1）耳郭局部有炎症、冻疮或表面皮肤有破溃者不宜施行。

（2）耳穴贴压时每次选择一侧耳穴，双侧耳穴轮流使用。夏季易出汗，留置时间 1~3 天，冬季可留置 3~7 天。

（3）观察病人耳部皮肤情况，留置期间应防止胶布脱落或污染；对普通胶布过敏者改用脱敏胶布。

（4）病人侧卧位耳部感觉不适时，可适当调整体位。

参考文献：

[1] 许金海, 查建林, 王国栋, 等. 耳穴压豆对腰椎间盘突出症患者疼痛短期疗效影响的临床研究 [J]. 上海中医药杂志,2019,53(11):61–66.

[2] 叶文慧, 范丽梅, 杨威, 等. 耳穴压豆联合内关穴位贴敷治疗妊娠剧吐的疗效观察 [J]. 广州中医药大学学报,2020,37(4):671–675.

[3] 宋传菊, 周军静. 高脂血症患者膳食营养调控的临床意义 [J]. 陕西医学杂志,2012,41(10):1359–1360.

[4] 张雅丽, 蔡俊萍, 秦秀芳, 等. 辨证耳穴贴压对改善慢性肾病患者便秘的作用 [J]. 上海护理,2009,9(5):7.

[5] 陈思良, 陈支媛, 吕瑛, 等. 耳穴贴压治疗慢性便秘疗效观察 [J]. 上海针灸杂志,2011, 30(8):541.

耳穴贴压疗法操作流程图

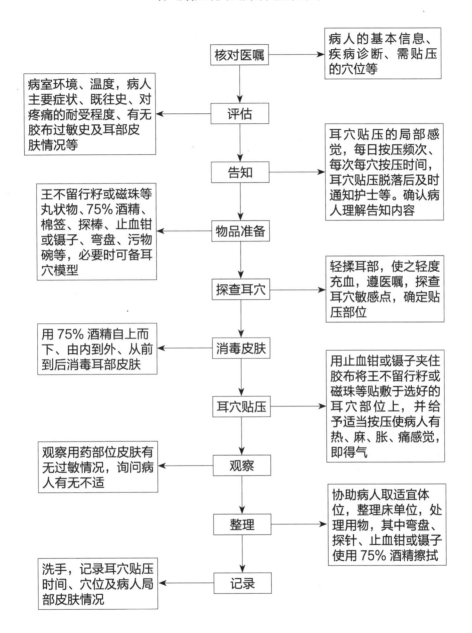

核对医嘱 → 病人的基本信息、疾病诊断、需贴压的穴位等

病室环境、温度，病人主要症状、既往史、对疼痛的耐受程度、有无胶布过敏史及耳部皮肤情况等 ← 评估

告知 → 耳穴贴压的局部感觉，每日按压频次、每次每穴按压时间，耳穴贴压脱落后及时通知护士等。确认病人理解告知内容

王不留行籽或磁珠等丸状物、75% 酒精、棉签、探棒、止血钳或镊子、弯盘、污物碗等，必要时可备耳穴模型 ← 物品准备

探查耳穴 → 轻揉耳部，使之轻度充血，遵医嘱，探查耳穴敏感点，确定贴压部位

用 75% 酒精自上而下、由内到外、从前到后消毒耳部皮肤 ← 消毒皮肤

耳穴贴压 → 用止血钳或镊子夹住胶布将王不留行籽或磁珠等贴敷于选好的耳穴部位上，并给予适当按压使病人有热、麻、胀、痛感觉，即得气

观察用药部位皮肤有无过敏情况，询问病人有无不适 ← 观察

整理 → 协助病人取适宜体位，整理床单位，处理用物，其中弯盘、探针、止血钳或镊子使用 75% 酒精擦拭

洗手，记录耳穴贴压时间、穴位及病人局部皮肤情况 ← 记录

耳穴贴压疗法评分标准

<table>
<tr><th colspan="2">项目</th><th>分值</th><th>技术操作要求</th><th>评分说明</th></tr>
<tr><td colspan="2">仪表</td><td>2</td><td>仪表端庄、戴表</td><td>仪表形象不佳扣1分，未戴表扣1分</td></tr>
<tr><td colspan="2">核对</td><td>2</td><td>核对医嘱</td><td>未核对扣2分，核对不全扣1分</td></tr>
<tr><td colspan="2" rowspan="2">评估</td><td>3</td><td>临床症状、既往史、有无胶布过敏史</td><td>评估少一项扣1分，最高扣3分</td></tr>
<tr><td>2</td><td>耳部皮肤情况、对疼痛的耐受程度</td><td>评估少一项扣1分，最高扣2分</td></tr>
<tr><td colspan="2">告知</td><td>3</td><td>耳穴贴压的局部感受，每日按压频次，每次每穴按压时间</td><td>告知少一项扣1分，最高扣3分</td></tr>
<tr><td colspan="2" rowspan="2">物品准备</td><td>2</td><td>洗手，戴口罩</td><td>未洗手扣1分，未戴口罩扣1分</td></tr>
<tr><td>4</td><td>备齐并检查用物</td><td>未备齐用物扣2分，未检查用物扣2分</td></tr>
<tr><td colspan="2" rowspan="3">环境与病人准备</td><td>2</td><td>病室整洁、光线明亮、温度适宜</td><td>未准备环境扣2分，准备不充分扣1分</td></tr>
<tr><td>2</td><td>协助病人取适宜体位</td><td>未进行体位摆放扣2分，体位不适宜扣1分</td></tr>
<tr><td>2</td><td>暴露耳部皮肤</td><td>未暴露耳部皮肤扣2分</td></tr>
<tr><td rowspan="13">操作过程</td><td rowspan="10">贴压</td><td>2</td><td>核对医嘱</td><td>未核对扣2分，核对不全扣1分</td></tr>
<tr><td>8</td><td>轻揉耳部，使之轻度充血，遵照医嘱探查耳穴敏感点，确定贴压部位</td><td>一处穴位不准确扣2分，贴压顺序不正确扣2分，最高扣8分</td></tr>
<tr><td>6</td><td>用75%酒精自上而下、由内到外、从前到后消毒皮肤，待干</td><td>消毒顺序不正确扣4分，未待干扣2分</td></tr>
<tr><td>6</td><td>用止血钳或镊子夹住胶布药贴，将之贴敷于选好的穴位上，给予适当按压（揉），使病人有热、麻、胀、痛感觉，即得气</td><td>贴压方法不正确扣2分，未得气扣2分，按压力度不合理扣2分</td></tr>
<tr><td>8</td><td>对压法：用食指和拇指的指腹置于病人耳郭的正面和背面，相对按压，至出现热、麻、胀、痛等感觉，食指和拇指可边压边左右移动，或做圆形移动，一旦找到敏感点，则持续对压20~30秒，每日按压3~5次</td><td>对压手法不正确扣4分，未得气扣2分，按压时间不合理扣2分</td></tr>
<tr><td>8</td><td>直压法：用指尖垂直按压耳穴，至病人产生胀痛感，持续按压20~30秒，间隔少许，重复按压，每日按压3~5次</td><td>直压手法不正确扣4分，未得气扣2分，按压时间不合理扣2分</td></tr>
<tr><td>4</td><td>观察耳部皮肤有无红肿、过敏以及贴敷是否牢固，告知相关注意事项</td><td>未观察耳部皮肤扣2分，未告知病人相关注意事项扣2分</td></tr>
<tr><td>4</td><td>协助病人取适宜体位，整理床单位</td><td>未安置体位扣2分，未整理床单位扣2分</td></tr>
<tr><td>2</td><td>洗手，再次核对医嘱</td><td>未洗手扣1分，未核对扣1分</td></tr>
<tr><td rowspan="3">取下</td><td>2</td><td>用止血钳或镊子夹住胶布一角取下</td><td>取耳豆方法不正确扣2分</td></tr>
<tr><td>2</td><td>观察、清洁皮肤</td><td>未观察皮肤扣1分，未清洁皮肤扣1分</td></tr>
<tr><td>2</td><td>洗手，再次核对医嘱</td><td>未洗手扣1分，未核对扣1分</td></tr>
<tr><td colspan="2" rowspan="3">操作后处置</td><td>2</td><td>用物按《医疗机构消毒技术规范》处理</td><td>处理方法不正确扣1分，最高扣2分</td></tr>
<tr><td>1</td><td>洗手</td><td>未洗手扣1分</td></tr>
<tr><td>1</td><td>记录</td><td>未记录扣1分</td></tr>
<tr><td colspan="2">评价</td><td>8</td><td>无菌观念、流程合理、技术熟练、询问病人感受</td><td>一项不合格扣2分，最高扣8分</td></tr>
<tr><td colspan="2" rowspan="2">理论提问</td><td>5</td><td>耳穴贴压疗法的禁忌证</td><td>回答不全面扣3分，未答出扣5分</td></tr>
<tr><td>5</td><td>耳穴贴压疗法的注意事项</td><td>回答不全面扣3分，未答出扣5分</td></tr>
<tr><td colspan="2">得分</td><td></td><td></td><td></td></tr>
</table>

主考老师签名：　　　　　　　　　　　　考核日期：　　年　　月　　日

三、火罐疗法

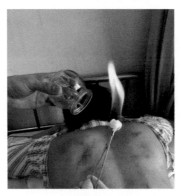

火罐疗法

【概述】

火罐疗法，是借助热力排出罐中空气，使罐内呈真空状态，通过负压将罐吸附于特定部位的皮肤上，利用其温通作用，温经散寒，化瘀通络，拔毒泻热，振奋阳气，从而达到扶正祛邪、治疗疾病目的的一种治疗方法。

走罐疗法，是以杯罐为工具，在杯罐口及病变部位涂以适量润滑剂，借热力排去杯罐中的空气，产生负压，使杯罐吸着于皮肤，用手推动杯罐在病变部位来回滑动，从而使皮肤产生潮红或瘀血现象，以期温经散寒、化瘀通络、拔毒泻热、振奋阳气，达到防治疾病的目的。

【历史沿革】

1. 先秦时期——起源

拔罐的方法首见于《五十二病方》，当时称为角法。帛书《五十二病方》中有关于角法的记述，其云："牡痔居窍旁，大者如枣，小者如核者，方以小角角之，如孰（熟）二斗米顷，而张角。"其中"以小角角之"，即指用小兽角吸拔。这说明在公元前6世纪至公元前2世纪，我国已经开始采用拔罐方法治疗疾病。

2. 晋唐时期——发展

晋代葛洪的《肘后备急方》提到了用角法治疗痈肿，其中所用的角皆为牛角。在唐代，拔罐法（角法）被设立为一门独立的学科，可见在当时其理论及操作已较为成熟。此时期，拔罐的工具也有了突破性的发展，开始用竹罐来代替兽角。唐代医家甄权《古今录验方》

首次记载竹罐法，云："以意用竹依作小角，留一节长三四寸，孔径四五分，若指上，可取细竹作之。"此法以竹罐为罐具，以熟煮为吸拔方式，这种煮筒法在当时广为流传。关于竹罐记载得更多的是王焘的《外台秘要》，该书的详细描述对后世产生了深远的影响。

3. 宋金元明清时期——盛行

宋金元时期，竹罐完全替代了兽角。拔罐的名称也由"角法"换成了"吸筒法"。其操作则由煮筒法逐渐发展为药筒法。药筒法即先将竹罐在特殊的药物中煮过备用，需要时，再将竹罐取出放于沸水中煮，趁热吸拔在穴位上，以发挥吸拔和药物外治的双重作用。明代药筒法又有了新的进展，即将竹罐直接放在多味中药的汁液中煮沸，再进行吸拔。一些外科著作（如《外科大成》和《医宗金鉴》）中都有关于药筒法的详略不等的记载，表明此法当时十分盛行。清代，陶罐的使用逐渐成为主流，火罐疗法也得到了广泛的应用。其中赵学敏对火罐进行了详细的介绍，云："火罐，江右及闽中皆有之，系畜户烧售，小如人大指，腹大两头微狭，使促口以受火气，凡患一切风寒，皆用此罐。"至此，拔罐的工具从动物角、竹筒演变到陶罐，操作方式从煮角法演变为火罐法，操作方法也顺应罐具发展而发生了变化。

4. 近现代——联合应用

民国时期，由于历史原因，罐疗的发展趋于停滞。近现代，随着医学技术的不断发展，火罐疗法也不再单一使用，而是和其他疗法配合应用，并取得了较好的疗效。在临床应用方面，火罐疗法直接或间接治疗的疾病涉及内、外、妇、儿、骨伤、皮肤、五官等各科疾病。常见的拔罐法有留罐、走罐、闪罐、留针拔罐、刺血拔罐、药罐6种，可根据不同的病情，选用不同的拔罐方法。如药罐疗法治疗颈肩腰腿痛临床效果肯定，能够有效缓解疼痛，改善关节功能；拔火罐疗法还能够有效缓解产后腰痛，加快产妇产后恢复；神阙穴拔火罐治疗急性荨麻疹效果较为理想，能够快速缓解临床症状。火罐疗法已经被广泛用于不同的疾病治疗中，效果显著。

5. 走罐疗法

走罐的操作方法最早记载于田成庆1956年发表的《拔火罐》，此文在拔罐操作的最后一条提到了移罐法。田成庆并未对移罐法的作用进行阐述。1970年出版的《针灸治疗手册》中，首次出现了"走罐法"一词，该书不仅提到了走罐的操作方法和施术部位，也表明了它的功效，此时期的走罐疗法仍不太成熟。1974年出版的《针灸学》，不仅详细地描述了走罐疗法的具体操作手法，还明确了走罐疗法需要达到的强度，至此，走罐疗法的操作方法逐渐清晰。1982年的《实用针灸学》提出了走罐疗法的适应证，并介绍了走罐疗法可使用的不同介质，这也为之后辨证选介质埋下了伏笔。近代出版的《中医大辞典》和《中医药学名词》将"走罐法"作为规范用词在书中使用。现在走罐疗法作为临床的一种治疗方法，被广泛地应用于各种疾病的治疗中，受到了广大病人的欢迎。

【理论基础及作用机制】

中医学认为，皮部是十二经脉在皮肤的分支，具有联络局部和整体的作用。皮部对外界的变化具有适应和调节功能，起着保卫机体、抵抗外邪的作用。通过皮部-孙络-络脉-经络系统，火罐疗法可以引导营卫之气运行输布，鼓动经脉气血，濡养脏腑组织器官，温煦皮毛，同时使虚衰的脏腑功能得以振奋，经络得以畅通，机体的阴阳平衡得以调整，从而达到祛病疗疾的目的。火罐疗法可以刺激肌肤腠理，使之处于轻微开泄状态，通过反复吸拔，引邪外出，从而达到治疗疾病的目的。拔罐后皮肤上出现的红色的罐斑、小水珠及血丝都是驱邪外出的表现。

现代医学认为，在火罐负压吸拔的时候，皮肤表面有大量气泡溢出，从而加强局部组织的气体交换，负压又可使局部的毛细血管通透性发生变化，毛细血管破裂，少量血液进入组织间隙，从而产生瘀血，此时红细胞受到破坏，血红蛋白得以释放，出现自体溶血现象，随即产生一种类组胺的物质，随体液周流全身，刺激各个器官，增强其功能活力，这有助于机体功能的恢复。温热刺激能使血管扩张，促进以局部为主的血液循环及淋巴循环，改善充血状态，加强新陈代谢，使体内的废物、毒素加速排出，改变局部组织的营养状态，消除炎症和水肿，恢复神经牵张功能以及肌张力。

【适应证】

1. 外感

主症：发热恶寒，流涕，咳嗽，咳痰，胸闷，气急，舌淡红，苔薄白或薄黄，脉浮紧或浮数。

辨证分析：气候反常，机体调摄不慎，极易感受外邪，肿瘤病人由于正气亏虚，更易受到邪气侵扰。外邪侵袭，肺卫首当其冲，卫阳被遏，营卫失和，正邪相争，则见发热恶寒、流涕、咳嗽、咳痰、胸闷、气急等症。

治疗：解表散邪、调和营卫。

治疗部位或穴位：大椎穴、肺俞穴、定喘穴等。

治疗方法：留罐。

2.咳嗽、咳痰、咳喘

主症：咳嗽，咳痰，气喘，痰黄质稠，胸中烦热，身热咽痛。

辨证分析：外感邪气或脏腑功能失调，运化失司，酿湿生痰，壅遏肺气，肺失宣降，肺气郁闭，则发为咳嗽、咳痰、咳喘等症。

治疗：宣肺平喘、止咳化痰。

治疗部位或穴位：大椎穴、大杼穴、风门穴、肺俞穴、定喘穴等。

治疗方法：留罐或走罐。

3.麻木

主症：肢体、手足、颜面部麻木不仁，反复发作，日久不愈，感觉迟钝甚至感觉消失，或肢体挛急、麻痹不仁、伸缩不利，或在肩背，或在腰腿，没有固定部位。

兼次症：风邪入络证兼见言语不利，恶寒恶风，口眼㖞斜，脉浮；痰湿阻滞证兼见肢体关节酸痛，得温热而减，或兼有轻度浮肿，胸胁不适，下肢沉困，舌淡，脉弱；瘀血阻络证兼见肢端麻痛，面色晦暗，唇色青紫，舌有瘀点或者瘀斑，脉涩不利。

辨证分析：中医学认为麻木一症常与气滞、痰阻、寒凝、血瘀等因素有关。病人由于肿块导致气血经络不通，或手术、放化疗等使得脏腑功能受损，进一步导致气血运行不畅，加重气滞、血瘀等病理状态而表现为麻木。

治疗：风邪入络证宜祛风散寒、舒筋活络，可用闪罐或走罐；痰湿阻滞证宜祛风通络、理气活血，可用留罐或走罐；瘀血阻络证宜活血祛瘀理气，可用留罐或走罐。

治疗部位或穴位：主要为麻木局部。风邪入络证配以下关穴、颊车穴、地仓穴；痰湿阻滞证配以丰隆穴、阴陵泉穴、承山穴、委阳穴等；瘀血阻络证配以外关穴、阳陵泉穴、支沟穴、丰隆穴等。

4.疼痛

主症：持续发作的酸痛、胀痛，舌淡或紫暗，脉弦。

辨证分析：中医学认为疼痛的病机多是"不通则痛"或"不荣则痛"，拔罐多适用于经络不通所致局部"不通则痛"。肿瘤病人常因感受风寒湿气造成局部气血运行不畅，经络不通而疼痛，且疼痛以肩背部和腰部为主。

治疗：理气活血、通络止痛。

治疗部位或穴位：肩背部疼痛取大椎穴、肩井穴、肩中俞穴、肩外俞穴、肩髎穴、大杼穴等；腰部疼痛取肾俞穴、命门穴、腰阳关穴等；手臂疼痛取外关穴、臂臑穴、手三里穴等；下肢疼痛取承山穴、委阳穴等。

治疗方法：留罐或走罐。

【火罐疗法操作】

1. 评估

（1）病室环境、温度。

（2）病人主要症状、既往史、凝血功能。

（3）病人体质及对疼痛的耐受程度。

（4）病人拔罐部位的皮肤情况。

（5）病人对拔罐操作的接受程度。

2. 告知

（1）火罐疗法的作用、操作方法，留罐时间一般为 10~15 分钟。

（2）拔罐过程中如出现小水疱不必处理，可自行吸收。如水疱较大，用无菌注射器抽出疱内液体，再以无菌纱布覆盖。

（3）拔罐后，局部皮肤会出现紫红色瘀斑，数日便可消退。

（4）拔罐后可饮温开水，保暖。

3. 物品准备

玻璃罐（根据治疗需要选择型号、数量）、润滑剂、止血钳、95% 酒精棉球、打火机、广口瓶、清洁纱布等。必要时备屏风、毛毯。

4. 操作流程（以玻璃罐为例）

（1）核对医嘱，根据拔罐部位选择火罐的大小及数量。检查罐口周围是否光滑，不可有缺损裂痕。嘱病人排空二便，告知相关事项。

（2）备齐用物，携至床旁。

（3）协助病人取适宜体位。

（4）充分暴露拔罐部位，清洁皮肤，注意保护隐私及保暖。

（5）根据治疗需要选择闪罐法、走罐法、留罐法。

①闪罐法：以闪火法使罐吸附于皮肤后立即拔起，反复吸拔多次，直至皮肤潮红发热。以皮肤潮红、充血或瘀血为度，动作轻、快、准，至少选择 3 个口径相同的火罐轮换使用，以免罐口烧热烫伤皮肤。

②走罐法：选用口径较大、罐壁较厚且光滑的玻璃罐；施术部位应面积宽大、肌肉丰厚，如胸背、腰部、腹部、大腿等。先在罐口或吸拔部位上涂一层润滑剂，将罐吸拔于皮肤上，

再以手握住罐底，稍倾斜罐体，前后推拉，或做环形旋转运动，如此反复数次，至皮肤潮红、深红或起痧点为止。

③留罐法：以闪火法使罐吸附于皮肤，根据病人实际耐受程度灵活掌握留罐时间，一般火罐留置 10~15 分钟，观察罐体吸附情况和皮肤颜色。

（6）拔罐过程中观察病人皮肤情况，询问病人有无不适。

（7）起罐。起罐时，左手轻按罐具，向左倾斜，右手食指或拇指按住罐口右侧皮肤，使罐口与皮肤之间形成空隙，让空气进入罐内，顺势将罐取下。不可硬行上提或旋转提拔。

（8）操作完毕，协助病人着衣、取适宜体位，整理床单位。

（9）处理用物，洗手，记录。

5. 注意事项

（1）有凝血功能障碍、呼吸衰竭、重度心脏病、严重消瘦、严重水肿者不宜拔罐。皮肤的过敏、溃疡、水肿及大血管分布部位，不宜拔罐。

（2）拔罐时要根据部位选择大小适宜的罐，检查罐口周围是否光滑、罐体有无裂痕。

（3）留罐时检查吸附情况和皮肤颜色，询问病人有无不适感。

参考文献：

[1] 黄涛，吴墨政，逯阳. 角法与拔罐 [J]. 中国针灸,2016(10):1089–1090.

[2] 甄权. 古今录验方 [M]. 北京：中国医药科技出版社,1996:391.

[3] 本刊综合. 拔罐的起源及发展 [J]. 人人健康,2014(6):22–23.

[4] 郑蝶梅，彭程，冯飞，等. 药罐疗法治疗颈肩腰腿痛的效果观察 [J]. 中国医学创新,2019,16(24):116–120.

[5] 张淑爱. 拔火罐疗法对产后腰痛的临床效果研究 [J]. 中国现代药物应用,2019,13(14):145–146.

[6] 黎婵. 神阙穴拔火罐治疗急性荨麻疹的临床观察 [J]. 光明中医,2018,33(4):544–545.

[7] 田成庆. 拔火罐 [J]. 上海中医药杂志,1956(5):21–23.

[8] 上海市针灸研究所. 针灸治疗手册 [M]. 上海：新华书店上海发行所,1970:29–30.

[9] 上海中医学院. 针灸学 [M]. 北京：人民卫生出版社,1974:228.

[10] 李文瑞. 实用针灸学 [M]. 北京：人民卫生出版社,1982:258.

[11] 张力. 浅谈拔火罐疗法 [J]. 针灸临床杂志,2004,20(8):5.

[12] 娄亮亮. 拔罐疗法机理及在面瘫治疗中的运用 [J]. 实用中医内科杂志,2011,25(6):123–124.

火罐疗法操作流程图

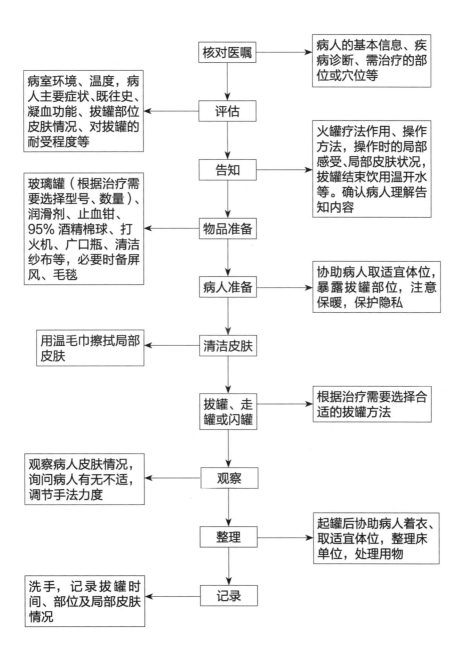

核对医嘱 → 病人的基本信息、疾病诊断、需治疗的部位或穴位等

病室环境、温度，病人主要症状、既往史、凝血功能、拔罐部位皮肤情况、对拔罐的耐受程度等 ← 评估

告知 → 火罐疗法作用、操作方法，操作时的局部感受、局部皮肤状况，拔罐结束饮用温开水等。确认病人理解告知内容

玻璃罐（根据治疗需要选择型号、数量）、润滑剂、止血钳、95%酒精棉球、打火机、广口瓶、清洁纱布等，必要时备屏风、毛毯 ← 物品准备

病人准备 → 协助病人取适宜体位，暴露拔罐部位，注意保暖，保护隐私

用温毛巾擦拭局部皮肤 ← 清洁皮肤

拔罐、走罐或闪罐 → 根据治疗需要选择合适的拔罐方法

观察病人皮肤情况，询问病人有无不适，调节手法力度 ← 观察

整理 → 起罐后协助病人着衣、取适宜体位，整理床单位，处理用物

洗手，记录拔罐时间、部位及局部皮肤情况 ← 记录

火罐疗法评分标准

项目	分值	技术操作要求	评分说明
仪表	2	仪表端庄、戴表	仪表形象不佳扣1分，未戴表扣1分
核对	2	核对医嘱	未核对扣2分，核对不全扣1分
评估	3	病人临床症状、既往史、凝血功能	评估少一项扣1分，最高扣3分
	4	病人拔罐部位皮肤情况、对疼痛的耐受程度及合作程度	评估少一项扣2分，最高扣4分
告知	4	火罐疗法的作用、操作方法、局部皮肤状况及感受，拔罐后饮温开水	告知少一项扣1分，最高扣4分
物品准备	2	洗手，戴口罩	未洗手扣1分，未戴口罩扣1分
	4	备齐并检查用物	未备齐用物扣2分，未检查用物扣2分
环境与病人准备	2	病室整洁、光线明亮、温度适宜	未准备环境扣2分，准备不充分扣1分
	3	协助病人取适宜体位，暴露操作部位，注意保暖	未协助病人取适宜体位扣1分，未暴露操作部位扣1分，未保暖扣1分
操作过程	2	核对医嘱	未核对医嘱扣2分，核对不全扣1分
	6	确定穴位及部位，询问病人感受	选取穴位或部位不准确扣4分，未询问病人扣2分
	4	根据病人的治疗需要选择合适的拔罐方法	选择的拔罐方法不合适扣4分
	10	闪罐法操作：动作轻、快、准，以闪火法使罐吸附于皮肤后立即拔起，反复吸拔多次，直至皮肤潮红发热	闪罐方法不正确扣6分，闪罐动作不标准扣4分
	10	走罐法操作：在罐口或吸拔部位上涂一层润滑剂，将罐吸拔于皮肤上，再以手握住罐底，稍倾斜罐体，前后推拉，或做环形旋转运动，如此反复数次，直至皮肤潮红或起痧点	拔罐部位选择不合适扣2分，润滑剂剂量不合适扣2分，走罐方法不正确扣4分，走罐动作不标准扣2分
	10	留罐法操作：将火罐留置10~15分钟，之后起罐	留罐方法不正确扣4分，留罐时间不合适扣2分，起罐方法不正确扣4分
	2	观察操作部位皮肤，询问病人	未观察皮肤扣1分，未询问病人扣1分
	2	告知病人注意事项，尤其是放血后不能洗澡	未告知病人放血后不能洗澡扣2分
	3	协助病人着衣、取适宜体位，整理床单位	未协助病人着衣扣1分，未协助病人取适宜体位扣1分，未整理床单位扣1分
	2	洗手，再次核对医嘱	未洗手扣1分，未核对扣1分
操作后处置	3	用物按《医疗机构消毒技术规范》处理	处理方法不正确扣1分，最高扣3分
	2	洗手、记录	未洗手扣1分，未记录扣1分
评价	8	流程合理、技术熟练、局部皮肤无损伤、询问病人感受	一项不合格扣2分，最高扣8分
理论提问	5	火罐疗法的适应证	回答不全面扣3分，未答出扣5分
	5	火罐疗法的注意事项	回答不全面扣3分，未答出扣5分
得分			

主考老师签名：　　　　　　　　　　　　考核日期：　　　年　　　月　　　日

四、刮痧疗法

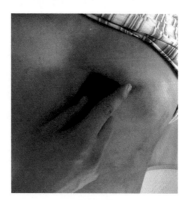

刮痧疗法

【概念】

刮痧疗法，是应用边缘钝滑的器具，如牛角类、砭石类刮痧板，在体表特定部位反复刮动，使皮肤表面出现瘀点、瘀斑的一种操作疗法。此法通过刺激体表络脉，改善人体气血流通状态，疏通腠理，通调营卫，驱邪外出，调节脏腑功能，达到防治疾病的目的。

【历史沿革】

1. 萌芽阶段

刮痧疗法的历史可以追溯到2000多年前的先秦时代（旧石器时代至春秋战国）。远在旧石器时代，人们患病时便会自觉或不自觉地用手或石片捶击身体某一部位，使疾病得以缓解，这就是刮痧疗法的雏形。

2. 初步发展阶段

春秋战国时期出现了刮痧的工具——砭石。"砭，以石刺病也。"以砭石治疗疾病，在春秋战国时期便有了文字记载。《五十二病方》中多处论述"布炙以熨""抚以布"，这些方法类似于现在的摩法、擦法。书中所述"血如蝇羽"则是对皮肤出痧点的描述。关于痧证的记载，最早见于晋代葛洪的《肘后备急方》。该书记载了治疗"沙虱虫"的方法，即"以茅叶刮去，乃小伤皮则为佳"。宋代《太平圣惠方》又载："以竹叶刮之，令血出。"以上两法类似挑痧、刮痧之法。元代孙仁存在《仁存孙氏治病活法秘方》中也记有"麻绳擦颈及膊间，出紫点则愈"，描述了绳擦法的操作方法及痧象特点。

3. 进一步发展阶段

明代刮痧方法有了很大的改进。比如刮痧的工具发生了变化，由原来的用茅叶、麻团，发展到用麻弓，甚至用我们吃饭用的普通瓷碗；而且刮痧时的介质也发生了巨大的变化，从晋代时什么介质都不用，发展到采用香油或是熟水为介质；在刮痧力度上、部位上也有很大的变化；刮痧方法治疗的病证范围也不断扩大。据《本草纲目》记载，当时的伤寒病人都是通过用麻以及桃、柳枝刮遍全身来进行治疗。明代温补学派杰出的医学家张景岳在其医学著作中还记载了用瓷碗的碗口蘸香油，在病人背心由上向下、逐渐加重地进行刮痧来治疗绞肠痧的详细过程。清代刮痧疗法的发展再次跃上了一个新的台阶。这个时期，发现的痧证病因的范围越来越大，病名也增加了许多，刮痧疗法针对性比较强，刮痧所用的器具也越来越多，当时应用得比较多的就是家家都有的铜钱、棉纱线、麻线，紧急时甚至用手来代替工具。此时期刮痧方法治疗的病证也越来越多，如皮肉刺痛、半身不遂等，而且此时期的著作对治疗这些病证具体应刮哪些部位都有详细的记载。

4. 近现代发展

中华人民共和国成立后，刮痧疗法的发展出现了短暂的停滞，直到20世纪60年代初，《刮痧疗法》这一医学著作的面世，开创了现代研究刮痧疗法的先河，该书把刮痧、放痧以及拍法等都用刮痧来概括，从而使刮痧摆脱了先前的痧病和出痧的局限，逐渐走上了学术论坛。刮痧疗法多以经络为基础，循经刮痧对很多疾病都有一定疗效，如循经刮痧能缓解肝阳上亢型偏头痛病人的临床症状，对脑卒中偏瘫病人肩手综合征有良好疗效等。传统刮痧疗法有一定的不足，而在其基础上出现的全息经络刮痧疗法和虎符铜砭刮痧疗法弥补了其不足。全息经络刮痧法汲取了民间刮痧法、经络刮痧法的精华，并将生物全息理论引入刮痧疗法，增加了刮痧疗法的选区配穴部位，提高了疗效。全息经络刮痧法治疗痛症有显著的、立竿见影的效果，并且操作简单，经济实用，不会令病人感到痛苦。利用全息经络刮痧配合常规运动训练可以较好改善脑卒中后肩手综合征造成的患肢疼痛、肿胀及功能障碍。李道政的李氏虎符铜砭刮痧疗法也被广泛地应用于临床，且有了很好的效果。虎符铜砭刮痧疗法结合中成药能改善乳腺增生病人的症状，调整其性激素水平；应用虎符铜砭刮痧疗法还能有效地减轻疼痛和肿胀程度，改善膝关节功能。不同刮痧疗法的发展，增加了刮痧种类，丰富了刮痧的内容，使刮痧逐渐形成一个完整的体系。

【理论基础及作用机制】

人体是一个有机的整体，五脏六腑、四肢百骸等各个部位是内外相通、表里相应、彼此协调、相互为用的。当刺激机体的某个部位或者某个穴位，使其发生变化时，都会引起相应的全身反应。

《灵枢·海论》指出："夫十二经脉者，内属于脏腑，外络于肢节。"人体的五脏六腑、四肢百骸、五官九窍、皮肉筋骨等组织器官，之所以能保持相对的协调与统一，完成正常的生理活动，是因为有经络系统的联络沟通。经络是运行全身气血、联系脏腑、沟通人体内外环境的通路，皮肤与经络密切相连，因此，刮拭刺激皮部就能使刺激通过经络传至相应的脏腑，对脏腑功能起到双向调节作用。

现代医学认为刮痧疗法具有以下几点作用。①对神经具有一定调节作用。刮痧疗法可以通过神经反射或者体液传递功能对中枢神经系统发出刺激信号，对病人自主神经具有调整作用，对病情的恶化具有一定缓解作用，对机体各部位的功能进行调节并使其达到平衡。②对病人体内炎症具有一定抵抗作用。刮痧疗法会使血管扩张甚至导致体表毛细血管破裂，皮肤表面因为血液外溢而出现局部瘀血斑点现象，由于人体自身具备的溶血功能，皮肤表面瘀血斑点能够在短时间内消失并产生对人体具有刺激功能的刺激素，通过加强局部新陈代谢从而达到消炎的作用。③有学者认为刮痧疗法还具有抗氧化作用。④刮痧疗法还可通过刺激末梢神经调节神经以及内分泌系统，提高细胞免疫功能，产生大量血清，增加抗体量。

【适应证】

1. 外感发热

主症：发热恶寒，鼻塞流涕，头项强痛，咽痛，舌质红，苔薄白或薄黄，脉浮紧或浮数。

兼次症：风寒束表证多见恶寒，头痛身疼，鼻塞流清涕，无汗或少汗，喉痒或痛，咳痰清稀，纳少，舌质红，苔薄白，脉浮紧；风热袭表证多见恶风，头昏头痛，鼻塞流黄涕，咽喉肿痛，有汗或少汗，口干欲饮，小便黄，舌质红，苔薄黄，脉浮数；暑湿在表证多兼见头痛头晕，鼻塞流涕，胸脘痞闷不饥，恶心，甚至呕吐，大便稀溏，小便少，舌质红，苔腻，脉濡数。

辨证分析：肿瘤病人因正气亏虚，卫外不固，易感受六淫之邪或温热疫毒之气，导致营卫失和，出现外感发热诸症。

治疗：风寒束表证宜辛温解表、宣肺散寒；风热袭表证宜辛凉解表、宣肺清热；暑湿在表证宜清暑祛湿解表。

常用穴位：主穴取大椎穴以及膀胱经肺俞穴至三焦俞穴。风寒束表证配以风池穴、风门穴等；风热袭表证配以鱼际穴、曲池穴、外关穴等；暑湿在表证配以尺泽穴、支沟穴、足三里穴等。

2. 疼痛

主症：持续发作的酸痛、胀痛，舌淡或紫暗，脉弦。

辨证分析：中医学认为疼痛的病机多是不通则痛或不荣则痛，刮痧疗法多适用于经络不通所致局部不通则痛。肿瘤病人常因感受风寒湿气造成局部气血运行不畅，经络不通而疼痛，且疼痛以肩背部和腰部为主。

治疗：理气活血、通络止痛。

治疗部位：痛处局部。

常用穴位：咽喉肿痛，取曲池穴、鱼际穴等；颈肩疼痛，取大椎穴、肩井穴、肩贞穴等；手臂疼痛，取外关穴、臂臑穴、手三里穴等；腰背痛，取肾俞穴、命门穴、委中穴等；下肢疼痛，取承山穴、委阳穴等。

3. 咳嗽、咳痰、咳喘

主症：咳嗽气喘，痰黄质稠，胸中烦热，身热咽痛，为热证；痰白黏稠或稀薄量多，胸闷喘憋，为寒证。

辨证分析：中医学认为脏腑失调，运化失司，则肺失宣降，痰浊内生，肿瘤病人尤其是肺部肿瘤的病人，由于肿物影响肺脏功能，更易出现咳、痰、喘等症状。若气郁化火，湿蕴化热，则可见痰黄稠、咳喘气急、身热咽痛等热证表现；若外感寒邪或阴寒内盛，则可见痰白黏稠或稀薄量多、胸闷喘憋等寒证表现。

治疗：热证，宜宣肺泄热、化痰平喘；寒证，宜温肺化饮、宣肺平喘。

治疗部位：背部肺脏全息反射区。

常用穴位：大椎穴、大杼穴、风门穴、肺俞穴、膻中穴等。

4. 麻木

主症：肢体麻木不仁，感觉迟钝甚至消失，或肢端麻痛，面色晦暗，唇色青紫，舌有瘀点或瘀斑，脉涩不利等。

辨证分析：中医学认为麻木的病机在于气血失调，营卫不和，经脉不通，肌肤失养。肿瘤病人常因抗肿瘤药物损伤气血津液，使经脉不通、肌肤失养而出现肢端麻木。

治疗：通经活血、濡养肌肉。

治疗部位：上肢刮手三阳经，下肢刮足三阳经。

【刮痧疗法操作】

1. 评估

（1）病室环境、温度。

（2）病人主要症状、既往史、凝血功能，是否有出血性疾病。

（3）病人体质及对疼痛的耐受程度。

（4）刮痧部位皮肤情况。

2. 告知

（1）刮痧的作用、简单的操作方法及局部感觉。

（2）刮痧部位的皮肤会有轻微疼痛、灼热感，刮痧过程中如有不适及时告知护士。

（3）刮痧部位出现红紫色痧点或瘀斑为正常表现，数日后即可消除。

（4）刮痧结束后最好饮用1杯温开水。

3. 用物准备

治疗碗2个、刮痧板（牛角类、砭石类刮痧板）、介质（刮痧油、清水、润肤乳等）、毛巾或者纱布等，必要时备浴巾、屏风。

4. 操作流程

（1）核对医嘱，评估病人，遵照医嘱确定刮痧部位。嘱病人排空二便，并向其做好解释。

（2）检查刮具边缘有无缺损。备齐用物，携至床旁。

（3）协助病人取适宜体位，暴露刮痧部位，注意保护病人隐私及给病人保暖。

（4）用温水擦净皮肤，用刮痧板蘸取适量介质涂抹于刮痧部位。

（5）单手握板，将刮痧板放置掌心，用拇指和食指、中指夹住刮痧板，无名指、小指紧贴刮痧板边角，从3个角度固定刮痧板。刮痧时利用指力和腕力调整刮痧板角度，使刮痧板与皮肤之间夹角约为45°，以肘关节为轴心，前臂做有规律的移动。

（6）刮痧顺序一般为先头面后手足，先腰背后胸腹，先上肢后下肢，先内侧后外侧。

（7）刮痧时用力要均匀，要由轻到重，以病人能耐受为度，要取单一方向，不要来回刮。一般刮至皮肤出现红紫，或出现粟粒状、丘疹样斑点或条索状斑块等形态变化，并伴有局部热感或轻微疼痛为度。对一些不易出痧或出痧较少的病人，不可强求出痧。

（8）每个部位一般刮20~30次，局部刮痧一般5~10分钟。

（9）观察病情及局部皮肤颜色变化，询问病人有无不适，调节手法力度。

（10）刮痧后，清洁局部皮肤，协助病人着衣、取适宜体位，整理床单位。

（11）处理用物，洗手，记录。

5. 注意事项

（1）操作前应了解病情，需特别注意的是，有严重心血管疾病、肝肾功能不全、出血倾向疾病、感染性疾病者，以及极度虚弱、皮肤有疖肿包块、皮肤过敏者慎用。

（2）空腹及饱食后不宜进行刮痧。

（3）刮痧过程中若病人出现头晕、目眩、心慌、出冷汗、面色苍白、恶心欲吐，甚至神昏仆倒等晕刮现象，应立即停止刮痧，协助病人取平卧位，立刻通知医生，配合处理。

参考文献：

[1] 杨金生，王莹莹，赵美丽 . "痧"的基本概念与刮痧的历史沿革 [J]. 中国中医基础医学杂志,2007,13(2):104-106.

[2] 葛洪 . 肘后备急方 [M]. 天津 : 天津科学技术出版社 ,2005:208.

[3] 王怀隐 . 太平圣惠方 [M]. 北京 : 人民卫生出版社 ,1958:1779.

[4] 孙仁存 . 仁存孙氏治病活法秘方 [M]. 北京 : 人民卫生出版社 ,2008:319.

[5] 汤建文 . 刮痧疗法的历史沿革与发展 [J]. 按摩与康复医学（中旬刊）,2012,3(11):57-58.

[6] 王芬芬，殷虹，籍曾洋 . 循经刮痧对肝阳上亢型偏头痛的疗效观察 [J]. 重庆医学 ,2020,49(2):335-338.

[7] 付洪，陈庆国 . 刮痧对脑卒中偏瘫患者肩手综合征的临床疗效观察 [J]. 实用中西医结合临床 ,2018,18(10):102-104.

[8] 乔起敏，赵玉锦，闫庆萍 . 全息经络刮痧法治疗痛症 57 例 [J]. 长治医学院学报 ,2006(4):307-308.

[9] 侯俊，张旭，梁晓萌，等 . 利用全息经络刮痧对脑卒中后肩手综合征的疗效观察 [J]. 中国临床医生杂志 ,2019,47(8):994-996.

[10] 朱璇璇，吴常征，江桂林 . 虎符铜砭刮痧联合乳癖消颗粒治疗乳腺增生病 38 例 [J]. 现代中医药 ,2020,40(1):68-71.

[11] 郑娟霞，郑娟丽，张慧敏，等 . 虎符铜砭刮痧治疗膝痹的效果研究 [J]. 护理研究 ,2019,33(20):3636-3638.

[12] 陈志敏，樊兆明 . 实用刮痧疗法 [M]. 北京 : 金盾出版社 ,2001:29-31.

[13] 杨亚，陈华 . 中医刮痧疗法的作用机制及临床应用研究进展 [J]. 全科护理 ,2011,9(24):2237-2238.

刮痧疗法操作流程图

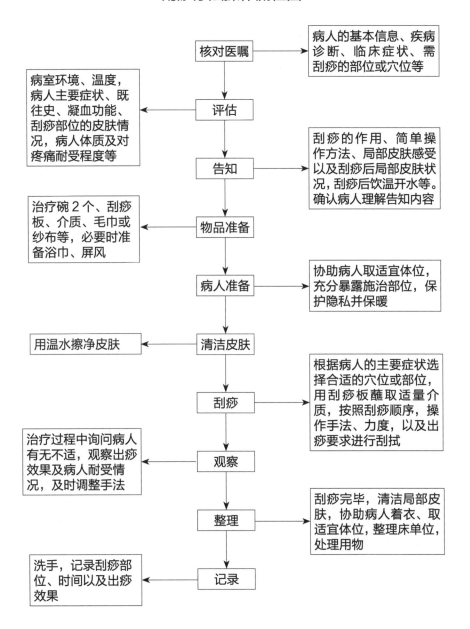

核对医嘱 → 病人的基本信息、疾病诊断、临床症状、需刮痧的部位或穴位等

病室环境、温度，病人主要症状、既往史、凝血功能、刮痧部位的皮肤情况，病人体质及对疼痛耐受程度等 ← 评估

告知 → 刮痧的作用、简单操作方法、局部皮肤感受以及刮痧后局部皮肤状况，刮痧后饮温开水等。确认病人理解告知内容

治疗碗2个、刮痧板、介质、毛巾或纱布等，必要时准备浴巾、屏风 ← 物品准备

病人准备 → 协助病人取适宜体位，充分暴露施治部位，保护隐私并保暖

用温水擦净皮肤 ← 清洁皮肤

刮痧 → 根据病人的主要症状选择合适的穴位或部位，用刮痧板蘸取适量介质，按照刮痧顺序，操作手法、力度，以及出痧要求进行刮拭

治疗过程中询问病人有无不适，观察出痧效果及病人耐受情况，及时调整手法 ← 观察

整理 → 刮痧完毕，清洁局部皮肤，协助病人着衣、取适宜体位，整理床单位，处理用物

洗手，记录刮痧部位、时间以及出痧效果 ← 记录

刮痧疗法评分标准

项目	分值	技术操作要求	评分说明
仪表	2	仪表端庄、戴表	仪表形象不佳扣1分，未戴表扣1分
核对	2	核对医嘱	未核对医嘱扣2分，核对不全扣1分
评估	4	病人主要症状、既往史、凝血功能、是否有出血性疾病	评估少一项扣1分，最高扣4分
	2	刮痧部位皮肤情况，病人体质及对疼痛的耐受程度	评估少一项扣1分，最高扣2分
告知	4	刮痧作用、操作方法、时间、局部皮肤感觉，刮痧后饮温开水	告知少一项扣1分，最高扣4分
物品准备	2	洗手，戴口罩	未洗手扣1分，未戴口罩扣1分
	4	备齐并检查用物	未备齐用物扣2分，未检查用物扣2分
环境与病人准备	2	病室整洁、光线明亮、温度适宜	未准备环境扣2分，温度不合适扣1分
	2	协助病人取适宜体位	未进行体位摆放扣2分，体位不适宜扣1分
	6	充分暴露刮痧部位，保暖，保护隐私	未充分暴露皮肤扣2分，未保暖扣2分，未保护隐私扣2分
操作过程	2	核对医嘱	未核对医嘱扣2分，核对不全扣1分
	6	用刮痧板蘸取适量介质涂抹于刮痧部位	未蘸取介质扣2分，蘸取介质量不合适扣2分，介质涂抹不均匀扣2分
	8	单手握板，将刮痧板放置掌心，用拇指和食指、中指夹住刮痧板，无名指、小指紧贴刮痧板边角，从三个角度固定刮痧板，使刮痧板与皮肤之间夹角约为45°，前臂做有规律的移动	握板方式不正确扣2分，刮痧板与皮肤角度不合理扣2分，前臂操作不规律扣4分
	8	刮痧顺序一般为先头面后手足，先腰背后胸腹，先上肢后下肢，先内侧后外侧，逐步按顺序刮痧	一个部位刮痧顺序不正确扣2分，最高扣8分
	8	刮痧时用力要均匀，由轻到重，以病人能耐受为度，取单一方向，不要来回刮	刮痧力度不均匀扣4分，刮痧方向不正确扣4分
	8	每个部位一般刮20~30次，局部刮痧一般5~10分钟	刮痧部位刮拭频次不合理扣4分，时间不合理扣4分
	2	询问病人有无不适，观察出痧效果及病人耐受情况	未观察扣1分，未询问病人扣1分
	4	协助病人着衣、取适宜体位，整理床单位	未安置体位扣2分，未整理床单位扣2分
	2	洗手，再次核对医嘱	未洗手扣1分，未核对扣1分
操作后处置	2	用物按《医疗机构消毒技术规范》处理	处理方法不正确扣1分，最高扣2分
	1	洗手	未洗手扣1分
	1	记录	未记录扣1分
评价	8	流程合理、技术熟练、局部皮肤无损伤、询问病人感受	一项不合格扣2分，最高扣8分
理论提问	5	刮痧疗法的适应证	未答出扣5分，回答不全面扣3分
	5	刮痧疗法的注意事项	未答出扣5分，回答不全面扣3分
得分			

主考老师签名：　　　　　　　　　　　考核日期：　　年　　月　　日

五、穴位注射疗法

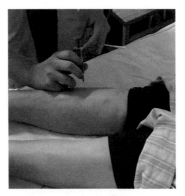

穴位注射疗法

【概念】

穴位注射疗法，又称水针疗法，是将小剂量药物注入腧穴内，通过药物和穴位的双重作用，达到治疗疾病目的的一种操作方法。

【历史沿革】

1. 起源阶段

注射疗法有着悠久的历史，自从人类发明了针头，注射技术便成为一条全身给药的途径，注射给药逐渐成为医学上治疗疾病的重要手段。后来，人们将这一技术做了延伸，用它来治疗某些经手术或者其他疗法治疗效果不理想的疾病。例如，1869 年 Morgan 用硫酸亚铁溶液局部注射治疗内痔，使痔体坏死并脱落；1912 年 Harris 首次进行了半月神经节侧面注射等。凡此种种，都收到了意想不到的效果，使病人摆脱了痛苦，这也初步显示了注射疗法的功效。局部注射便是穴位注射疗法的起源。

2. 探索阶段

20 世纪 50 年代初期，学术交流活动空前活跃，我国医学工作者受当时"神经反射学说"的影响，在针灸临床上运用"巴氏学说"进行了诸多的探索。随着神经封闭疗法的广泛应用，我国针灸学者对其进行了改革，进而将之应用于穴位注射，取得了可喜的效果。到 20 世纪 50 年代末，我国学者在期刊上发表了数十篇有关穴位注射疗法的文章，多以"封闭"命名这一疗法。此时期穴位注射疗法治疗的疾病范围逐渐扩大，所注射的部位从局部的反应点或阿是穴逐渐发展至在中医整体观念的影响下，运用中医理论来指导临床取穴。穴位注射疗法所用药物以普鲁卡因为主，后来也开始尝试用蒸馏水、抗生素等。此阶段的穴位注射疗法，虽然处于探索阶段，但是取得了较好的疗效，为穴位注射疗法的推广打下了良好的基础。

3. 发展及规范阶段

20 世纪 60 年代，穴位注射疗法逐渐在临床被推广，合作医疗和赤脚医生的出现加速了此疗法的推广；到 20 世纪 70 年代，此疗法在各科 100 多种疾病中得到应用，医者们也开始尝试对症用药；至 20 世纪 80 年代末，此疗法的应用范围已经扩大到临床各科的各类疾病，所用的药物范围也扩大到可用于注射的各类中西医用药；进入 20 世纪 90 年代，除在临床上继续广泛应用这种方法外，学者们已开始探索其作用机制，并对 40 年的工作进行回顾和总结，使之系统化、规范化。

4. 现代临床应用

穴位注射疗法作为一种绿色疗法，被广泛地应用于各科疾病的治疗，也被用于外科手术的麻醉、手术并发症的防治，对有些疑难病证也有较好的疗效。如在使用阿片类药物治疗肿瘤病人癌痛方面，甲氧氯普胺穴位注射可有效提高阿片类止痛药引起的恶心呕吐的控制率；肿瘤病人化疗后，多有白细胞降低，与单纯口服利血生、鲨肝醇片治疗相比，配合黄芪注射液穴位注射能更好地稳定化疗病人的白细胞水平，且无明显不良反应。穴位注射在临床治疗方面有一定优势，而且效果也很明显。

【理论基础及作用机制】

穴位注射疗法，继承了中医学的基本理论，运用中医学的整体观念进行辨证论治，以发挥经络腧穴的调节作用，又与近现代医学的局部观念相结合，发挥药物的治疗作用。这一疗法，将针刺的机械性刺激作用、药物对机体的药理作用、经穴的传导调节作用和神经反射作用有机结合起来，又体现了中医和西医各自的特点。

中医学的整体观念为穴位注射疗法的运用提供了重要的理论基础，人体某一局部的病变，往往与全身脏腑气血、阴阳的盛衰有关，由于各脏腑、组织、器官在生理与病理上的联系和影响，无论是治疗局部疾病还是全身性疾病，只要准确取经配穴，合理选用药物，穴位注射疗法都可取得良好疗效。

现代研究表明，穴位注射与神经机制、生化机制、经络假说有关。曹东元等认为，激发不同的经脉穴位能够使相关脏腑的神经元发生炎症反应，其原因可能和神经支配的特征性分布及中枢一些神经环路导致不同部位发生血管效应有关。凌祥等人的研究结果显示，穴位注射能使经络系统的不同经脉、穴位区含有的细胞微量元素发生改变；同时不同的穴位与不同的金属离子发生不同的反应。郑翠红等提出了缝隙连接—半通道经络假说，即针刺效应是在腧穴接受刺激的前提下，通过高密度的缝隙连接、半通道，以细胞间液、组织间液作为缓冲系统的多个系统综合反应。

【适应证】

1.呕吐

主症：恶心呕吐，呃逆反胃。

辨证分析：肿瘤相关的恶心呕吐多因化疗药物的毒副作用、放射线对机体的损伤、术后胃瘫、癌肿对消化道的压迫，导致脾失健运，胃失和降，升降失职，或肝失疏泄，气机逆乱，胃失和降所致。

治疗：健脾疏肝、和胃降逆。

常用穴位：足三里穴、内关穴等。

常用药物：盐酸甲氧氯普胺、新斯的明、异丙嗪等。

2.外感风寒或风热

主症：发热恶寒，鼻塞流涕，头项强痛，咽痛，舌红，苔薄白或薄黄，脉浮紧或浮数。

辨证分析：肿瘤病人因正气亏虚，卫外不固，易感受六淫之邪或温热疫毒之气，导致营卫失和，出现外感发热诸症。

治疗：发汗解表。

常用穴位：曲池穴。

常用药物：赖氨匹林。

3.化疗药物所致手足综合征

主症：皮肤感觉异常，如皮肤麻木、感觉迟钝，伴或不伴疼痛。

辨证分析：抗肿瘤药物毒损经络，致气血运行不畅，肌肤筋脉失养，从而引起手足综合征。

治疗：活血通络、通痹止痛。

常用穴位：足三里穴。

常用药物：腺苷钴胺、维生素等。

【穴位注射疗法操作】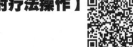

1. 评估

（1）病室环境、温度。

（2）病人主要症状、既往史、药物过敏史。

（3）病人注射部位皮肤情况。

（4）病人对疼痛的耐受程度及合作程度。

2. 告知

（1）穴位注射疗法的作用及简单操作方法。

（2）注射部位出现疼痛、酸胀的感觉属于正常现象，如有不适及时告知护士。

3. 物品准备

药物、一次性注射器、无菌棉签、皮肤消毒剂等。

4. 操作流程

（1）核对医嘱，评估病人和环境，告知注意事项，嘱病人排空二便。

（2）配制药液。

（3）备齐用物，携至床旁。

（4）协助病人取适宜体位，暴露局部穴位皮肤，注意保暖。

（5）遵医嘱取穴，通过询问病人感受确定穴位的准确位置。

（6）常规消毒皮肤。

（7）再次核对医嘱，排气。

（8）一手绷紧皮肤，另一手持注射器，对准穴位快速刺入皮下，上下提插至病人有酸、麻、胀、痛等得气感应后，回抽无回血，即可将药物缓慢推入。

（9）注射完毕拔针，用无菌棉签按压针孔片刻。

（10）观察病人用药后症状改善情况，协助病人着衣、取适宜体位，整理床单位。

（11）处理用物，洗手，记录。

5. 注意事项

（1）局部皮肤有感染、瘢痕，有出血倾向及高度水肿者不宜进行注射。

（2）注意针刺角度，观察有无回血。避开血管丰富部位，避免药液注入血管内，病人有触电感时针体往外退出少许后再进行注射。

（3）注射药物的病人如出现不适症状，应立即停止注射并观察病情变化。

参考文献:

[1] 范刚启,陆斌.穴位注射疗法研究的现状及展望 [J]. 中国针灸,2001,21(7):437.

[2] 张军辉,何涛,苗琼.甲氧氯普胺足三里穴位注射预防强阿片类药物引起的恶心呕吐临床观察 [J]. 心理月刊,2020,15(6):205.

[3] 陈红宇,陈文莉,畅立圣,等.黄芪注射液穴位注射治疗化疗后白细胞减少症的临床研究 [J]. 上海中医药杂志,2020,54(S1):22–24.

[4] 吴丽丽.浅谈穴位注射疗法的三维基础 [J]. 湖南中医药导报,2003,9(8):34–35.

[5] 莫兰凤,刘燕,苏仙玲,等.穴位注射临床护理进展 [J]. 内蒙古中医药,2014,33(2):25.

穴位注射疗法操作流程图

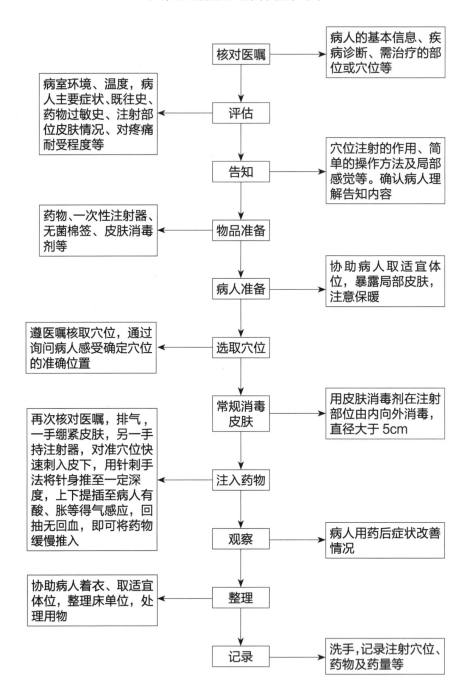

核对医嘱 → 病人的基本信息、疾病诊断、需治疗的部位或穴位等

病室环境、温度，病人主要症状、既往史、药物过敏史、注射部位皮肤情况、对疼痛耐受程度等 ← 评估

告知 → 穴位注射的作用、简单的操作方法及局部感觉等。确认病人理解告知内容

药物、一次性注射器、无菌棉签、皮肤消毒剂等 ← 物品准备

病人准备 → 协助病人取适宜体位，暴露局部皮肤，注意保暖

遵医嘱核取穴位，通过询问病人感受确定穴位的准确位置 ← 选取穴位

常规消毒皮肤 → 用皮肤消毒剂在注射部位由内向外消毒，直径大于5cm

再次核对医嘱，排气，一手绷紧皮肤，另一手持注射器，对准穴位快速刺入皮下，用针刺手法将针身推至一定深度，上下提插至病人有酸、胀等得气感应，回抽无回血，即可将药物缓慢推入 ← 注入药物

观察 → 病人用药后症状改善情况

协助病人着衣、取适宜体位，整理床单位，处理用物 ← 整理

记录 → 洗手，记录注射穴位、药物及药量等

穴位注射疗法评分标准

项目	分值	技术操作要求	评分说明
仪表	2	仪表端庄、戴表	仪表形象不佳扣1分，未戴表扣1分
核对	2	核对医嘱	未核对扣2分，核对不全扣1分
评估	3	病人临床症状、既往史、药物过敏史	未评估扣3分，评估少一项扣1分
	4	病人注射部位皮肤情况、对疼痛的耐受程度及合作程度	评估少一项扣2分，最高扣4分
告知	4	穴位注射的作用、简单的操作方法、局部感受	未告知扣4分，告知少一项扣1分
物品准备	2	洗手，戴口罩	未洗手扣1分，未戴口罩扣1分
	3	配置药液	未配制药液扣3分，配药不规范扣2分
	4	备齐并检查用物	未备齐用物扣2分，未检查用物扣2分
环境与病人准备	2	病室整洁、光线明亮、温度适宜	未准备环境扣2分，准备不充分扣1分
	3	协助病人取适宜体位，暴露操作部位，注意保暖	体位不适宜扣1分，暴露不充分扣1分，未保暖扣1分
操作过程	2	核对医嘱	未核对扣2分，核对不全扣1分
	8	选取穴位，询问病人感受	任一穴位选取不准确扣4分，未询问病人扣2分，最高扣8分
	4	消毒穴位皮肤	消毒方法不正确扣2分，消毒范围不充分扣2分
	4	再次核对医嘱，排气	未核对医嘱扣2分，未排气扣2分，排气不规范扣1分
	8	将针快速刺入穴位，反复提插，询问病人感受，判断是否有酸、胀等得气反应	手法不规范扣4分，未询问病人感受扣2分，未得气扣2分
	8	确认无回血后，缓慢注入药液	未抽回血扣4分，注射药液速度过快扣4分
	4	注射过程中观察有无异常情况	未观察扣4分
	2	拔针后用无菌棉签按压针孔片刻	拔针后未用棉签按压扣2分
	2	观察注射部位皮肤，询问病人是否有不适	未观察注射部位皮肤扣1分，未询问病人扣1分
	2	告知病人注意事项	未告知病人注意事项扣2分
	3	协助病人着衣、取适宜体位，整理床单位	未协助病人着衣扣1分，未协助病人取适宜体位扣1分，未整理床单位扣1分
	2	洗手，再次核对医嘱	未洗手扣1分，未核对扣1分
操作后处置	2	用物按《医疗机构消毒技术规范》处理	处理方法不正确扣1分，最高扣2分
	1	洗手	未洗手扣1分
	1	记录	未记录扣1分
评价	8	无菌观念、流程合理、技术熟练、询问病人感受	一项不合格扣2分，最高扣8分
理论提问	5	穴位注射疗法的适应证	未答出扣5分，回答不全面扣3分
	5	穴位注射疗法的注意事项	未答出扣5分，回答不全面扣3分
得分			

主考老师签名：　　　　　　　　　　　　　　　考核日期：　　　年　　　月　　　日

第四节　联合疗法

一、刮痧、艾灸联合疗法

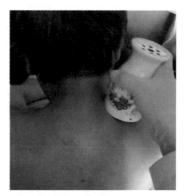

刮痧、艾灸联合疗法

【概念】

刮痧、艾灸联合疗法，简称刮灸疗法，是在中医经络腧穴理论指导下，在治疗部位涂抹刮痧油，将点燃的艾炷固定于特制的陶瓷灸罐内，用罐口边沿在体表一定部位反复刮动，利用艾灸的温热和药力作用刺激穴位或病痛部位的一种治疗方法。刮灸疗法的温通经络、祛风散寒、消肿止痛的功效较单独刮痧疗法的功效更为显著。

【应用现状】

中国自古就有刮痧疗法和艾灸疗法，随着社会不断地发展，人们生活水平的不断提高，两项疗法往往不再单独使用，二者联合应用的治疗效果更为显著。刮痧疗法和艾灸疗法的联合应用能起到疏通经络、引邪外出、温热调补、调和阴阳之功效，临床多应用于气滞血

198

瘀、经络不通所致的肩颈痛、腰背痛、头痛、麻木等。彭小苑等选取 120 例肩颈部疼痛病人，经 3~5 个疗程的温通刮灸治疗后，总有效率为 92.9%。温通刮灸通过刮痧刺激经络及艾灸的温热作用、药物的药力作用达到活血化瘀、通络止痛的目的。李巧萍等选取 80 例颈源性头痛病人，通过温通刮灸疗法治疗 4 周，有效率为 94.7%。管仕强等运用刮痧配合艾灸治疗颞下颌关节紊乱病例 1 例，先用刮痧疗法活血通络、舒筋止痛，泻实以治标，刮痧后于诸穴处加用艾灸以温经散寒、补益正气、扶正固本，补虚泻实，标本兼顾。

【理论基础及作用机制】

刮灸疗法是将艾灸疗法和刮痧疗法结合在一起，并将温热补泻之法综合运用的一种疗法。中医学认为，艾灸产生的温热效应能使病人放松，能让穴位和经络更好地打开，有利于将体内的邪气毒素宣泄出来。刮灸时，艾灸产生的温热阳气一方面可温化阴邪，一方面可鼓动脏腑阳气层层深入，最大限度地实现以热治寒、解表散邪、通经活络、软坚散结、调整阴阳的目的。刮灸疗法在祛邪的同时以艾灸振奋阳气，使祛邪而不伤正。

【适应证】

1. 寒痛

主症：肩颈部、腰背部疼痛或刺痛，痛处不移，四肢麻木、重着，舌紫暗或有瘀斑，脉细涩或沉涩或结代等。

辨证分析：病人久病体虚，卫外不固，易受外邪侵染。外感寒湿之邪，寒主收引、湿性重浊，寒湿之邪搏结，气血通行不畅，气血瘀阻，或久病气血耗伤，血虚精亏，经脉失养，均可导致颈项部、腰背部疼痛不适。刮灸疗法既可借艾灸温热之力驱散寒湿之邪，鼓舞阳气以益气活血，又可借刮痧之力增加通经之效，引邪外出，给邪以出路。

治疗：散寒除湿、益气活血。

治疗部位：痛处局部。

常用穴位：肩颈疼痛，取大椎穴、肩井穴、肩贞穴等；腰背痛，取肾俞穴、命门穴、腰阳关穴等。

2. 脾胃阳虚

主症：精神倦怠，食后思睡，腹泻，朝食暮吐或暮食朝吐，或噎膈，腹胀，便秘等。

辨证分析：病人中气大虚，脾胃虚寒，或寒湿直中中焦，均可导致脾胃运化功能失常，清浊不分，引起腹胀、呕吐、腹泻、便秘等运化失司的症状。刮灸疗法可借艾灸之力振奋脾胃阳气，温化湿浊之邪，同时也可利用刮痧疗法宣畅气机。

治疗：健脾助运、宣通气机。

治疗部位：膀胱经等。

常用穴位：膀胱经肝俞穴至三焦俞穴。

3. 外感发热

主症：畏寒发热，咳嗽，咳痰，气喘，恶心呕吐，头紧头痛，四肢乏力，不思饮食。

辨证分析：肿瘤病人因正气亏虚，卫外不固，易感受六淫之邪或温热疫毒之气，导致营卫失和，出现外感发热诸症。刮灸疗法利用刮痧宣泄解表、艾灸温阳补虚，以缓解发热诸症。

治疗：温阳解表。

治疗部位：膀胱经等。

治疗穴位：风池穴、大椎穴、肺俞穴等。

【刮痧、艾灸联合疗法操作】

1. 评估

（1）病室环境、温度。

（2）病人主要症状、既往史、过敏史、是否有出血性疾病。

（3）病人对热、疼痛、气味的耐受程度。

（4）刮灸部位皮肤情况。

2. 告知

（1）刮灸疗法的作用及简单操作方法。

（2）刮灸部位的皮肤会有轻微疼痛、灼热感，刮灸过程中如有不适及时告知护士。

（3）刮灸部位出现红紫色痧点或瘀斑为正常表现，数日可消退。

（4）刮灸结束后宜饮温开水，饮食宜清淡。

（5）刮灸结束后4小时内不宜洗冷水澡，注意保暖。

3. 用物准备

陶瓷艾灸刮痧杯、刮痧油、艾炷、打火机、纱布等。

4. 操作流程

（1）核对医嘱，评估病人和环境，遵照医嘱确定刮灸部位，并告知相关事项。

（2）检查刮具边沿有无缺损，隔灰网是否完好。备齐用物，携至床旁。

（3）协助病人取适宜体位，暴露刮灸部位，注意保护隐私及保暖。

（4）将艾炷插入艾针中，盖上隔灰网盖并拧紧。

（5）隔着隔灰网盖点燃艾炷。

（6）用温水清洁皮肤，在刮灸部位均匀涂抹刮痧油。

（7）刮灸时，单手握杯，杯子边缘与皮肤约呈45°，沉肩坠肘，以前臂带动腕部发力，在体表特定部位或经络穴位做刮、灸、推、熏、熨等操作。

（8）刮灸的顺序一般为先头面后手足，先腰背后胸腹，先上肢后下肢，先内侧后外侧。

（9）刮灸时心态平静，动作和缓有力，节奏不疾不徐，力度由轻到重，以病人能耐受为度，取单一方向，不要来回刮。一般刮至皮肤出现红紫，或出现粟粒状、丘疹样斑点或条索状斑块等形态变化，并伴有局部热感或轻微疼痛为度。对一些不易出痧或出痧较少的病人，不可强求出痧。

（10）每个部位一般刮20~30次，局部刮灸一般持续10~15分钟。

（11）观察局部皮肤颜色变化，询问病人有无不适，调节手法力度。

（12）刮灸完毕，清洁局部皮肤，协助病人着衣、取适宜体位，整理床单位。

（13）处理用物，洗手，记录。

5. 注意事项

（1）大血管处，皮肤感染、溃疡、瘢痕处，有出血倾向者不宜进行刮灸疗法；空腹及饱食后不宜进行刮灸疗法。

（2）一般情况下，刮灸顺序自上而下，先头身，后四肢。

（3）刮灸时防止艾灰脱落烧伤皮肤或衣物。

（4）刮灸过程中若病人出现头晕、目眩、心慌、出冷汗、面色苍白、恶心欲吐，甚至神昏仆倒等晕刮现象，应立即停止刮灸，协助病人取平卧位，立刻通知医生，配合处理。

参考文献：

[1] 彭小苑，谭海燕，吴娟，等 . 温通刮痧法在气滞血瘀型肩颈部疼痛患者中止痛的疗效观察 [J]. 国际医药卫生导报 ,2019,25(3):468–471.

[2] 李巧萍，彭小苑，黎小霞，等 . 温通刮痧疗法治疗颈源性头痛的近期疗效观察 [J]. 实用疼痛学杂志 ,2019,15(3):213–218.

[3] 管仕强，冯玲媚 . 刮痧配合艾灸治疗颞下颌关节紊乱病一例 [J]. 双足与保健 ,2018,27(6):173–174.

[4] 徐峰，陈荣明 . 痛证外治法临床研究近况 [J]. 内蒙古中医药 ,2010,29(12):120–121.

刮痧、艾灸联合疗法操作流程图

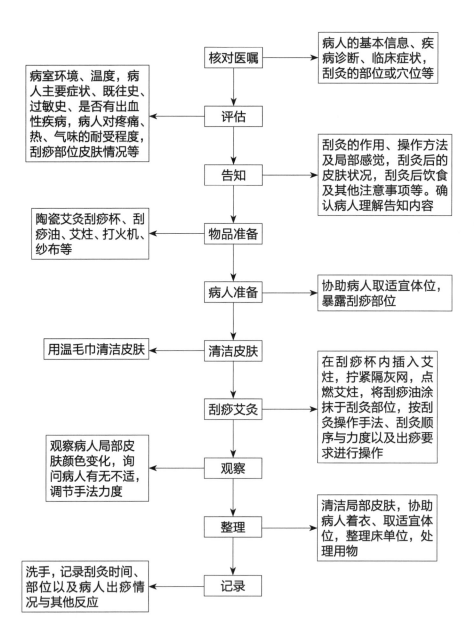

核对医嘱 → 病人的基本信息、疾病诊断、临床症状，刮灸的部位或穴位等

病室环境、温度，病人主要症状、既往史、过敏史、是否有出血性疾病，病人对疼痛、热、气味的耐受程度，刮痧部位皮肤情况等 ← **评估**

告知 → 刮灸的作用、操作方法及局部感觉，刮灸后的皮肤状况，刮灸后饮食及其他注意事项等。确认病人理解告知内容

陶瓷艾灸刮痧杯、刮痧油、艾炷、打火机、纱布等 ← **物品准备**

病人准备 → 协助病人取适宜体位，暴露刮痧部位

用温毛巾清洁皮肤 ← **清洁皮肤**

刮痧艾灸 → 在刮痧杯内插入艾炷，拧紧隔灰网，点燃艾炷，将刮痧油涂抹于刮灸部位，按刮灸操作手法、刮灸顺序与力度以及出痧要求进行操作

观察病人局部皮肤颜色变化，询问病人有无不适，调节手法力度 ← **观察**

整理 → 清洁局部皮肤，协助病人着衣、取适宜体位，整理床单位，处理用物

洗手，记录刮灸时间、部位以及病人出痧情况与其他反应 ← **记录**

刮痧、艾灸联合疗法评分标准

项目	分值	技术操作要求	评分说明
仪表	2	仪表端庄、戴表	仪表形象不佳扣1分，未戴表扣1分
核对	2	核对医嘱	未核对扣2分，核对不全扣1分
评估	4	临床症状、既往史、过敏史、是否有出血性疾病	评估少一项扣1分，最高扣4分
	2	刮灸部位皮肤情况、对疼痛等的耐受度	评估少一项扣1分，最高扣2分
告知	4	刮灸的作用、简单的操作方法、局部感受，刮灸后饮食及其他注意事项	告知少一项扣1分，最高扣4分
物品准备	2	洗手，戴口罩	未洗手扣1分，未戴口罩扣1分
	4	备齐并检查用物	未备齐用物扣2分，未检查用物扣2分
环境与病人准备	4	病室整洁、温度适宜，保护隐私，注意保暖，避免对流风	病室环境检查少一项扣1分，最高扣4分
	4	协助病人取适宜体位，暴露刮灸部位	未进行体位摆放扣2分，未充分暴露刮灸部位皮肤扣2分
操作过程	2	核对医嘱	未核对扣2分，核对不全扣1分
	4	将艾炷固定于陶瓷杯内，并拧紧隔灰网，点燃艾炷	艾炷固定不牢固扣2分，隔灰网不牢固扣2分
	12	在刮灸部位均匀涂抹刮痧油，刮灸时单手握杯，使杯子边缘与皮肤之间夹角约为45°，沉肩坠肘，以前臂带动腕部发力，在体表特定的部位或经络穴位做刮、灸、推、熏、熨等操作	刮痧油涂抹不均匀扣2分，角度不合适扣2分，发力方法不正确扣4分，操作方法不正确扣4分
	6	刮灸顺序：先头面后手足，先腰背后胸腹，先上肢后下肢，先内侧后外侧	刮灸顺序一项不正确扣2分，最高扣6分
	6	刮灸时沿单一方向，用力均匀	来回刮拭扣4分，用力不均匀扣2分
	4	观察皮肤颜色变化，根据病人耐受度及痧象调节手法力度	未观察皮肤出痧情况扣2分，未及时调整手法及力度扣2分
	6	每部位刮20~30次，局部刮灸10~15分钟	刮痧次数不正确扣3分，刮痧时间不合理扣3分
	2	告知相关注意事项	未告知相关注意事项扣2分，告知不全扣1分
	2	清洁皮肤	未清洁皮肤扣2分
	4	协助病人着衣、取适宜体位，整理床单位	未协助病人着衣扣1分，未协助病人取适宜体位扣2分，未整理床单位扣1分
	2	洗手、再次核对医嘱	未洗手扣1分，未核对扣1分
操作后处置	2	用物按《医疗机构消毒技术规范》处理	处理方法不正确扣1分，最高扣2分
	1	洗手	未洗手扣1分
	1	记录	未记录扣1分
评价	8	流程合理、技术熟练、局部皮肤无损伤、询问病人感受	一项不合格扣2分，最高扣8分
理论提问	5	刮痧、艾灸联合疗法的禁忌证	未答出扣5分，回答不全面扣3分
	5	刮痧、艾灸联合疗法的注意事项	未答出扣5分，回答不全面扣3分
得分			

主考老师签名：　　　　　　　　　　　　　考核日期：　　年　　月　　日

二、刮痧、放血、拔罐联合疗法

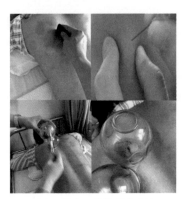

刮痧、放血、拔罐联合疗法

【概述】

刮痧、放血、拔罐联合疗法是指运用刮痧疗法刺激所选经络，使局部皮肤发红或出痧，采用三棱针点刺所选穴位出血后，将罐体吸附于点刺穴位或部位上，增加出血量的一种治疗方法，适用于热毒、寒邪、血瘀重症。多种技法联合可增强清热解毒、逐寒祛湿、活血化瘀、消肿止痛的功效。

【应用现状】

刮痧、放血、拔罐是传统中医的精髓，是中医常用的外治方法，三者联合应用可增强清热解毒、逐寒祛湿、活血化瘀、消肿止痛的功效，具有起效迅速、疗效显著的优势，常用于治疗寒湿痹阻、气滞血瘀筋脉所致的急症、重症急性进展期。刘巧凤等采用循经刮痧配合平衡火罐治疗 34 例寒湿痹阻型项痹病人，证实刮痧配合平衡火罐可明显缓解病人颈肩疼痛和麻木不适，有效改善病人情绪和睡眠质量。胡月华采用刮痧拔罐刺激督脉及膀胱经穴位，如大椎穴、风门穴、肺俞穴等，治疗 49 例风寒型感冒病人，有效率达 100%。孟俊谷对 50 例风热犯肺型咳嗽病人进行背部刮痧联合肺俞穴等穴位针刺放血，治疗有效率为 100%。吴桂红采用针刺放血结合刮痧治疗 39 例偏头痛，疗效显著。吴桂红通过对 49 例颈椎病病人的观察，证实刮痧、放血、拔罐等技术操作联合应用可增强祛风散寒、活血化瘀、通络除痹的功效。梁华智对 195 例感冒病人采用刮痧、放血、拔罐联合疗法，结果证实三者联合具有祛除邪气、祛风散寒、清热除湿的功效，且能明显改善临床症状，缩短疗程，减少并发症，具有操作简单、运用灵活、不良反应少、经济安全、易被病人接受等优点。

【理论基础及作用机制】

刮痧可使腠理得以开泄，给阻滞在体内的毒邪以出路；在选定的穴位通过三棱针放血，并联合拔罐疗法，可使体内寒、热、湿等毒邪由深出浅、由里出表，使邪气直接外透；同时，刮痧、拔罐等疗法可以使经络通畅，并激发腧穴的调节功能，使气血顺畅，瘀血化散，凝滞固塞得以崩解消除，全身气血通达，肌表得以濡养温煦。各手法合用，共奏行气活血、祛瘀排毒、祛风散寒、活血化瘀、通络除痹、扶正祛邪之功。

【适应证】

1. 咳喘（痰热壅盛）

主症：咳嗽，咳黄痰或者痰中带血，气促喘憋，胸闷胸痛，舌红，苔黄，脉数等。

辨证分析：肿瘤病人尤其是肺部肿瘤病人，因毒邪犯肺，肺气不清，肺失宣降，痰浊壅肺，表现为咳喘。痰浊郁久化热，痰热搏结，故难治。刮痧、放血、拔罐三者联合，刮痧可开腠理、通经络、宣肺气，肺俞穴、定喘穴放血可引肺内郁积的热邪外出，拔罐增加放血量，进一步引邪外出，以达到清泻肺热、开宣肺气的目的。

治疗：宣肺平喘、清肺泄热。

治疗部位：刮痧，取督脉及膀胱经；放血，取肺俞穴、定喘穴等；拔罐，取放血后的出血点。

2. 疼痛

主症：持续发作的酸痛、胀痛，舌淡或紫暗，脉弦。

辨证分析：中医学认为疼痛的病机多是不通则痛或不荣则痛，肿瘤病人常因感受风寒湿气造成局部气血运行不畅，经络不通而疼痛，其疼痛以肩背部和腰部为主。刮痧、放血、拔罐三者联合应用，能使疼痛较快速地得到缓解，较单独使用效果显著。其联合应用的机制为：刮痧疗法通过对体表的刺激发挥疏通经络、解表镇痛的作用；放血疗法进一步促进气血流畅，疏通气机，活血通络，使经络间瘀血得除、滞留之气得通；拔罐可祛寒除湿、温经通络。

治疗：理气活血、通络止痛。

治疗部位：刮痧，取疼痛局部；放血，若颈肩疼痛则取大椎穴、肩井穴、肩贞穴等，若腰背痛则取肾俞穴、命门穴、腰阳关穴等；拔罐，取放血后的出血点。

3. 高热神昏

主症：高热持续不退，四肢抽搐，烦躁不安，神志不清甚至昏迷，面色潮红，舌红绛，脉数。

辨证分析：肿瘤病人因正气亏虚，火毒炽盛，正不胜邪，邪毒内陷，热毒深入营血，内及脏腑，上扰神明而表现出高热神昏诸症。首先利用刮痧疗法宣泄肺卫，退热解表，泻实以治标；其次利用放血疗法引热邪外出，调和营卫，条达气血，平衡阴阳；最后利用拔罐将余邪拔除殆尽，促邪外出，恢复脏腑正气，同时利用火热之力温经固脱，回阳通络。

治疗：宣肺清热、开窍通闭、回阳固脱。

治疗部位：刮痧，取督脉及膀胱经；放血，取大椎穴、十宣穴等；拔罐，取放血后的出血点。

【刮痧、放血、拔罐联合疗法操作】

1. 评估

（1）病室环境、温度。

（2）病人主要症状、既往史、凝血功能。

（3）施治部位的皮肤情况。

（4）病人对疼痛的耐受度、心理状况。

2. 告知

（1）刮痧、放血、拔罐联合疗法的作用与操作方法。

（2）施治部位会出现疼痛、酸胀的感觉，施治部位的紫红色瘀斑、罐痕数日后可消退。

（3）施治部位避免着水，以免感染。

（4）治疗后饮用1杯温开水，当天饮食要清淡，忌生冷瓜果。

3. 用物准备

刮痧板（牛角类、砭石类刮痧板）、刮痧油、三棱针（或一次性针具）、玻璃罐（根据治疗需要选择型号、数量）、一次性手套、消毒液、无菌棉签、润滑剂、止血钳、95%酒精棉球、打火机、广口瓶、清洁纱布等。必要时备屏风、毛毯。

4. 基本操作方法

（1）核对医嘱，评估病人及环境，告知相关事项。

（2）备齐用物，携至床旁。

（3）协助病人取适宜体位，暴露所选经络和穴位，注意保护隐私及保暖。

（4）用温水清洁皮肤，用刮痧板蘸取适量介质涂抹于刮痧部位。

（5）单手握板，将刮痧板放置掌心，用拇指和食指、中指夹住刮痧板，无名指、小指紧贴刮痧板边角，从 3 个角度固定刮痧板。刮痧时利用指力和腕力调整刮痧板角度，使刮痧板与皮肤之间夹角约为 45°，以肘关节为轴心，前臂做有规律的移动。

（6）刮痧时用力要均匀，由轻到重，以病人能耐受为度，要取单一方向，不要来回刮。一般刮至皮肤出现红紫，或出现粟粒状、丘疹样斑点或条索状斑块等形态变化，并伴有局部热感或轻微疼痛为度。

（7）进行皮肤消毒，戴一次性手套，右手持三棱针，左手固定待刺部位，将针尖对准选好的穴位，迅速垂直刺入 0.1~0.3cm 后立即出针。动作连续，要做到平稳、准确、速度均匀，以血珠渗出为度。

（8）将火罐迅速吸附在针刺穴位上，观察罐体吸附情况和出血量，询问病人有无不适感，注意保暖，根据病人实际耐受程度灵活掌握留罐时间。

（9）起罐时，左手轻按罐具，向左倾斜，右手食指或拇指按住罐口右侧皮肤，使罐口与皮肤之间形成空隙，待空气进入罐内，顺势将罐取下。不可硬行上提或旋转提拔。

（10）清洁皮肤，擦净血迹，放血不可过多，协助病人着衣、取适宜体位，整理床单位。

（11）处理用物，洗手，记录。

5. 注意事项

（1）操作前做好评估，了解病情。皮肤感染、溃疡处及肿瘤部位不宜进行操作；凝血功能障碍人群、白血病人群、糖尿病人群、瘢痕体质人群等不宜使用此法。

（2）空腹及饱食后不宜进行操作。

（3）操作中病人若出现头晕、目眩、心慌、出冷汗、面色苍白、恶心欲吐等症状时，应立即停止操作，协助病人取平卧位，立刻通知医生，配合处理。

参考文献：

[1] 刘巧凤，陈俊敏 . 循经刮痧配合平衡火罐疗法在寒湿痹阻型项痹病中的疗效观察与护理 [J]. 中西医结合心血管病电子杂志 ,2019,7(34):7–9.

[2] 胡月华 . 刮痧、火罐、药包治疗风寒型感冒临床疗效观察 [J]. 亚太传统医药 ,2015,11(7):79–80.

[3] 孟俊谷 . 背部刮痧刺络放血治疗风热犯肺咳嗽临床观察 [J]. 医学信息 ,2015 (18):277–278.

[4] 吴桂红 . 针刺放血结合刮痧治疗偏头痛临床观察 [J]. 实用中医药杂志 ,2016,32(11): 1126–1127.

[5] 吴桂红 . 针灸综合疗法治疗颈椎病 [J]. 光明中医 ,2016,31(20):2988–2989.

[6] 梁华智 . 刮痧刺络放血疗法治疗感冒临床疗效观察 [J]. 医学理论与实践 ,2011,24(11):1305–1306.

刮痧、放血、拔罐联合疗法操作流程图

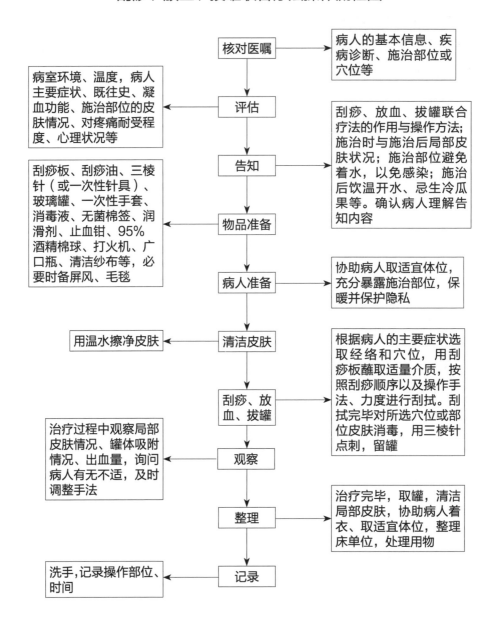

病人的基本信息、疾病诊断、施治部位或穴位等

核对医嘱

病室环境、温度，病人主要症状、既往史、凝血功能、施治部位的皮肤情况、对疼痛耐受程度、心理状况等

评估

告知

刮痧、放血、拔罐联合疗法的作用与操作方法；施治时与施治后局部皮肤状况；施治部位避免着水，以免感染；施治后饮温开水、忌生冷瓜果等。确认病人理解告知内容

刮痧板、刮痧油、三棱针（或一次性针具）、玻璃罐、一次性手套、消毒液、无菌棉签、润滑剂、止血钳、95%酒精棉球、打火机、广口瓶、清洁纱布等，必要时备屏风、毛毯

物品准备

病人准备

协助病人取适宜体位，充分暴露施治部位，保暖并保护隐私

用温水擦净皮肤

清洁皮肤

刮痧、放血、拔罐

根据病人的主要症状选取经络和穴位，用刮痧板蘸取适量介质，按照刮痧顺序以及操作手法、力度进行刮拭。刮拭完毕对所选穴位或部位皮肤消毒，用三棱针点刺，留罐

治疗过程中观察局部皮肤情况、罐体吸附情况、出血量，询问病人有无不适，及时调整手法

观察

整理

治疗完毕，取罐，清洁局部皮肤，协助病人着衣、取适宜体位，整理床单位，处理用物

洗手,记录操作部位、时间

记录

刮痧、放血、拔罐联合疗法评分标准

项目	分值	技术操作要求	评分说明
仪表	2	仪表端庄、戴表	仪表形象不佳扣1分，未戴表扣1分
核对	2	核对医嘱	未核对医嘱扣2分，核对不全扣1分
评估	3	病人主要症状、既往史、凝血功能	评估少一项扣1分，最高扣3分
	3	施治部位皮肤情况，病人对疼痛的耐受程度、心理状况	未评估扣3分，评估少一项扣1分
告知	4	刮痧、放血、拔罐联合疗法的作用与操作方法，施治时与施治后局部皮肤感觉，施治部位避免着水以免感染，治疗后饮温水，饮食忌生冷	告知少一项扣1分，最高扣4分
物品准备	2	洗手，戴口罩	未洗手扣1分，未戴口罩扣1分
	2	备齐并检查用物	未备齐用物扣1分，未检查用物扣1分
环境与病人准备	2	病室整洁、光线明亮、温度适宜	未准备环境扣2分，温度不合适扣1分
	2	协助病人取适宜体位	未进行体位摆放扣2分，体位不适宜扣1分
	6	充分暴露施治部位，保暖，保护隐私	未充分暴露施治部位扣2分，未保暖扣2分，未保护隐私扣2分
操作过程	2	核对医嘱	未核对医嘱扣2分，核对不全扣1分
	12	用刮痧板蘸取适量介质涂抹于刮痧部位，单手握板，将刮痧板放置掌心，用拇指和食指、中指夹住刮痧板，无名指、小指紧贴刮痧板边角，从三个角度固定刮痧板，使刮痧板与皮肤之间夹角约为45°，刮痧时沿单一方向，力度以病人耐受为度	刮痧板握板方式不正确扣4分，刮拭角度不合理扣2分，刮痧方向不正确扣4分，刮痧力度不合理扣2分
	12	进行皮肤消毒，戴一次性手套，右手持三棱针，左手固定待刺部位，将针尖对准选好之穴位，迅速垂直刺入0.1~0.3cm后立即出针，动作连续，要做到平稳、准确、速度均匀，以血珠渗出为度	未消毒皮肤扣4分，针刺方法不正确扣4分，针刺深度不合理扣2分，操作不熟练扣2分
	8	将火罐迅速吸附在针刺穴位上，观察罐体吸附情况和出血量，询问病人有无不适感，注意保暖，根据病人实际耐受程度灵活掌握留罐时间	拔罐操作不熟练扣2分，未观察罐体吸附情况和出血量扣2分，未询问病人扣2分，未掌握合理留罐时间扣2分
	8	起罐时，左手轻按罐具，向左倾斜，右手食指或拇指按住罐口右侧皮肤，使罐口与皮肤之间形成空隙，待空气进入罐内，顺势将罐取下，不可硬行上提或旋转提拔	起罐手法不正确扣4分，操作不熟练扣4分
	2	询问病人有无不适，告知注意事项	未告知扣1分，未询问病人扣1分
	4	协助病人着衣、取适宜体位，整理床单位	未安置体位扣2分，未整理床单位扣2分
	2	洗手，再次核对医嘱	未洗手扣1分，未核对扣1分
操作后处置	2	用物按《医疗机构消毒技术规范》处理	处理方法不正确扣1分，最高扣2分
	1	洗手	未洗手扣1分
	1	记录	未记录扣1分
评价	8	流程合理、操作熟练、局部皮肤无损伤、询问病人感受及耐受度	一项不合格扣2分，最高扣8分
理论提问	5	刮痧、放血、拔罐联合疗法的适用范围	未答出扣5分，回答不全面扣3分
	5	刮痧、放血、拔罐联合疗法的注意事项	未答出扣5分，回答不全面扣3分
得分			

主考老师签名：　　　　　　　　　　　　　　考核日期：　　　年　　月　　日

三、梅花针叩刺、留罐联合疗法

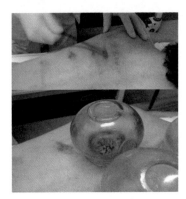

梅花针叩刺、留罐联合疗法

【概述】

梅花针叩刺、留罐联合疗法是指采用梅花针在所选经络轻度循经叩刺，根据病人的反馈在结节或体表反应点中度叩刺至出血，联合火罐疗法中的留罐技术，利用经络与脏腑的内在联系，达到改善局部气血运行、化瘀通络、拔毒泄热、扶正祛邪目的的治疗方法。

【应用现状】

梅花针叩刺和拔罐是中国传统医学的重要组成部分，也是中医外治的常用方法，具有简、便、效、廉、直达病所的优势，在临床中应用十分广泛，二者既可以单独使用，又可以联合应用，单独使用作用较缓和，联合应用可以增强通经活络、活血化瘀的功效，快速解决急、重症，发挥其起效快、作用强的优势。梅花针叩刺、留罐联合疗法适用于急症、重症急性进展期。李志权采用梅花针叩刺放血拔罐治疗 56 例急性期带状疱疹病人，痊愈有效率达 96.61%，且疗效满意，无不良反应。付槟梵等以刺络放血拔罐疗法联合中药治疗 40 例恶性肿瘤放化疗并发带状疱疹病人，总有效率达 92.5%，并证实刺络放血拔罐联合中药能提高临床疗效，缩短疗程，减少不良反应及后遗神经痛的发生。王青波通过梅花针叩刺结合拔罐放血疗法治疗 32 例带状疱疹病人，证实梅花针叩刺结合拔罐放血疗法可有效促进病人气血通畅，促进病人创面愈合。娄悦恒应用梅花针叩刺放血配合拔罐疗法治疗 53 例带状疱疹神经痛病人，证实梅花针叩刺放血配合拔罐治疗带状疱疹神经痛疗效显著，能够明显缩短疼痛病程。闫毓茜针刺联合梅花针循经叩刺治疗腓总神经麻痹 23 例，证实治疗气血阻滞，脉络不通证能够缩短治疗时间，提高临床疗效。宋梅采用梅花针叩刺放血拔罐治疗急性期带状疱疹病人，后遗症少，对改善病人预后有显著价值，且少见不良反应，治疗过程安全性较高。邵素菊通过研究证实运用刺络拔罐可泻蕴结于皮部之湿热毒邪，可以清泻血中热毒，使经络疏通，肿消痛止，邪去正安。

【理论基础及作用机制】

梅花针叩刺联合拔罐可以使局部毒邪与恶血尽数裹挟而出，进而增强活血化瘀、宣泄湿热火毒之功。梅花针及拔罐对经络的联合刺激，可使气血畅行，同时火罐又可使肌肤腠理处于轻微开泄状态，火罐通过吸附作用，引邪外出，从而增强通经活络、活血化瘀、提高免疫力的功效。拔罐的吸附力，可增加放血程度，使邪毒有出路，并促邪尽出，从而阻止邪毒蔓延，达到活血化瘀、畅通经络气血的目的。

【适应证】

1. 肿瘤引起的神经性疼痛程度较严重者

主症：持续刺痛、胀痛，疼痛剧烈，不能忍受，睡眠受严重干扰，舌紫暗，脉弦。

辨证分析：中医学认为肿瘤引起的神经性疼痛表现出的疼痛持续、剧烈，多由于邪毒深伏于内、气滞血瘀程度较重，经络严重受阻引起不通则痛。单独梅花针叩刺或拔罐，作用较缓和，无法将深伏于体内的瘀滞邪毒尽数排出。针对邪毒深伏于内，气滞血瘀程度重引起的剧痛，需采用作用力度较强的梅花针叩刺出血，将毒邪、瘀滞之血从肌肤排出，后加用拔罐将难排出的瘀血拔出，彻底清除深伏之邪气。两项技术联合应用，既增强祛毒化瘀、通经活络之力，又通过经络的刺激，使气血通畅，达到通则不痛的效果。

治疗：祛毒化瘀、通经活络。

治疗部位：疼痛局部。

2. 肿瘤病人因免疫功能下降引起的带状疱疹及后遗神经痛

主症：密集成簇的丘疹水疱沿着单侧神经分布，并伴随着剧烈的神经疼痛。

辨证分析：肿瘤病人因免疫功能下降而出现的带状疱疹及后遗神经痛是由于久病正气虚，加之湿热毒邪内蕴积聚，湿热搏结于经络，严重痹阻脉络所致。临床单用梅花针或拔罐，作用温和，达不到将痹阻于经络的湿热邪毒尽除的效果，因此在治疗带状疱疹急性发作剧烈神经痛时需将两项技术联合应用。首先通过梅花针叩刺出血使湿热毒邪部分排出，起到通经活络、泻火排毒的作用，然后在此基础上进行拔罐使肌肤腠理处于轻微开泄状态，通过进一步吸拔，引邪外出，以利于拔除痹阻经络深部邪毒，同时起到温通经脉、行气活血的作用，使严重痹阻的脉络通畅。两项技术联合应用，可有效排出瘀滞的邪毒，达到清热排毒、活血化瘀的作用，通过将湿热毒邪、瘀滞之血从肌肤排出，使水疱干涸，对疱疹疮面起到促进愈合的作用。同时，两项技术联合应用可促进损伤位置炎性介质的吸收，减轻带状疱疹病毒对神经的刺激从而缓解剧烈疼痛。

治疗：通经活络、行气活血化瘀。

治疗部位：疱疹周边正常皮肤。

3. 化疗引起的周围神经损伤所致肢体麻木

主症：肢体麻木不仁，感觉迟钝甚至消失，唇色青紫，舌有瘀斑，脉涩不利等。

辨证分析：对于化疗导致的周围神经损伤，中医学多认为是由于邪毒痹阻经脉，气血不充，筋脉失养所致。对于邪毒严重痹阻经脉，气血瘀滞所致病证，单用梅花针拔毒外出力弱，单用拔罐通经脉作用相对缓和，不能使严重痹阻的经脉畅通，需两种疗法协同，以增强活血化瘀、祛邪通络作用。因此，首先采用梅花针循经叩刺出血使痹阻的经络得以通畅，瘀滞的毒邪得以排出体外，后进行拔罐使体内邪毒尽除，使通经活络、活血化瘀效果增强，而达到缓解肢体麻木甚至消除的目的。

治疗：行气活血化瘀。

治疗部位：局部叩刺，取麻木区域；局部拔罐，取麻木区域；循经叩刺，上肢叩刺手三阳经，下肢叩刺足三阳经。

【梅花针叩刺、留罐联合疗法操作】

1. 评估

（1）病室环境、温度。

（2）病人主要症状、既往史、凝血功能。

（3）施治部位的皮肤情况。

（4）病人对疼痛的耐受程度，心理状况。

2. 告知

（1）施治部位会出现潮红、少量出血、紫红色瘀斑，数日后结痂方可消退。

（2）施治过程中有疼痛、酸胀的感觉属于正常现象。

（3）施治部位保暖，避免着水，以免感染。

3. 用物准备

无菌棉签、75% 酒精、一次性梅花针、一次性手套、玻璃罐（根据治疗需要选择型号、数量）、止血钳、95% 酒精棉球、打火机、广口瓶、清洁纱布等。

4. 基本操作方法

（1）核对医嘱，评估病人和环境，告知相关事项。

（2）协助病人取适宜体位，暴露施治经络穴位或者部位，注意保暖。必要时用屏风遮挡病人。

（3）用 75% 酒精给所选经络穴位、结节或体表反应点进行消毒。

（4）梅花针沿经络轻度叩刺，在结节或体表反应点（四肢麻木部位）中度叩刺，运用手腕部有节律地叩刺，以病人耐受为度，力度由轻到重，针尖垂直刺下、垂直提起，触及皮肤即迅速弹起，动作连续，要做到平稳、准确、速度均匀，叩击频率一般以 70~90 次 / 分钟为宜。

（5）检查叩刺部位出血情况，进行消毒。

（6）在叩刺出血部位留罐 5~10 分钟，观察罐体吸附情况和皮肤颜色，询问病人有无不适感。

（7）起罐时，左手轻按罐具，向左倾斜，右手食指或拇指按住罐口右侧皮肤，使罐口与皮肤之间形成空隙，待空气进入罐内，顺势将罐取下。不可硬行上提或旋转提拔。

（8）清洁皮肤，擦净血迹。

（9）操作完毕，协助病人着衣、取适宜体位，整理床单位。

（10）处理用物，洗手，记录。

5. 注意事项

（1）皮肤感染、溃疡处及肿瘤部位不宜进行操作；凝血功能障碍人群、白血病人群、糖尿病人群、瘢痕体质人群等不宜使用此法。

（2）根据病人病情、体质、部位调整叩刺轻重程度。

（3）一旦发现病人出现晕针现象，立即扶病人平卧、喝热水，并注意观察其面色、脉象、血压。症状较重者，请医生处理。

参考文献：

[1] 李志权 . 梅花针叩刺放血拔罐治疗急性期带状疱疹随机平行对照研究 [J]. 实用中医内科杂志 ,2018,32(1):69–70.

[2] 付槟梵 , 蒋士卿 . 刺络放血拔罐疗法联合中药治疗恶性肿瘤放化疗并发带状疱疹临床观察 [J]. 新中医 ,2018,50(8):192–195.

[3] 王青波 . 梅花针叩刺结合拔罐放血疗法治疗带状疱疹疗效观察 [J]. 饮食保健 ,2019,6(43):74.

[4] 娄悦恒 . 梅花针叩刺配合拔罐放血疗法治疗 53 例带状疱疹神经痛的临床观察 [J]. 健康之友 ,2019(16):60–61.

[5] 闫毓茜 . 针刺联合梅花针循经叩刺治疗腓总神经麻痹 23 例 [J]. 河北中医 ,2013(12):1844–1845.

[6] 宋梅 . 梅花针叩刺放血拔罐治疗急性期带状疱疹随机平行对照研究 [J]. 家庭医药 , 2019(8):110.

[7] 邵素菊 . 邵经明教授刺络放血治疗外科病验案三则 [C]// 中国针灸学会临床分会 2014 年年会暨第二十一次全国针灸临床学术研讨会论文集 ,2014:81–82.

[8] 刘建伟 . 拔罐联合梅花针治疗带状疱疹的临床观察 [J] . 甘肃医药 ,2014,33(6):411–412.

梅花针叩刺、留罐联合疗法操作流程图

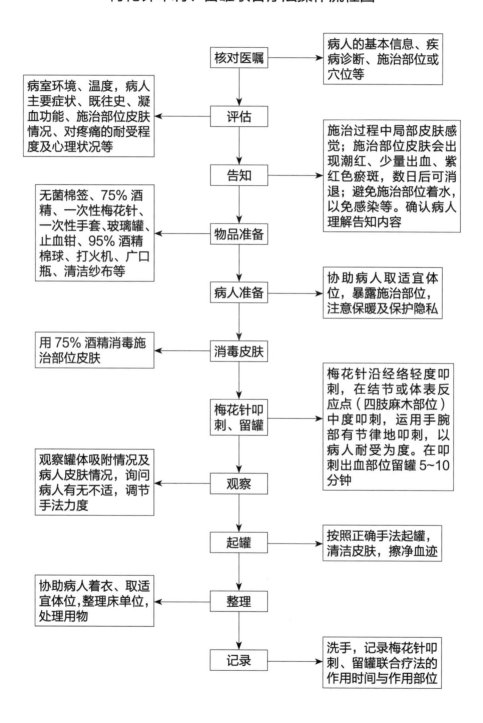

核对医嘱 → 病人的基本信息、疾病诊断、施治部位或穴位等

病室环境、温度，病人主要症状、既往史、凝血功能、施治部位皮肤情况、对疼痛的耐受程度及心理状况等 ← 评估

告知 → 施治过程中局部皮肤感觉；施治部位皮肤会出现潮红、少量出血、紫红色瘀斑，数日后可消退；避免施治部位着水，以免感染等。确认病人理解告知内容

无菌棉签、75% 酒精、一次性梅花针、一次性手套、玻璃罐、止血钳、95% 酒精棉球、打火机、广口瓶、清洁纱布等 ← 物品准备

病人准备 → 协助病人取适宜体位，暴露施治部位，注意保暖及保护隐私

用 75% 酒精消毒施治部位皮肤 ← 消毒皮肤

梅花针叩刺、留罐 → 梅花针沿经络轻度叩刺，在结节或体表反应点（四肢麻木部位）中度叩刺，运用手腕部有节律地叩刺，以病人耐受为度。在叩刺出血部位留罐 5~10 分钟

观察罐体吸附情况及病人皮肤情况，询问病人有无不适，调节手法力度 ← 观察

起罐 → 按照正确手法起罐，清洁皮肤，擦净血迹

协助病人着衣、取适宜体位，整理床单位，处理用物 ← 整理

记录 → 洗手，记录梅花针叩刺、留罐联合疗法的作用时间与作用部位

梅花针叩刺、留罐联合疗法评分标准

项目	分值	技术操作要求	评分说明
仪表	2	仪表端庄、戴表	仪表形象不佳扣1分，未戴表扣1分
核对	2	核对医嘱	未核对扣2分，核对不全扣1分
评估	4	病人临床症状、既往史、凝血功能	未评估扣4分，评估少一项扣1分
	3	病人施治部位的皮肤情况、对疼痛的耐受程度及心理状况	未评估扣3分，评估少一项扣1分
告知	4	施治时局部皮肤状况及感受，施治后避免叩刺处着水以免感染	未告知扣4分，告知少一项扣1分
物品准备	2	洗手，戴口罩	未洗手扣1分，未戴口罩扣1分
	4	备齐并检查用物	未备齐用物扣2分，未检查用物扣2分
环境与病人准备	2	病室整洁、光线明亮、温度适宜	未准备环境扣2分，准备不充分扣1分
	3	协助病人取适宜体位，暴露操作部位，注意保暖及保护隐私	未协助病人取适宜体位扣1分，未暴露操作部位扣1分，未注意保暖及保护隐私扣1分
操作过程	2	核对医嘱	未核对医嘱扣2分，核对不全扣1分
	4	确定操作部位，询问病人感受	未确定操作部位扣2分，未询问病人扣2分
	8	用75%酒精消毒所选经络、结节或体表反应点	施治部位选择不合理扣4分，未消毒扣4分
	12	梅花针沿经络轻度叩刺，在结节或体表反应点（四肢麻木部位）中度叩刺，运用手腕部有节律地叩刺，以病人耐受为度，力度由轻到重，针尖垂直刺下，垂直提起，触及皮肤即迅速弹起，动作连续，要做到平稳、准确、速度均匀，叩击频率一般以70~90次/分钟为宜	不同部位叩刺力度不合理扣4分，手法不正确扣4分，频率不合理扣4分
	10	在叩刺出血部位留罐5~10分钟，观察罐体吸附情况和皮肤颜色，询问病人有无不适感	留罐时间不合理扣4分，未观察罐体吸附情况和皮肤颜色扣4分，未询问病人扣2分
	6	起罐时，左手轻按罐具，向左倾斜，右手食指或拇指按住罐口右侧皮肤，使罐口与皮肤之间形成空隙，待空气进入罐内，顺势将罐取下，不可硬行上提或旋转提拔	起罐手法不正确扣4分，力度不合适扣2分
	6	清洁皮肤，擦净血迹，告知病人注意事项	未清洁皮肤、擦净血迹扣4分，未告知病人注意事项扣2分
	2	协助病人着衣、取适宜体位，整理床单位	未协助病人着衣、取适宜体位扣1分，未整理床单位扣1分
	2	洗手，再次核对医嘱	未洗手扣1分，未核对扣1分
操作后处置	2	用物按《医疗机构消毒技术规范》处理	处理方法不正确扣1分，最高扣2分
	1	洗手	未洗手扣1分
	1	记录	未记录扣1分
评价	8	无菌观念、流程合理、技术熟练、询问病人感受	一项不合格扣2分，最高扣8分
理论提问	5	梅花针叩刺、留罐联合疗法的适应证	回答不全面扣3分，未答出扣5分
	5	梅花针叩刺、留罐联合疗法的注意事项	回答不全面扣3分，未答出扣5分
得分			

主考老师签名：　　　　　　　　　　　　考核日期：　　　年　　　月　　　日

第四章

临床典型病例
举隅

　　中医特色外治技术与内治法异曲同工，但对于不肯服药之人、不能服药之症，尤其是对于危重病证，中医特色外治技术更能显示出其治疗之独特，故有"良丁不废外治"之说。现将我们在临床治疗过程中观察到的典型病例介绍如下。

典型病例1 术后胃肠功能紊乱

术后胃瘫

张某，男，53岁。

2016年8月因胃部疼痛于当地医院行胃镜检查，病理诊断：（胃角前壁）黏膜腺体高级别上皮内瘤变，癌变不能排除。腹部B超示：胆囊壁毛糙，胆囊壁多发隆起性病变。行腹腔镜下胃癌根治术＋胆囊切除术，术后病理：（胃）（中分化）腺癌，侵及胃壁黏膜下层，未见淋巴结转移；（胆囊）黏膜慢性炎，胆固醇性息肉。术后1周病人尝试进食流质饮食，进食后腹胀明显伴恶心、呕吐，当地医院诊断为胃瘫综合征，给予胃肠减压及肠内营养治疗。病人在当地接受治疗5个月余，西医方面主要接受胃肠减压、营养支持、促胃动力治疗，中医方面则先后接受中药外敷、中药汤剂口服、针灸等治疗措施，但未得到明显改善，24小时胃液引流量仍1000ml左右，体重明显下降。在此治疗期间多次行消化道造影及胃镜等检查，均未见机械性梗阻征象。现病人为求进一步治疗就诊于我院，就诊时症见：胃脘痞满，喜温喜按，恶心，呕吐苦水，夜间较多，时有嗳气，善太息，寐差，二便调。舌淡暗，苔白，脉弦。不能经口进食，只能鼻饲饮食，留置胃肠减压管及空肠营养管，24小时胃肠减压引流量约1000ml。

查体：留置鼻胃管、空肠造瘘管，腹部正中、右胁肋下分别可见长约10cm的手术瘢痕，伤口愈合可，腹软，无压痛、反跳痛，腹部未触及异常肿块，肠鸣音2~3次/分钟。

辅助检查：腹部立位片提示无肠梗阻。

中医诊断：胃癌（脾胃虚寒，肝郁气滞）。

西医诊断：胃中分化腺癌；术后胃瘫。

治疗：西医，持续胃肠减压，肠内营养较前减半，增加肠外营养，给予促胃动力治疗；中医，以温运脾胃、行气通络为法，给予胃瘫外敷方中脘穴、神阙穴中药穴位贴敷治疗每日1次，中脘穴、足三里穴艾灸治疗每日1次，并配合针刺治疗每日1次。

处方：

木 香 10g	丁 香 10g	厚 朴 10g	枳 壳 10g
干 姜 15g	肉 桂 10g	柴 胡 15g	香 附 15g
全 蝎 6g			

7剂，配方颗粒，外用。

治疗第 4 日

病人 24 小时胃肠减压引流量 600ml，胃脘痞满好转，无恶心、呕吐，偶有嗳气，寐差，二便调。查体：肠鸣音 3~4 次 / 分钟。病人症状有所好转，保持原治疗方案，间断夹闭胃肠减压管，嘱病人逐渐增加活动。

治疗第 8 日

病人 24 小时胃肠减压引流量 300ml。查体：肠鸣音 3~4 次 / 分钟。保持原中医治疗方案，持续夹闭胃肠减压管，肠外营养支持量减少至每日 1000ml，鼓励病人尝试进食，食物以温热无渣的米汤、果汁为主，进食量以每次 50ml 左右、每日 3 次为宜，进食后站立或散步半小时，之后每日可增加 1~2 次进食。

治疗第 12 日

病人近两日引流量为 0，经口多次少量进食流食后，无胃脘痞满，无恶心、呕吐，无嗳气，寐可，二便调。查体：全腹软，肠鸣音 5 次 / 分钟。拔除鼻胃管，指导病人经口进食，食物由流食过度至半流食，逐渐增加饮食量。中医治疗不变，西医治疗停止静脉营养支持。

治疗第 17 日

病人经口进食，食物由流食过度至半流食后，无胃脘痞满，无恶心、呕吐，无嗳气，寐可，二便调。遵医嘱拔除空肠造瘘管、胃肠减压管，病人饮食基本恢复，可出院回家调理。鼓励病人少量多餐，清淡饮食。禁食肥甘厚味之品。

病人治疗期间引流量及进食量表

治疗时日	治疗第 1 日	治疗第 4 日	治疗第 8 日	治疗第 12 日	治疗第 17 日
引流量	1000ml	600ml	300ml	0	拔除胃肠减压管
进食量	禁食、水	禁食、水	150ml	300ml	500ml

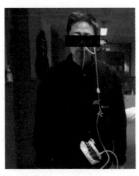

入院情况：不能进食，留置肠内营养管和胃肠减压管

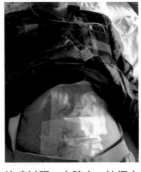

治疗过程：中脘穴、神阙穴贴敷治疗

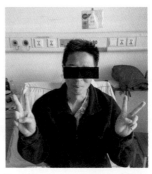

治疗第 17 日：拔除空肠造瘘管、胃肠减压管，恢复自主进食

术后肠梗阻

病人返家生活 1 年余，定期随访，复查正常。20 日前因进食不慎，出现停止排便、排气，在当地治疗效果不佳，再次来东方医院肿瘤科就诊。就诊时症见：胃脘痞满，恶心，呕吐，腹胀，腹痛，寐差，小便可，大便 20 日未行。不能经口进食，留置胃肠减压管，24 小时胃肠减压引流量约 1000ml。

查体：留置鼻胃管，舟状腹，无压痛、反跳痛，肠鸣音消失，腹部未触及异常肿块。

辅助检查：腹部立位片提示中上腹肠管扩张积气，并有阶梯状气液平面，诊断为肠梗阻。

中医诊断：胃癌（脾胃虚弱，腑气不通）。

西医诊断：胃中分化腺癌；肠梗阻。

治疗：西医治疗，禁食、水，持续胃肠减压，给予肠外营养支持、促胃动力治疗；中医以调理脾胃、理气通腑为法，给予中脘穴、天枢穴中药穴位贴敷治疗每日 1 次，腹部中药膏摩配合点按天枢穴治疗每日 1 次，中药肛门滴入治疗每日 1 次。

处方：

木　香 10g	丁　香 10g	厚　朴 10g	枳　壳 10g
干　姜 15g	肉　桂 10g	延胡索 10g	砂　仁 6g
香　附 15g			

7 剂，配方颗粒，外用。

| 大　黄 20g | 芒　硝 20g | 厚　朴 20g | 枳　实 20g |

7 剂，浓煎 100ml，滴入肛门。

治疗第 3 日

病人恶心、呕吐、胃脘胀满稍缓解，仍自觉腹胀，无排气、排便。留置胃肠减压管，24 小时胃肠减压引流量 800ml，未闻及肠鸣音。根据病人症状，每日增加 1 次腹部中药膏摩，将外用配方颗粒中厚朴、枳壳剂量调整至 15g 以加强通腑力度。

治疗第 7 日

病人恶心、呕吐、胃脘胀满明显减轻，偶有腹胀，神疲乏力，口干，有排气，无排便。留置胃肠减压管，24 小时胃肠减压引流量 300ml，肠鸣音 2 次 / 分钟。根据病人症状，将灌肠处方改为新加黄龙汤加减，即在上方中加入玄参 15g、麦冬 15g、生地黄 15g，以"增水行舟"，在泻下的同时兼顾益气养阴。

治疗第 12 日

病人无恶心、呕吐、胃脘胀满、腹胀，有排气，可排出少量便，粪质硬结如羊粪状。留置胃肠减压管，24 小时胃肠减压引流量 100ml，肠鸣音 4 次 / 分钟。维持上次中医治疗不变，持续夹闭胃肠减压管，如有不适再临时打开，肠外营养支持量减少至每日 1000ml，鼓励病人尝试进食，食物以温热无渣的米汤、果汁为主，进食量以每次 50ml 左右、每日 3 次为宜，进食后站立或散步半小时，之后每日可增加 1~2 次进食。腹部立位片提示肠管扩张积气较前明显好转，继续保持中医治疗方案不变。

治疗第 16 日

病人 3 日未引流出胃液，经口多次少量进食流食后，无恶心、呕吐、胃脘胀满、腹胀，有排气，可排出少量黄软便。查体：全腹软，肠鸣音 5 次 / 分钟。遵医嘱拔除鼻胃管，指导病人经口进食半流食，逐渐增加饮食量。中医治疗不变，西医治疗停止肠外营养支持。

治疗第 18 日

病人经口进食，无恶心、呕吐、胃脘胀满、腹胀，有排气，可排出黄软便。病人可出院回家调理。鼓励病人少量多餐，清淡饮食，多食粗纤维蔬菜，禁食肥甘厚味之品。

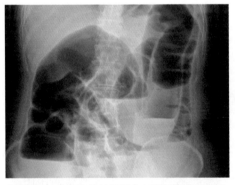
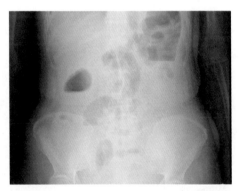

入院情况：腹部立位片提示中上腹肠管扩张积气，并有阶梯状气液平面

治疗第 12 日：腹部立位片提示肠管扩张积气较前明显好转

【体会】

术后胃肠功能紊乱是消化系统肿瘤术后最常见的并发症，常见的临床症状包括术后胃瘫、术后呃逆、术后肠梗阻等。西医学认为术后胃肠功能紊乱的发生与手术导致解剖结构改变、炎症反应、神经损伤，以及麻醉药物的应用有关；其治疗以营养支持、减轻胃肠道负担、药物或局部刺激胃肠动力、调节肠道菌群等方法为主。中医学认为该病主要病机为正气不足，脾胃虚弱，加之手术损伤，脉络受损，气滞血瘀，致运化失常；其治疗以内外

治法相结合为主，即口服中药或经胃管灌注中药，配合中药灌肠、中药外敷、针灸等外治技术。

在本病例中，病人在胃癌术后出现了胃肠功能紊乱的症状，主要为术后胃瘫及术后肠梗阻。其病机为罹患胃癌，脾胃功能受损，气机升降失和，痰浊内生；手术又导致脉络损伤，使气滞血瘀，中焦受阻，腑气不通。辨证为脾胃虚寒、肝郁气滞、腑气不通，治以温运脾胃、行气通络通腑为主。病人初次就诊时存在术后胃瘫的症状，且经过长时间治疗仍未恢复，考虑口服药物可能加重胃肠负担，不利于脾胃功能恢复，因此此次治疗以外治疗法为主，选取中药穴位贴敷疗法联合针灸治疗。中药穴位贴敷疗法选中脘穴和神阙穴：中脘穴是任脉的穴位，为胃之募穴，具有和胃气、理中焦、调升降等作用；神阙穴为任脉的要穴，是气机升降出入的总枢纽，可激发脏腑功能，鼓动经脉气血的运行。将中药制成膏药贴敷于中脘穴、神阙穴，使药物被透皮吸收持续刺激穴位，疗效更加持久。外用药组方时针对病人脾胃虚弱、气滞血瘀的病机特点，用干姜、肉桂温中散寒，扶助中焦脾阳，顾护中土，解决病人的本虚问题；枳壳、厚朴、木香、丁香、柴胡、香附畅通中焦气机，调节气机升降出入，解决病人的标实问题；肿瘤病人往往病邪蛰伏较深，因虫类药乃血肉之品、有情之物，性喜攻逐走窜，通经达络，搜剔疏利，无处不至，故加用全蝎，以辛散走窜，涤痰通络，活血化瘀，促进血瘀症状的缓解。为增强疗效加用中脘穴、足三里穴艾灸及针刺，借助艾灸的温热之力及针刺效应既促使药物入腠理，又激发穴位经气，达到通经络、调脏腑的目的。

手术导致脏腑损伤，元气受损，会加重脾胃功能不足的情况，因此在日常生活中注重脾胃功能的调护尤为重要。该病人在术后胃瘫恢复1年后，因饮食不节，损伤脾胃，导致脾胃失于健运，肠道传导失司，出现肠梗阻。治疗仍以外治法为主要手段，采用中药膏摩、穴位贴敷疗法配合中药肛门滴入。在腹部给予中药膏摩治疗，可借助手法操作，使局部皮肤温度升高，血运加快，使药物更易渗透表皮，发挥调畅气机、理气通腑的作用。膏摩后将中药贴敷于天枢穴，天枢穴是大肠的募穴，为大肠之气在腹部深聚之处，是升清降浊的枢纽，主疏调肠腑、理气行滞。通过刺激天枢穴可达通调肠腑、促进肠运动的功能。穴位贴敷疗法可持续刺激，使疗效更加持久。外用处方中木香、丁香、香附、砂仁、延胡索辛温走窜，可调整气机，行气止痛，芳香开窍；厚朴、枳壳下气宽中，通利腑气；肉桂、干姜等温阳药物，助阳化气，以增推动之力。肛门滴入的方法使药物直接经肠黏膜吸收，既能减少药物对胃肠道的刺激，又能发挥药效。

回顾该病例的治疗过程，东方医院肿瘤科在治疗术后胃肠功能紊乱病人时，注重肿瘤病人与普通外科病人的区别，注重全身治疗与局部治疗的结合，在局部辨证的基础上以中医外治技术为主要治疗手段，采用中药穴位贴敷、中药膏摩、艾灸、中药肛门滴入等方法，在外用药组方时注重运用芳香类药物、虫类药，以行气、活血、温阳，祛除局部气滞、血瘀、寒凝等实邪，增加用药途径，减少口服汤药对胃肠的刺激，避免增加胃肠道负荷。

附：

（1）药物制备。

①中药膏摩：将中药配方颗粒、水、凡士林以1∶1∶0.5的比例倒入油膏罐，加热搅拌，熬制成膏状备用。

②中药穴位贴敷：先将中药配方颗粒40~50g倒入油膏罐，再将赋形剂黄酒、香油、蜂蜜按4∶1∶1的比例依次加入，调成糊状，盖好，常温放置2小时，将药剂取出置于纱布上，面积10cm×10cm，敷药厚度约为2mm，折叠纱布呈饼状置于无纺布敷料上。

（2）使用要点。

①中药膏摩：以神阙穴为中心，将制备好的膏剂涂抹于腹部，在腹部进行顺时针摩法，每日1次，每次15分钟，以皮肤发热发红为度，并配合点按天枢穴。操作过程中若膏剂黏稠，应及时加药。手法治疗结束后将剩余药膏涂抹至腹部，外用保鲜膜覆盖，保留20~30分钟，后用温水清洁皮肤。

②中药穴位贴敷：将制备好的膏药加热到43℃，贴于所选的治疗穴位，保留4~6小时，每日1次。

③中药肛门滴入：用剪刀剪开外用汤剂，将药液倒入容器中，测量药液温度（以39~41℃为宜），安装一体式可调节肛管，排气，安装加热棒，用石蜡油润滑肛管前端，嘱病人暴露肛门，插肛管。插肛管时可嘱病人张口呼吸以使肛门松弛，便于肛管顺利插入，插入深度不少于20cm，调节滴速，以40滴/分钟为宜，并使药液保留在肠道内1小时或更长时间。滴入过程中随时观察、询问病人耐受情况，如病人有不适或便意，及时调节滴入速度，必要时终止滴入。

④艾灸：将点燃的艾条对准所选穴位或贴敷所贴部位，在穴位上方或贴敷药物上方2~3cm处进行温和灸，使病人局部有温热感，每处灸5分钟，各治疗部位交替进行。

典型病例2 癌因性疲乏

李某，女，69岁。

2019年9月因呕血于当地医院接受胃镜检查，病理提示：胃低分化腺癌。PET-CT检查提示：胃癌伴肝内多发转移。病人接受奥沙利铂＋替吉奥方案化疗1个周期，因不能耐受严重的副作用，拒绝继续化疗。病人因近1个月自觉乏力明显，并进行性加重而就诊。就诊时症见：倦怠乏力，肢软难行，头晕眼花，食欲减退，饮食不下，无呕血与黑便。舌淡，苔白，脉沉细。近1个月体重下降5kg。

查体：面色苍白，双眼睑色淡，余未见明显异常。

辅助检查：血常规示血红蛋白75g/L，余未见明显异常；血生化全项示白蛋白26g/L，球蛋白34g/L，谷丙转氨酶44μmol/L，余未见明显异常；便常规＋潜血示潜血（－）。

中医诊断：胃癌（气血不足，脾肾阳虚）。

西医诊断：胃低分化腺癌；多发肝转移。

治疗：西医给予营养支持治疗，中医以益气养血、健脾补肾为法。病人因饮食不佳，拒绝口服中药，故以中医外治法治疗为主：肾俞穴中药膏摩每日1次，关元穴中药穴位贴敷每日1次，足三里穴艾灸每日2次。

处方：

太子参20g	黄 芪15g	当 归10g	何首乌20g
熟地黄20g	鸡血藤20g	淫羊藿20g	补骨脂20g
桑寄生20g			

7剂，配方颗粒，外用。

治疗第5日

病人自觉倦怠、肢软乏力较前好转，可借助器具行走，仍有食欲不振、饮食不下。考虑病人病久，气血亏虚较重，将外用处方中太子参、黄芪加到30g，另加阿胶20g和三七9g以补血生血、活血行血，加肉桂15g补火助阳、引火归原、鼓动气血生长，余治疗暂不变。

治疗第10日

病人自觉头晕眼花较前减轻，倦怠、肢软乏力明显好转。辅助检查：血常规示血红蛋白90g/L；血生化全项示白蛋白28g/L，球蛋白正常，谷丙转氨酶41μmol/L。病人症状、复查结果均较前好转，考虑目前治疗有效，维持上次治疗方案不变。

治疗第17日

病人诉倦怠感消失，无头晕眼花症状，可自行行走，无肢软乏力，可少量进食，睡眠可。辅助检查：血常规示血红蛋白100g/L；血生化全项示白蛋白30g/L，球蛋白和谷丙转氨酶正常。停止所有治疗，准许出院，指导病人归家后自行艾灸足三里穴，每日上午1次，每次

20 分钟，以鼓舞正气。

【体会】

癌因性疲乏的产生与癌症本身的进展以及辅助治疗有关，癌因性疲乏可以持续很长时间，极大地影响了病人日常生活质量。癌因性疲乏发病机制尚不明确，可能与癌症治疗、肌肉代谢功能失调、免疫功能紊乱、炎症反应、中枢神经系统功能障碍等因素有关。另外，手术带来的创伤、放化疗引起的毒副作用、肿瘤疾病给病人造成的心理压力都可能导致疲乏的发生。中医学认为癌毒、药毒侵袭，耗伤机体气血阴阳，可导致各脏腑功能低下，脾胃运化功能失常，气血生化不足，脏腑经络失养，进而体虚。

在本病例中，病人前期失血，气血亏虚，加之后天失于调理，脾胃功能虚损，运化失司，气血生化乏源，故辨证为气血不足、脾肾阳虚，临床以益气养血、健脾补肾为大法。病人久病体虚，脾失健运，纳谷不佳，拒绝口服中药，故治疗以中医外治法为主，选用中药膏摩、中药穴位贴敷、艾灸疗法，选取肾俞穴、关元穴、足三里穴。肾俞穴属足太阳膀胱经，是肾的背俞穴，内应于肾，是肾气传输、输注之处，具有益肾壮阳的功能，是治疗肾虚之要穴。肾为先天之本，为气血生化之源，肾气足，则气血生化有力。中药膏摩将药物直接作用于皮肤表面，使药物通过透皮吸收、经络传导，调节全身之气血，同时配合按摩透热手法之热效应加速药物吸收，点按手法直接刺激肾俞穴达到补肾壮肾之目的。关元穴则是人体保健之要穴，隶属任脉，具有温阳益气、大补元气之功效。关元穴中药穴位贴敷则直接作用于关元穴，使药物通过透皮吸收条达全身之气血。足三里穴艾灸疗法则通过艾灸之温热效应，和艾叶本身的芳香作用，刺激足三里穴位，从而达到补益肾经、调理脾胃的目的。外用处方中当归、熟地黄、阿胶、何首乌、鸡血藤、三七补血养血，活血行气；黄芪、太子参补中益气；肉桂温补肾阳，调和脾胃，同时鼓动气血之生长；淫羊藿、补骨脂、桑寄生补肾壮阳。

回顾该病例的治疗过程，临床所见癌因性疲乏的病人常伴有贫血、低蛋白血症、电解质紊乱等营养不良的状况，治疗以补充造血原料、促进造血、补充白蛋白、纠正电解质紊乱为主，常需较长时间的输液治疗，费用较高。在治疗癌因性疲乏方面，东方医院肿瘤科运用中西医结合疗法取得了较好的疗效。即使在口服用药途径受限的情况下，在西医给予静脉营养支持治疗的同时，也可采用多项中医外治疗法，灵活改变用药途径，使药物和手法治疗相辅相成，快速缓解病人症状。本病例所用的 3 项外治疗法均可直接作用于穴位上，通过刺激穴位、经络传导，加强相应脏腑的功能。将膏摩和艾灸的温热功效作用于机体，可调补全身气血。另外，膏摩和穴位贴敷有机配合，将中药直接作用于肌肤，减轻了药物的毒副作用，避免了肝脏的首过效应，提高了药物的利用度。此多项疗法的联合应用为临床治疗癌因性疲乏提供了新的思路，可为临床治疗所借鉴。

参考文献：

[1] 吴人杰, 谢长生. 癌因性疲乏发病机制及治疗的研究进展 [J]. 肿瘤学杂志, 2020,26 (3):240–244.

[2] 张振、田雪飞、邓哲、等. 基于"证候–证素–病症"探讨建立癌因性疲乏中医证候量表的方法 [J]. 中医药信息, 2020,37(2):36–39.

附：

（1）药物制备。

①中药膏摩：将中药配方颗粒、水、凡士林以 1 ∶ 1 ∶ 0.5 的比例倒入油膏罐，加温搅拌，熬制成膏状备用。

②中药穴位贴敷：将中药配方颗粒 40~50g 倒入油膏罐，再将赋形剂黄酒、香油、蜂蜜按 4 ∶ 1 ∶ 1 的比例依次加入，调成糊状，盖好，常温放置 2 小时，将药剂取出置于纱布上，面积 10cm×10cm，敷药厚度约为 2mm，折叠纱布呈饼状置于无纺布敷料上。

（2）使用要点。

①中药膏摩：以肾俞穴为中心，将制备好的膏剂涂抹于腰背部，在腰背部进行顺时针摩法，每日 1 次，每次 15 分钟，以皮肤发热发红为度，并配合点按肾俞穴。操作过程中若膏剂黏稠，及时加药。手法治疗结束后将剩余药膏涂抹至肾俞穴，外用保鲜膜覆盖，保留 15 分钟，后用温水清洁皮肤。

②中药穴位贴敷：将制备好的膏药加热至 43℃贴于关元穴，保留 4~6 小时，每日 1 次。

③温灸器疗法：打开温灸器，取 6cm 长艾条并放入器具内，调整高度，充分点燃艾条，盖紧温灸器，置于治疗巾内，携至床旁，关闭门窗，协助病人暴露足三里穴，将温灸器固定于病人双侧足三里穴，每次灸 20 分钟，每日 2 次。施灸过程中若病人出现头昏、眼花、恶心、颜面苍白、心慌出汗等不适现象，立即停止，并告诉医生。施灸完毕后检查病人皮肤，协助病人穿衣，开窗通风。

典型病例 3　阿片类药物相关性便秘

刘某，女，60 岁。

病人 2017 年 5 月无明显诱因出现干咳，双侧肋部疼痛，8 月于外院检查发现左颈部淋巴结肿大，活检结果示考虑来源于消化道系统腺癌转移。全身 PET-CT 检查发现胰腺体尾部肿物，综合淋巴结活检病理结果，考虑胰腺癌伴多发远处淋巴结转移、颈椎多处骨转移。给予白蛋白紫杉醇＋替吉奥方案化疗，6 个周期后疗效评价为稳定。改单药替吉奥方案维持化疗 6 个周期，并按期行唑来膦酸抑制骨转移治疗。6 个周期后复查 CT 发现左侧胸腔积液，肿瘤标志物 CA19-9、CA125 均明显升高，考虑疾病进展，行白蛋白紫杉醇＋替吉奥方案化疗 2 个周期，奥沙利铂＋卡培他滨＋安罗替尼方案化疗 2 个周期。3 个月前出现后背部疼痛明显，影响睡眠。口服盐酸羟考酮缓释片，每次 40mg，每 12 小时 1 次，控制疼痛。疼痛虽控制，但出现排便困难。就诊时症见：胸胁胀满，腹胀，腹痛，无排便、排气，大便 6 日未行。

查体：腹部膨隆，左下腹有压痛，肠鸣音减弱，余未见明显异常。

辅助检查：腹部立位片提示部分肠梗阻。

中医诊断：胰癌（气机郁滞，腑气不通）。

西医诊断：胰腺癌；不完全性肠梗阻。

治疗：西医治疗，禁食、水，以静脉营养支持治疗为主；中医治疗，以理气通腑为法，腹部中药膏摩每日 1 次，天枢穴中药穴位贴敷每日 1 次。

处方：

丁　香 20g	木　香 20g	厚　朴 20g	枳　壳 20g
延胡索 15g	肉　桂 15g	桂　枝 20g	干　姜 15g

7 剂，配方颗粒，外用。

治疗第 3 日

病人胸胁胀满缓解，仍自觉腹胀，无排气，排便困难，排出费力，粪质硬结如羊粪状，便量少。根据病人症状，每日增加 1 次腹部中药膏摩，以加强通腑力度。

治疗第 7 日

病人无胸胁胀满，有轻度腹胀，有排气，排便稍感费力，便质较干，便量少。考虑病人久病气虚，外用药中加入生黄芪 30g、香附 15g，其余治疗暂不变。

治疗第 11 日

病人无胸胁胀满，无腹胀，有排气，排便稍感费力，排便时便质开始较干，后较软，便量可。病人已有排气、排便，嘱病人少量进食山药粥以健脾养胃，将中药膏摩改为每日 1 次，继续天枢穴中药穴位贴敷。

治疗第 13 日

病人无胸胁胀满，无腹胀，有排气，大便顺畅，可排黄软便，每日排便 1 次，便量可。病人已恢复正常排气、排便，腹胀症状缓解，外用处方中去木香、厚朴，停中药膏摩，仅以中药穴位贴敷调理胃肠功能。

治疗第 15 日

病人无胸胁胀满，无腹胀，有排气，大便顺畅，可排黄软便，排便 2 次，便量可。辅助检查：腹部立位片示无明显气液平面，提示无肠梗阻。根据病人临床表现及辅助检查结果，临床疗效评价为治疗有效。

病人经治后排便情况观察表

治疗天数	大便次数	治疗天数	大便次数	治疗天数	大便次数
治疗第 1 天	0	治疗第 6 天	1	治疗第 11 天	1
治疗第 2 天	0	治疗第 7 天	1	治疗第 12 天	1
治疗第 3 天	1	治疗第 8 天	1	治疗第 13 天	1
治疗第 4 天	1	治疗第 9 天	1	治疗第 14 天	1
治疗第 5 天	1	治疗第 10 天	2	治疗第 15 天	2

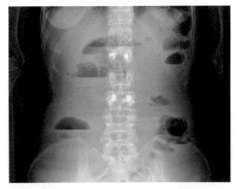

入院情况：腹部立位片示可见多个气液平面

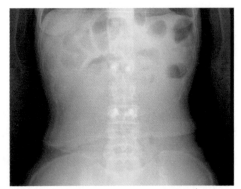

治疗第 15 日：腹部立位片示无明显气液平面

【体会】

疼痛是恶性肿瘤最常见的并发症，临床以三阶梯止痛治疗方案为主，对于重度的癌痛，阿片类镇痛药发挥着中流砥柱的作用。便秘是阿片类镇痛药的主要不良反应，往往持续存在于阿片类药物镇痛治疗的全过程，并随着药物使用剂量的增加而加重，给病人增加额外痛苦，严重影响阿片类镇痛药的镇痛效果。关于阿片类药物相关性便秘（OIC）的机制，西医学认为外源性阿片类药物可与胃肠道阿片受体结合，使肠道蠕动减慢，肠腔内液体分泌减少，胃肠道对液体的吸收增加，同时使肠道神经系统的传出功能改变，而出现便秘。中医学认为阿片类药物性温，味酸涩，久服容易耗损人体气血津液，影响气机的升降而导致便秘发生，其所致便秘的常见证型以气机郁滞、津亏肠燥、肺脾气虚等为主。

在本病例中，病人以胸胁胀满，腹胀，腹痛，无排气、排便为主要表现，考虑病人患病日久，经多周期化疗后，机体正气耗伤，脾胃功能受损，加之长期口服大剂量收敛固涩性强的阿片类镇痛药，扰乱气机而致气滞不畅，故辨证为气机郁滞、腑气不通，治则以理气通腑为主。因为该病人禁食、水，口服用药途径受限，故治疗以外治疗法为主，给予腹部中药膏摩及天枢穴中药穴位贴敷疗法。天枢穴是大肠的募穴，为大肠之气在腹部深聚之处，是升清降浊的枢纽，主通调肠腑、理气行滞。通过刺激天枢穴可达到促进肠蠕动的目的。在腹部行中药膏摩治疗，可借助手法作用于体表，使局部皮肤温度升高，血运加快，使药物更易渗透表皮，发挥调畅气机、理气通腑的作用。膏摩后将中药贴敷于天枢穴，通过持续刺激可使疗效更加持久。外用处方中木香、丁香、香附、延胡索辛温走窜，芳香开窍，可调整气机升降，行气止痛；厚朴、枳壳可下气宽中，通利腑气；黄芪、肉桂、桂枝、干姜等温阳药物，可助阳化气，增推动之力。

回顾该病例的治疗过程，东方医院肿瘤科治疗阿片类药物相关性便秘，以中医外治法为主要手段，发挥外治直达病所的优势，快速解决局部问题。中药外用既可避免胃肠道刺激、减轻胃肠道负担，又可直接作用于局部，以激发经气、疏通经络，且操作简单，可反复多次给药。尤其是对于阿片类药物引起便秘的病人，选择中药膏摩、穴位贴敷等外治方法，可直接作用于局部，使药物从毛孔而入腠理，迅速发挥作用。如此治疗更具有针对性，在不加重胃肠负担的同时，使药物直达病所，从而使疗效大大提高。外用处方中多为芳香开窍、辛温走窜的药物。气味较浓的芳香走窜性药物，多能透皮吸收，引药入里，有促使其他药物透皮吸收的效果。利用中医外治法治疗口服阿片类止痛药引起的便秘，既可减少药物对胃肠道的刺激，又可有效缓解症状，为临床中西医结合治疗口服阿片类镇痛药引起的便秘提供了新的思路。

参考文献：

[1] 叶嵩，郭文俊. 阿片类药物所致便秘的产生机制及治疗 [J]. 长治医学院学报,2015,29 (2):149–151.

[2] 陈冬，俞森权，朱红叶，等. 阿片类药物诱导便秘的中医证型研究 [J]. 陕西中医药大学学报,2019,42(5):89–91,108.

[3] 左明焕，袁莉，刘传波，等. 中药外敷治疗肿瘤术后局部寒证型粘连性肠梗阻 37 例的效果 [J]. 中国医药导报,2014,11(20):94–97.

附:

（1）药物制备。

①中药膏摩: 将中药配方颗粒、水、凡士林,以 1 ：1 ：0.5 的比例倒入油膏罐,加温搅拌,熬制成膏状备用。

②中药穴位贴敷: 将中药配方颗粒 40~50g 倒入油膏罐,将赋形剂黄酒、香油、蜂蜜以 4 ：1 ：1 的比例依次加入,调成糊状,盖好,常温放置 2 小时,将药剂取出置于纱布上,面积 10cm×10cm,敷药厚度约为 2mm,折叠纱布呈饼状置于无纺布敷料上。

（2）使用要点。

①中药膏摩: 以神阙穴为中心,将制备好的膏剂涂抹于腹部,在腹部进行顺时针摩法,每日 1 次,每次 15 分钟,以皮肤发热发红为度,并配合点按天枢穴。操作过程中若膏剂黏稠,及时加药。手法治疗结束后将剩余药膏涂抹至腹部,外用保鲜膜覆盖,保留 15 分钟,后用温水清洁皮肤。

②中药穴位贴敷: 将制备好的膏药加热到 43℃,贴于天枢穴,保留 4~6 小时,每日 1 次。

典型病例 4　咳嗽

郝某,男,58 岁。

2019 年 9 月因咳嗽就诊于当地医院并接受胸部 X 线、胸部增强 CT 检查,两项检查均提示右肺占位。穿刺病理提示右肺腺癌。经培美曲塞＋卡铂方案化疗 6 个周期后好转出院,定期复查,病情稳定。此次病人因咳嗽咳痰、胸闷气短进行性加重就诊。就诊时症见:咳嗽咳痰,痰多色白、黏稠,胸闷气短,舌苔白腻,脉濡弱。

查体: 双下肺散在湿啰音,余未见明显异常。

辅助检查: 血常规示白细胞 $12×10^9$/L;胸部正侧位片示双肺纹理增粗,双下肺可见散在斑片影。

中医诊断: 肺癌（痰湿蕴肺）。

西医诊断: 右肺腺癌;肺部感染。

治疗: 西医给予抗感染治疗（静脉输注抗生素）;中医以燥湿化痰、宣肺止咳为法,给予口服汤剂苓甘五味姜辛汤加减治疗,并配合肺俞穴、天突穴中药穴位贴敷每日 1 次,背部肺反射区中药膏摩每日 1 次。

处方：

茯　苓 12g	干　姜 9g	细　辛 3g	五味子 9g
半　夏 9g	胆南星 9g	紫　菀 9g	款冬花 9g
苦杏仁 9g	瓜　蒌 12g	甘　草 9g	

7 剂，水煎服，日 2 次。

麻　黄 10g	百　部 15g	桔　梗 15g	细　辛 6g
黄　芪 30g	川贝母 6g	射　干 15g	半　夏 15g
陈　皮 10g			

7 剂，配方颗粒，外用。

治疗第 2 日

病人咳嗽频作，胸闷气短，不能平卧，咳痰，痰多色白、黏稠。查体：双下肺散在湿啰音。西医继续给予抗感染治疗。口服中药以止咳化痰为主，中药外治在中药穴位贴敷、中药膏摩治疗的同时增加背部督脉及膀胱经刮痧、艾灸联合疗法隔日 1 次，以促进宣肺排痰。

治疗第 5 日

病人咳嗽频次减少，仍有胸闷气短，咳痰，痰多色白、质稀。查体：双肺湿啰音。血常规示白细胞 11×10^9/L。病人痰多明显，外用处方中加用瓜蒌 20g、苦杏仁 15g，刮灸取穴增加丰隆穴，以增加化痰力度，其余治疗不变。

治疗第 9 日

病人偶有咳嗽，活动后偶有胸闷气短，咳痰，咳少量白色稀痰。查体：双肺可闻及少量湿啰音。血常规示白细胞 6×10^9/L。继续中药穴位贴敷和中药汤剂内服治疗，停止静脉输注抗生素，改为口服抗生素，停用刮灸疗法。

治疗第 12 日

病人偶咳嗽，无咳痰，活动后无胸闷气短。查体：双肺呼吸音正常。血常规示白细胞计数正常。停止所有治疗，准许出院。

【体会】

肺癌发病率及死亡率在所有恶性肿瘤中均居首位，化疗是肺癌的主要治疗手段，但由于巨大的毒性，化疗药在杀灭癌细胞的同时也会损伤机体正常细胞，引起免疫紊乱、免疫力降低，进而导致感染发生。随着病情进展，肺癌病人组织器官功能退化，支气管黏膜抵御力减弱，肺部功能降低，肺部成为病原菌感染的主要部位，肺癌合并肺部感染高发。中医学认为本病的发生与正气虚损和邪毒侵袭关系密切，"邪之所凑，其气必虚"，对于肺癌病人而言，毒邪更易在肺部滞留，引发正气虚损，导致病人肺功能受损，气血运行受阻，痰湿蕴积于肺。肺癌病人常表现为咳嗽、咳痰、胸闷、气短，严重者可出现呼吸困难、呼吸衰竭而危及生命。

在本病例中，病人经多周期化疗后，就诊时症见咳嗽咳痰，痰多色白、黏稠，胸闷气短。中医学认为该病人久病正气亏虚，加之化疗损伤脾胃，水湿不化，上贮于肺，肺气壅塞，聚而为痰，故辨证考虑痰湿蕴肺，治则以燥湿化痰为主，在给了口服中药汤剂的同时，加用中医外治疗法，以加强局部宣肺化痰的力量。中医外治疗法以中药穴位贴敷、中药膏摩、刮灸联合治疗为主，取肺俞穴、天突穴以及背部督脉、膀胱经。肺俞穴为肺脏经气转输之处，具有宣肺、平喘、理气的作用。天突穴位于胸腔最上，功用为通，可"导引滞塞之气上通，俾瘀痰郁气之在胸臆者，得以爽利涌出"。天突穴、双侧肺俞穴穴位贴敷，一方面可使化痰止咳药物持续刺激腧穴产生整体调节作用；另一方面，可使药物通过皮肤进入体内，直达病所，避免肝脏的首过效应，减轻药物对胃肠道及肝脏的损害。中药膏摩则是利用温热摩法和药物的透皮吸收作用，发挥温肺化饮、理气化痰的功效。对督脉和膀胱经进行刮痧、艾灸联合治疗时，重点治疗部位为肺在背部的反射区。利用刮痧刺激病人的经络，以宣通肺气；利用艾灸温化阴邪，以鼓动脏腑正气，助痰湿之邪得以排出体外。外用处方中麻黄、细辛辛温走窜，通宣肺气，黄芪补气固表，半夏、陈皮健脾燥湿化痰，百部、桔梗、射干、川贝母止咳化痰，全方共奏宣肺止咳、燥湿化痰之功。

回顾该病例的治疗过程，东方医院肿瘤科在治疗肺癌、肺部感染等原因造成的咳嗽、咳痰时，以绿色治疗理念为指导，注重中西医结合。中药口服作用于全身，调节整体阴阳平衡，起到燥湿化痰、宣肺止咳的作用。外治疗法则可快速且直接地解决局部问题。手法治疗、刮痧等物理疗法，可减少呼吸道的阻力，促进排痰。中药穴位贴敷疗法具有腧穴调理和药物治疗的双重作用，可选用半夏、陈皮、白芥子、苏子、葶苈子等止咳化痰平喘药物，配合刺激背部腧穴、天突穴等，有效地帮助病人排痰，以期最大程度地改善病人的肺功能。对于肺癌化疗后的肺部感染，应用抗生素治疗虽然有一定效果，但容易引发二重感染而导致病情加重。与西医单独抗感染相比较，东方医院肿瘤科增加了中药口服和多项中医外治疗法的联合应用，在用抗生素治疗的同时运用中医疗法治疗，可提高疗效、缩短病程。

附:

（1）药物制备。

①中药穴位贴敷: 将中药配方颗粒 40~50g 倒入油膏罐, 将赋形剂黄酒、香油、蜂蜜以 4∶1∶1 依次加入, 调成糊状, 盖好, 常温放置 2 小时, 将药剂取出置于纱布上, 面积 10cm×10cm, 敷药厚度约为 2mm, 折叠纱布呈饼状置于无纺布敷料上。

②中药膏摩: 将中药配方颗粒、水、凡士林以 1∶1∶0.5 的比例倒入油膏罐, 加温搅拌, 熬制成膏状备用。

（2）使用要点。

①中药穴位贴敷: 将制备好的膏药加热到 43℃, 贴于天突穴、双侧肺俞穴, 保留 4~6 小时, 每日 1 次。

②刮痧、艾灸联合疗法: 将艾炷插到艾针上, 盖上隔灰网盖拧紧, 隔着隔灰网盖点燃艾炷; 在刮灸部位均匀涂抹刮痧油, 刮灸时单手握杯, 杯子边缘与皮肤约呈 45° 角, 沉肩坠肘, 以前臂带动腕部发力, 沿病人的督脉及膀胱经（重点刮肺俞穴）做刮、灸、推、熏、熨、拿操作。刮灸时心态平静, 动作和缓有力, 节奏不疾不徐, 力度由轻到重, 以病人能耐受为度, 循单一方向, 不要来回刮。一般刮至皮肤出现红紫, 或出现粟粒状、丘疹样斑点或条索状斑块等形态变化, 并伴有局部热感或轻微疼痛为度。对一些不易出痧或出痧较少的病人, 不可强求出痧, 每个部位一般刮 20~30 次, 局部刮灸一般 10~15 分钟。

③中药膏摩: 将制备好的膏剂涂抹于背部肺反射区, 在背部进行顺时针摩法, 配合点按肺俞穴, 每日 1 次, 每次 15 分钟, 以皮肤发热发红为度。操作过程中若膏剂黏稠, 及时加药。手法治疗结束后将剩余药膏涂抹在背部肺反射区, 外用保鲜膜覆盖, 保留 15 分钟, 后用温水清洁皮肤。

典型病例 5 呃逆

富某, 男, 52 岁。

2018 年 12 月因反复左侧胸背痛, 接受胸部 CT 检查, 结果示: 左肺肿物, 肺癌可能性大, 纵隔胸膜受侵, 多发淋巴结转移可能, 左侧第一前肋骨转移可能。肺穿刺病理示: 肺腺癌, 基因检测未见突变。2019 年 1 月接受吉西他滨 + 顺铂方案化疗 8 个周期, 并间断应用贝伐珠单抗治疗。治疗期间服用硫酸吗啡缓释片, 每 12 小时 20mg, 因恶心呕吐明显, 不能耐受, 改为芬太尼透皮贴剂 1.25mg 止痛。10 月于外院复查胸部 CT, 考虑病情进展, 11 月于东方医院接受冷冻消融治疗, 并定期复查。此次病人因出现持续性呃逆而来诊。就诊时症见:

持续性呃逆，伴恶心、不能进食，眠差，二便调。

查体：腹部平软，无压痛、反跳痛和肌紧张，移动性浊音（-），墨菲征（-），麦氏点无压痛，肝脾肋下未及，肝脾区无叩痛，双肾无叩痛，双下肢无水肿。

中医诊断：肺癌（肺脾两虚，瘀毒内阻）；呃逆（肝气犯胃，胃气上逆）。

西医诊断：左肺腺癌，多周期化疗后。

治疗：病人此次就诊的主要目的为解决呃逆症状，中医以疏肝健脾、和胃降逆为法，给予中脘穴、日月穴、期门穴中药膏摩治疗每日 1 次，足三里穴穴位注射治疗每日 1 次。

处方：

| 丁　香 20g | 柿　蒂 20g | 旋覆花 20g | 厚　朴 15g |
| 半　夏 15g | 紫　苏 15g | 柴　胡 15g | 香　附 15g |
| 郁　金 15g |

7 剂，配方颗粒，外用。

治疗第 3 天

病人仍觉恶心，呃逆好转，间断发作，可少量进食流食，眠差，二便调。考虑病人经多程化疗，被邪毒侵袭，脾胃受损及气机升降失调程度较重，故外用药中加入生姜 12g、桔梗 6g，使降中有升，升降平衡，气机调畅，同时增加足三里穴艾灸每日 2 次，增强和胃降逆的作用，其余治疗暂不变。

治疗第 6 天

病人偶有恶心，呃逆较前明显缓解，呃逆可间隔 1 小时以上，进食较前好转，眠差，二便调。嘱病人少食山药粥以健脾养胃，停用穴位注射，余治疗暂不变。

治疗第 8 天

病人恶心症状缓解，无呃逆，纳可，眠可，二便调。

【体会】

呃逆是恶性肿瘤病人化疗过程中常见的消化道不良反应之一，主要由于化疗药物直接引起胃肠道黏膜损伤，以致胃肠道积气，直接引起迷走神经张力增高和膈肌痉挛所致，主要表现为喉间呃呃有声，声短而频，令人不能自止。呃逆病位在膈，病变的关键脏腑为胃。胃居膈下，通过经脉与膈相连，主肃降，若胃气逆，可使膈间气机不畅，逆气上出于喉间，而生呃逆。

本案例中，病人以持续性呃逆伴恶心为主要表现，考虑其疾病日久且经多周期化疗，病机不外化疗药物之邪毒侵袭机体，使得邪客胃腑，中焦胃气失于和降，浊气上逆。辨证为肝气犯胃、胃气上逆，治则以疏肝理气、和胃降逆为主。因病人持续呃逆，不能进食，口服用药途径受限，故治疗以中医外治疗法为主，选取中药膏摩及穴位注射疗法。中药膏摩疗法取中脘穴、日月穴、期门穴，穴位注射取足三里穴。中脘穴是任脉的穴位，为胃之募穴、腑之会穴，具有和胃气、理中焦、调升降等作用；日月穴属胆经，是胆之募穴；期门穴属肝经，是肝之募穴，有疏肝健脾、调理气机的作用。在中脘穴、日月穴、期门穴行中药膏摩治疗，可借助手法作用于体表，使局部皮肤温度升高，血运加快，药物更易渗透表皮，从而发挥调畅气机、和胃降逆的作用。外用处方中多选用归脾、胃、肝经，且具有辛散、温通药性的药物，如丁香、柿蒂、旋覆花、厚朴、半夏、紫苏、柴胡、香附、郁金等。上方中丁香、香附、厚朴等为辛香走窜之品，具有健脾开胃、芳香理气作用；柿蒂、旋覆花有止咳下气功效，配以郁金可加强降气作用；柴胡长于疏达肝、胃、三焦之气机，可使中气升达于上；再加入桔梗，使降中有升，升降平衡，气机调畅。足三里穴为足阳明胃经合穴，又为胃之下合穴，能调理脾胃、和中降逆，主治呃逆。选择盐酸甲氧氯普胺足三里穴位注射，既利用盐酸甲氧氯普胺本身的作用，又利用经穴调理胃肠功能的作用，充分发挥了药物和穴位的复合作用。为增强疗效加用足三里穴艾灸，借助艾绒燃烧产生的温热既促使芳香成分挥发，又使温热效力直达足三里穴深部，达到温通经络、和胃降逆的目的。

回顾该病例的治疗过程，东方医院肿瘤科治疗化疗药物引起的持续性呃逆，以中医外治法为主，借助其直达病所的特点，快速解决局部问题。盐酸甲氧氯普胺肌内注射或静脉用药，仅发挥药物本身的作用，且代谢较快，药效持续时间较短，疗效不理想，若大剂量盐酸甲氧氯普胺肌内注射，又会导致病人出现锥体外系反应。东方医院肿瘤科采用中药膏摩，借助点、按、揉、摩等手法直接作用于病变部位，通过手法对机体功能进行调节，解除膈肌痉挛，同时通过摩法透热，使理气药物渗透后直接作用于局部，起效快，疗效显著；其次采用双侧足三里穴位注射的给药方式，既避免了大剂量使用盐酸甲氧氯普胺所带来的不良反应，同时又增强了药效，延长了药物作用时间，具有起效快、针对性高、作用持久的优势。以上疗法为临床中西医结合治疗化疗药物引起的呃逆，提供了新的策略。

附：

（1）药物制备。

①中药膏摩：将中药配方颗粒、水、凡士林以 1 ∶ 1 ∶ 0.5 的比例倒入油膏罐，加温搅

拌,熬制成膏状备用。

②穴位注射:取盐酸甲氧氯普胺 20mg 在双侧足三里穴位注射。

(2)使用要点。

①中药膏摩:以中脘穴为中心,将制备好的膏剂涂抹于腹部(覆盖日月穴、期门穴),在上腹部进行顺时针摩法,每日 1 次,每次 15 分钟,以皮肤发热发红为度,并配合中脘穴、期门穴、日月穴点按。操作过程中若膏剂黏稠,及时加药。手法治疗结束后将剩余药膏涂抹至腹部,外用保鲜膜覆盖,保留 15 分钟,后用温水清洁皮肤。

②穴位注射:一手绷紧皮肤,另一手持注射器,对准足三里穴快速刺入皮下,上下提插至病人有酸、麻、胀、痛等得气感应后,回抽无回血,即可将药物缓慢推入。

③艾灸:将点燃的艾条对准足三里穴,使艾条距离皮肤 2~3cm,灸 5 分钟,至皮肤出现红晕为度。

典型病例 6　骨髓抑制

杨某,女,52 岁。

2015 年 1 月发现右侧颈部肿块,颈部 CT 检查示:右侧颈部肿物较大,延伸至肺尖。行右颈部淋巴结切除术,术后病理回报:(右颈部)淋巴结非霍奇金滤泡性淋巴瘤,2 级,CD20 广泛阳性,Ki-67 阳性细胞 30%。病人拒绝化疗,长期口服中药治疗,定期复查。2016 年 4 月因胸闷,行胸部 CT 检查,结果示:双侧胸腔积液。胸腔积液培养见表皮金黄色葡萄球菌。予抗感染、胸腔引流并灌注华蟾素治疗。6 月行环磷酰胺＋长春新碱＋泼尼松方案化疗 9 个周期,顺铂胸腔灌注 6 个周期,病人未有明显不适。2017 年 1 月更改化疗方案为利妥昔单抗＋长春新碱＋环磷酰胺＋泼尼松,3 个周期。4 月因出现耐药情况,调整化疗方案为异环磷酰胺＋依托泊苷＋卡铂,2 个周期后出现重度骨髓抑制。病人曾接受粒细胞集落刺激因子治疗,但骨髓抑制改善不明显,且出现发热、骨痛等副作用。6 月查PET-CT,结果示:左侧锁骨窝淋巴结摄取增高,腹部巨大肿块(中腹部可见巨大肿块影,约 11cm,腹膜后淋巴结放射性摄取增高)。调整化疗方案为多柔比星脂质体＋泼尼松,因骨髓抑制,未能按时完成,给药周期延长,分别于 7 月 20 日、8 月 29 日、9 月 25 日行化疗,共 3 个周期。2017 年 10 月 26 日预接受第 4 周期化疗,在东方医院肿瘤科就诊。就诊时症见:偶有乏力,纳可,眠可,二便调。

查体:全身皮肤及黏膜未见苍白、出血点、瘀斑,心肺未见明显异常。右侧腹股沟可触及 1cm×1.5cm 肿大淋巴结,质中等硬,活动度尚可。颈部多发肿大淋巴结。

辅助检查：血常规示白细胞计数 $6 \times 10^9/L$，血红蛋白 131g/L，血小板 $173 \times 10^9/L$。

中医诊断：石疽（脾肾亏虚，气血不足）。

西医诊断：非霍奇金淋巴瘤（淋巴滤泡Ⅲ期）；多程化疗后。

治疗：病人拟接受全身化疗，因既往出现过因严重骨髓抑制而导致化疗延误，此次以中西医结合治疗为主。西医按疗程给予全身化疗，中医以减毒增效为目的予以健脾益肾、补气养血中药口服，腰骶部（尤其是肾俞穴）中药膏摩每日1次，肾俞穴中药穴位贴敷每日1次。

处方：

鲜地黄 20g	阿　胶 6g	黄　连 30g	肉　桂 3g
山茱萸 20g	狗　脊 15g	杜　仲 9g	黄　柏 10g
砂　仁 10g	甘　草 9g	生白术 20g	茯　苓 20g
生谷芽 20g	生麦芽 20g	木　香 9g	党　参 9g
山　药 10g	乌　梅 9g	滇鸡血藤 15g	

7剂，水煎服，日2次。

太子参 30g	黄　芪 30g	熟地黄 12g	淫羊藿 12g
桑寄生 12g	阿　胶 10g	当　归 20g	肉　桂 12g
赤　芍 12g			

7剂，配方颗粒，外用。

预行第4周期化疗前（2017年10月26日）

病人此次按疗程入院接受第4周期化疗，自觉偶有乏力。查体：全身皮肤及黏膜未见苍白、出血点、瘀斑，右侧腹股沟可触及 $1cm \times 1.5cm$ 肿大淋巴结，质中等硬，活动度尚可，心肺未见明显异常。辅助检查：颈部淋巴结增大，直径约2.6cm；盆腔CT与2017年4月14日CT结果比较，左中上腹部肿块、腹膜后淋巴结肿大较前进展。请外院会诊，考虑原方案控制不佳，更改方案为异环磷酰胺＋多柔比星脂质体＋依托泊苷＋利妥昔单抗＋泼尼松。考虑病人既往化疗后骨髓抑制严重，暂时不用本方案中的依托泊苷。

第4周期化疗第1天（2017年11月6日）

病人偶有乏力，复查血常规基本正常，行异环磷酰胺＋多柔比星脂质体＋利妥昔单抗＋泼尼松化疗。中医予以健脾益肾、补气养血中药口服。中医外治疗法方案：肾俞穴中药膏摩每日1次，肾俞穴中药穴位贴敷每日1次，足三里穴、肾俞穴艾灸每日1次。

处方：

鲜地黄 20g	阿 胶 6g	黄 连 30g	肉 桂 3g
山茱萸 20g	狗 脊 15g	杜 仲 9g	黄 柏 10g
砂 仁 10g	甘 草 9g	生白术 20g	茯 苓 20g
生谷芽 20g	生麦芽 20g	木 香 9g	党 参 9g
山 药 10g	乌 梅 9g	滇鸡血藤 15g	

7剂，水煎服，日2次。

太子参 30g	黄 芪 30g	熟地黄 12g	淫羊藿 12g
桑寄生 12g	阿 胶 10g	当 归 20g	肉 桂 12g
赤 芍 12g			

7剂，配方颗粒，外用。

第4周期化疗第8天

病人第4周期化疗中，因辅以中医药调理，如口服健脾益肾、补气养血中药，接受中药膏摩、艾灸等外治疗法，血常规基本正常。考虑可行依托泊苷化疗，今日在原化疗方案基础上增加依托泊苷继续化疗。中医治疗方案不变。

第4周期化疗第14天

病人化疗过程中未出现明显化疗反应，复查血常规无明显异常，故准予出院。考虑病人后续仍需化疗，嘱病人出院后继续口服健脾益肾、补气养血的中药，保持每周2次来院中药膏摩，每日自行在家进行肾俞穴中药穴位贴敷。

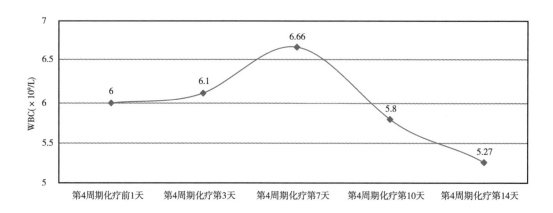

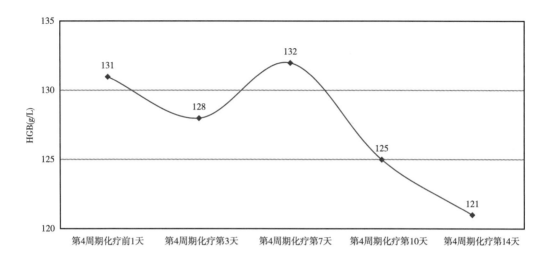

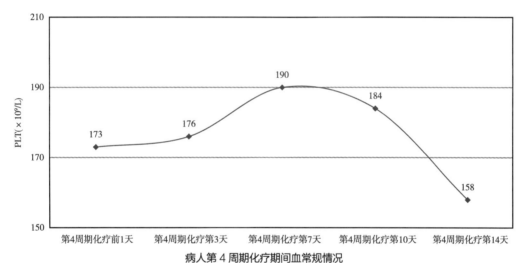

病人第 4 周期化疗期间血常规情况

经中西医结合治疗，病人第 4 周期化疗进展顺利，未发生严重骨髓抑制。按中西医结合治疗方法，安排病人分别于 2017 年 12 月 7 日、2018 年 1 月 15 日、2018 年 3 月 5 日、2018 年 4 月 8 日、2018 年 5 月 17 日在东方医院接受异环磷酰胺 + 多柔比星脂质体 + 美罗华 + 依托泊苷 + 泼尼松方案化疗 5 个周期。化疗期间中药口服治疗及中医外治治疗（肾俞穴中药膏摩，肾俞穴中药穴位贴敷，足三里穴、肾俞穴艾灸）保持不变。考虑病人连续化疗，嘱病人出院后保持每周 2 次来院中药膏摩，每日自行在家进行肾俞穴中药穴位贴敷。病人化疗过程中无骨髓抑制，疗效评价稳定。

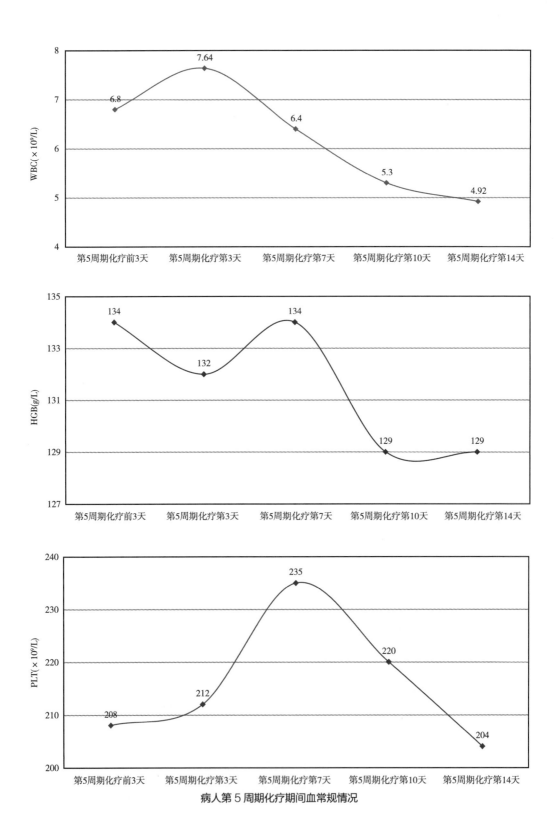

病人第5周期化疗期间血常规情况

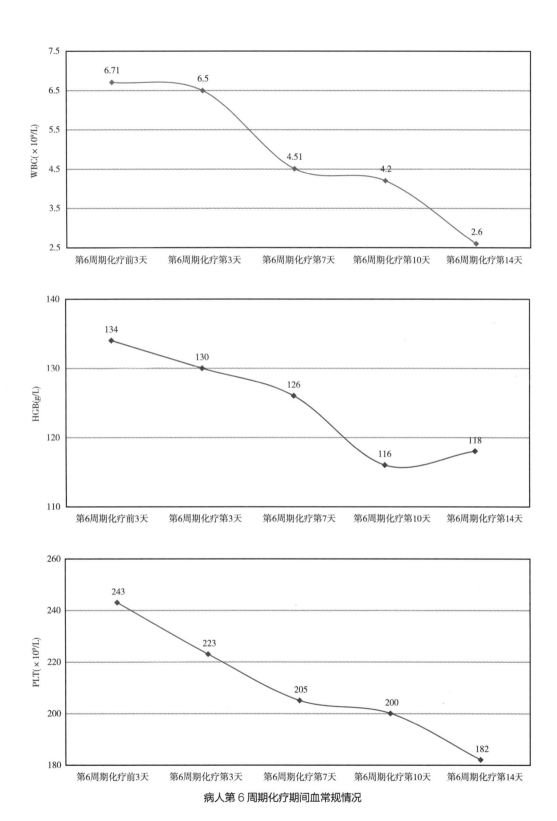

病人第6周期化疗期间血常规情况

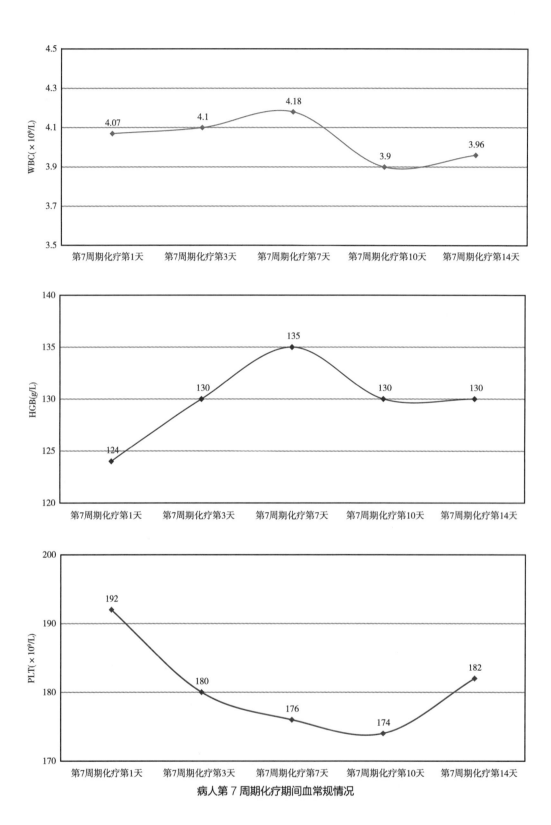

病人第 7 周期化疗期间血常规情况

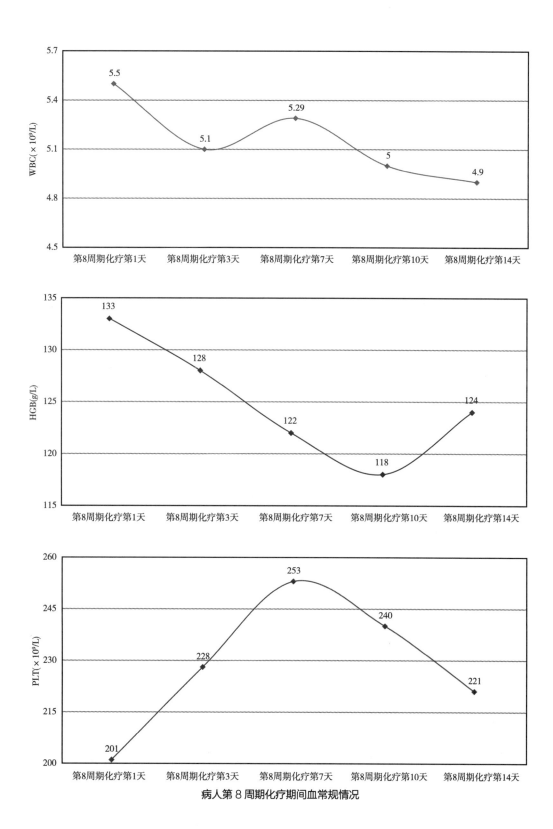

病人第 8 周期化疗期间血常规情况

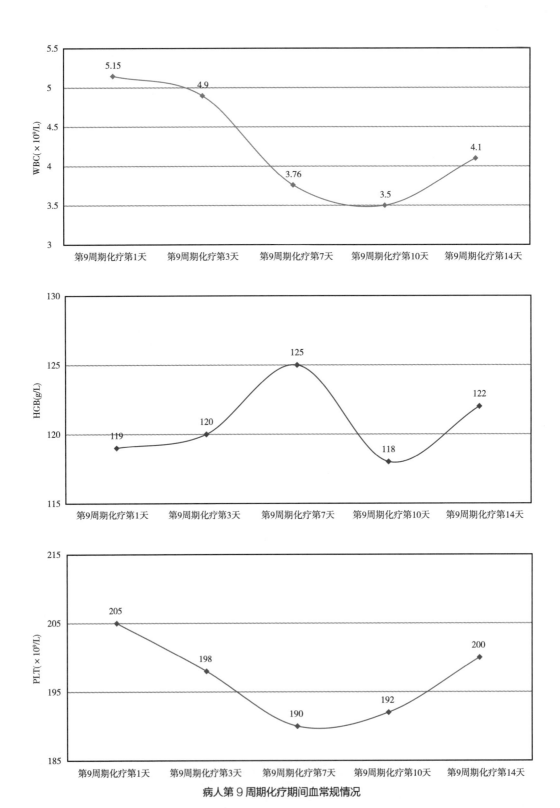

病人第9周期化疗期间血常规情况

【体会】

化疗是恶性肿瘤非手术疗法中的主要方法，尤其是在淋巴瘤的治疗中，化疗作为最主要的治疗方法，可以有效地改善病人症状，延长病人生存期。但化疗的副作用常常给病人带来严重的影响，其中化疗相关骨髓抑制是最为常见的副作用之一。化疗相关骨髓抑制不仅可导致化疗延迟而影响治疗效果，而且可能导致严重并发症而危及病人生命。化疗药物不能选择性地杀伤癌细胞，其在抑制或杀伤肿瘤细胞的同时，对体内正常细胞同样有毒害作用，可使正常的骨髓造血干细胞受到损伤，造成骨髓抑制，进而引发外周血白细胞减少，尤其是中性粒细胞和血小板减少，严重者可导致感染，使疗程缩短或终止，最终导致化疗失败。中医学认为化疗后骨髓抑制主要属于"虚劳"范畴。肿瘤病人受疾病影响，正气耗伤，脾肾亏损，功能失常，加之化疗药物的"药毒"侵袭机体，耗气伤血，损伤脾胃，使气血生化乏源，则见面色苍白或萎黄、神疲乏力、少气懒言、动则自汗、头晕目眩、舌淡、脉细弱等气血两虚症状。

在本病例中，病人经多程化疗，被邪毒侵袭，导致气血耗伤，脾胃功能受损，脾失健运，后天生化乏源，或伤肾耗精，精髓耗伤，则血液化生不足，进一步加重气血亏虚。故辨证为脾肾亏虚、气血不足，治疗以补肾健脾、益气养血为法。病人既往在外院化疗时出现骨髓抑制，并接受粒细胞集落刺激因子治疗，出现发热、骨痛等副作用，但骨髓抑制改善不明显，因此病人拒绝使用粒细胞集落刺激因子。为保证化疗顺利进行，中医以减毒增效为目的，一方面给予补肾生髓汤药口服，另一方面给予腰骶部膏摩、肾俞穴穴位贴敷，并联合足三里穴、肾俞穴艾灸以扶助正气。肾俞穴为肾之背俞穴，内应肾脏，为肾气在背部输注传输之处，有振奋肾之阳气、培补肾之气血的功效。足三里穴是足阳明胃经的主要穴位之一。脾胃为气血生化之源，足阳明胃经多气多血，故足三里穴能加强气血的生化，达到补气补血的效果。借助膏摩手法作用于肾俞穴，使手法和药物相得益彰，更利于补肾益髓、益气生血的药物渗透表皮，发挥药物疗效；膏摩后将中药贴敷于肾俞穴，通过持续刺激可达到温阳补肾之功效。《备急千金要方》提出"若要安，三里常不干"。灸足三里穴可健脾益气，增补后天气血生化之源，使气血化生源源不断，四肢百骸及脏腑均得以滋养，故在化疗间歇期坚持艾灸足三里穴。外用处方中太子参、肉桂、黄芪益气扶正，桑寄生、淫羊藿、熟地黄补肾益髓，阿胶补血，当归、赤芍活血和血，各药合用共奏补肾益髓、益气养血之功，使扶正不留邪，补血不留瘀。

回顾该病例的治疗过程，东方医院肿瘤科虽以肿瘤的绿色治疗为理念，坚持中医思维及中医基础理论的指导，但仍注重为病人推荐最合适的治疗方案。化疗作为治疗淋巴瘤的有效方法，在临床治疗淋巴瘤时应将之作为首选，此时中医药的意义即在于为化疗保驾护航，确保病人顺利完成整个周期的治疗，以取得最大的疗效。在该病人的治疗过程中，针对影响化疗最为突出的副作用——骨髓抑制，东方医院肿瘤科充分发挥了中医治疗优势，注重中医药全身调理与局部外治作用，最终改善了肿瘤化疗后骨髓抑制，提高了病人对化疗的耐受性。《素问·五行大论》载"肾生骨髓"，肾藏精，精生髓，髓居骨中可化生血液，故肾之精髓是血液化生的基本物质。《素问·生气通天论》载"骨髓坚固，气血皆从"，故肾气充盛，则精髓化生旺盛，气血充沛。可见，肾精、骨髓、血液三者之间关系密切，肾功能的强弱可直接影响精血的生成。对于骨髓抑制病人，可考虑从肾论治，一方面扶助正气，一方面促进精血化生。有文献指出干细胞与肾所藏先天之精在内涵上有很大相关性，即干细胞是先天之精在细胞层次的存在形式，故补肾有助于造血干细胞发挥作用，提升造血功能。实验研究也证实，补肾方药具有逆转骨髓造血抑制、促进造血刺激因子分泌、调控细胞周期、促进造血干细胞增殖并抑制其凋亡等作用。将中医外治疗法应用于化疗相关骨髓抑制的治疗中，体现了内病外治、整体与局部相结合的治疗理念。

参考文献：

[1] 徐光亮, 侯继秋, 李玉云. 1例老年非小细胞肺癌并发重度骨髓抑制患者的药学监护 [J]. 中国药师, 2015(6): 985–987.

[2] 项凤梅, 江一平, 何凌, 等. 补肾中药干预人体免疫系统的研究进展 [J]. 江西中医药杂志, 2014, 45(373): 74–75.

[3] 戴汉源, 曹克俭, 赵安斌, 等. 补肾、健脾、活血分别对骨髓抑制贫血小鼠造血的影响 [J]. 中药材, 2011, 2(34): 250–253.

附：

（1）药物制备。

①中药膏摩：将中药配方颗粒、水、凡士林以1：1：0.5的比例倒入油膏罐，加温搅拌，熬制成膏状备用。

②中药穴位贴敷：将中药配方颗粒40~50g倒入油膏罐，将赋形剂黄酒、香油、蜂蜜按4：1：1的比例依次加入，调成糊状，盖好，常温放置2小时，将药剂取出置于纱布上，面积10cm×10cm，敷药厚度约为2mm，折叠纱布呈饼状置于无纺布敷料上。

（2）使用要点。

①中药膏摩：以肾俞穴为中心，将制备好的膏剂涂抹于腰骶部，在腰骶部进行顺时针摩法，每日1次，每次15分钟，以皮肤发热发红为度，并配合点按肾俞穴。操作过程中若

膏剂黏稠，及时加药。手法治疗结束后将剩余药膏涂抹至腰骶部，外用保鲜膜覆盖，保留20~30 分钟，后用温水清洁皮肤。

②中药穴位贴敷：将制备好的膏药加热到 43℃，贴于双侧肾俞穴，保留 4~6 小时，每日 1 次。

③艾条灸：点燃艾条，在贴敷药物上方（肾俞穴）进行温和灸，每穴 5 分钟；双侧足三里穴温和灸，每穴 5 分钟。

典型病例 7　化疗后手足综合征

张某，男，60 岁。

病人有肺间质纤维化病史，2017 年 2 月复查胸部 CT 时发现右肺上叶结节，遂至某医院就诊，PET-CT 结果示：右肺上叶尖段结节，伴代谢增高，考虑恶性，双肺多发条索、网格及斑片影，以胸膜分布为主，伴轻度摄取增高。肺穿刺活检诊断为肺腺癌，基因检测结果示表皮生长因子受体（–），间变性淋巴瘤激酶（ALK）（–）。2017 年 3 月于上述医院行右肺病灶放疗，放疗后疗效评价为有效。2017 年 5 月病人出现咳嗽、咳痰、喘憋，于上述医院诊断为放射性肺炎，经对症治疗后好转。2018 年 5 月复查，肺部病灶增大，按培美曲塞＋贝伐珠单抗方案化疗 2 个周期，化疗后出现双手足麻木、脱屑。就诊时症见：双手足冰凉、麻木伴刺痛感，舌有瘀点或瘀斑，脉细弱。

查体：手足色素沉着、双手手指脱屑，余未见明显症状。

中医诊断：肺癌（气血亏虚，瘀毒内结）。

西医诊断：右肺腺癌。

治疗：西医以腺苷钴胺营养神经治疗为主；中医以温经通络、活血化瘀为主，给予双手足中药泡洗治疗每日 1 次。

处方：

干　姜 10g	桂　枝 20g	当　归 24g	红　花 10g
鸡血藤 30g	土鳖虫 3g	川　芎 30g	蜈　蚣 1 条
独　活 10g	细　辛 3g		

7 剂，水煎 500ml，外用。

治疗第 5 天

双手足冰凉稍缓解，双手手指脱屑较前减轻，手足麻木伴刺痛感、手足色素沉着未改变。

考虑病人仍感觉手足麻木伴刺痛，在外用泡洗中药里加入温经活血通络、散瘀止痛的药物，如牛膝 15g、肉桂 15g、肉苁蓉 20g 等，同时增加中药手套袜靴疗法及十宣穴针刺放血疗法，每周 1 次。

处方：

| 黄　芪 10g | 川　芎 30g | 红　花 10g | 桂　枝 20g |
| 鸡血藤 30g | 细　辛 3g | | |

7 剂，中药打粉，外用。

治疗第 12 天

病人双手足冰凉明显缓解，双手手指脱屑较前明显减轻，手足麻木伴刺痛感较前缓解，手足色素沉着未改变。根据病人症状，在外用泡洗中药中加入白芷 15g，停用十宣穴针刺放血疗法，余治疗不变。

治疗第 16 天

病人双手足温度正常，双手手指脱屑缓解，手足麻木伴刺痛感消失，手足色素沉着轻微改变。准许出院，嘱病人在家中继续坚持中药泡洗、中药手套袜靴疗法。

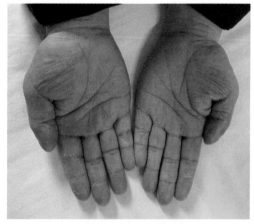

治疗前：双手手指脱屑，可见色素沉着

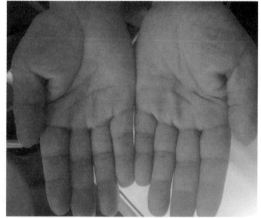

治疗第 16 天：双手手指脱屑缓解，色素沉着较前变淡

【体会】

药物引起的手足综合征是肿瘤病人在接受化疗、靶向药物治疗过程中常见的并发症，是一种特异性的皮肤毒性反应，通常表现为手掌和脚掌的皮肤出现感觉异常或伴有红斑、红肿、疼痛、水疱、脱皮、脱屑、溃疡等。该病症状轻者可导致药物减量，严重者可致停药，降低病人依从性，影响药物疗效。该病发生的机制尚不明确，目前西医学存在 4 种假说，

分别是环氧化酶介导的炎症反应、毛细血管损伤、药物及代谢产物的蓄积以及代谢酶的差异分布。西医治疗以口服环氧化酶抑制剂、维生素 B_6，以及外搽尿素霜为主。中医多以血痹论治此病。药毒损伤人体脾胃，使气血化生无源，脏腑阴阳气血失调，外邪乘虚而入，客邪留滞不去，气机不畅，终致血行瘀滞，从而导致病人出现感觉迟钝或感觉异常，如麻刺感、无痛感持续或疼痛感等不适。

在本病例中，病人在化疗联合靶向药物治疗后出现手足麻木、脱屑等症状，考虑其病机为久病耗伤机体正气，使脾胃功能受损，气血生化乏源，加之药毒侵袭，阻碍气机，滞缓为瘀，瘀毒内结，脉络痹阻，肌肤失养，"不荣则痛"。辨证为气血亏虚、瘀毒内结，治以益气养血、通络止痛。治疗初期采用中药泡洗及穴位针刺放血疗法以通络止痛，待症状缓解后改予中药手套袜靴疗法以改善四肢末端气血运行。中药泡洗疗法可使药性从毛孔而入腠理，通经走络。十宣穴有宣泄之效，在十宣穴针刺放血，可以使毒邪由深出浅、由里出表，使经络间瘀血得除、滞留之气得通、促进气血流畅、经络疏通，有效缓解双手麻木、刺痛等症状。中药手套袜靴疗法多选用芳香、温经通络、活血化瘀之药，借助药物挥发的气味，使药物通过肌肤毛窍、经络穴位，经气血经脉的循行，而发挥活血通络、通痹止痛作用，其操作方便，药效作用持久。中药泡洗常用温经散寒药（如干姜、桂枝），还用温通气血的川芎、当归，温散寒邪的细辛，配以活血化瘀、通络止痛之药（如鸡血藤、红花、独活等），同时应用虫类药土鳖虫、蜈蚣，使经络通则气血运行通畅，后加入牛膝以引药下行，肉桂、肉苁蓉以增强活血化瘀之效。虫类药有小毒，味多辛、咸，性温，可外走皮肤，内入脏腑，善走窜，可逐瘀血、散癥结。

该病例的治疗过程，体现了东方医院肿瘤科在治疗药物引起的手足综合征方面的用药特色及治疗经验。第一，用药以重温补、善虫类、喜芳香为主。重温补指注重使用温通类药物，包括干姜、桂枝、当归、细辛等，以行辛温走窜温通之效。善用虫类药是取虫类药善走窜之性，剔邪搜络、攻坚破积之效。中医学认为虫类药乃血肉有形之品，可消除壅滞，在古代就是软坚消癥散结、活血通络之重剂。善用芳香类药物，是因芳香中药气味辛香，"香善走，故透达经络脏腑而无所不到""辛能破滞，香能达脾，温能散寒"，芳香类药物在治疗各类痹证、局部疼痛等方面效果显著，同时，有很好的引药入经之作用。芳香开窍、辛温走窜的药物及虫类药合用，共奏舒筋活血、理气止痛、破瘀散结之功。第二，善于联合应用中医外治疗法，发挥叠加作用，同时利用中医外治疗法直达病所的优势，直接作用于局部病变部位。手足综合征的发病部位在手足等浅表部位，中药泡洗、中药手套袜靴疗法等操作方便，直接作用于病变部位，使药物从皮肤入腠理，通经贯络，既发挥中药药效持久、作用强的优势，又从根本上解决气血瘀滞、经络阻滞的问题，促使全身气血条达。针刺则祛除瘀血，引邪外出，给邪以出路，作用直接，疗效显著。中医外治疗法联合应用为临床中西医结合治疗化疗后手足综合征，提供了新的思路。

参考文献：

[1] 赵德华，王继生，楚明明，等.抗肿瘤药物引起手足综合征的机制及防治措施 [J]. 中国现代应用药学 ,2019,36(11):1437–1442.

[2] 孙勇生，谢长生.抗肿瘤药物引致手足综合征的中西医诊疗进展 [J]. 肿瘤学杂志 ,2018,24(3):271–277.

[3] 何秀兰，胡凯文.王沛教授应用虫类药治疗肿瘤经验 [J]. 北京中医药大学学报（中医临床版）,2009,16(1):20–22.

[4] 胡凯文，卫月，安超.芳香中药在疾病外治中的应用 [J]. 中华中医药杂志 ,2010,25 (3):337–339.

附：

（1）药物制备。

中药手套袜靴疗法：将中药制成的粉末，用药勺装入加工好的手套袜靴内备用。

（2）使用要点。

①中药泡洗：在泡洗桶内加入适量温水，水位以没过浸泡部位为宜，用剪刀剪开外用汤剂，将之倒入桶内，插电源，开机，按照病人耐受度调温度。协助病人取坐位，以温度计测试水温。嘱病人将双手浸泡于药液中，浸泡 30 分钟，后将双足浸泡于药液中，浸泡 30 分钟，将浴巾盖于双腿上，以微微汗出为宜。病人治疗期间如出现心慌等不适症状，应及时告知护士，泡洗完毕后用浴巾擦拭局部皮肤，饮用温开水 300~500ml。

②中药手套袜靴疗法：将装有药粉的手套袜靴佩戴于病变部位，每周更换一次药粉。

③穴位针刺放血：按揉十宣穴至局部有酸胀感或充血，用 75% 酒精消毒十宣穴，右手持三棱针，左手固定待刺部位，将针尖对准选好之穴位，迅速垂直刺入 0.1~0.3cm 后立即出针，挤出少许血液，清洁皮肤，擦净血迹。

典型病例 8　口唇疱疹

杨某，女，59 岁。

病人 2020 年 2 月因反复腹痛接受腹部增强 CT 检查，结果示：胰腺体尾部占位，考虑恶性可能大，多发淋巴结转移可能。2020 年 3 月按 PET-CT 检查，结果示：考虑胰腺恶性病变，伴多发淋巴结转移、腹膜转移，邻近大血管、肝脏尾状叶、胃体及左侧肾上腺受累可能性大，建议进一步进行组织学检查。因疫情原因，未取病理组织并检验。2020 年 3 月

26日按奥沙利铂＋卡培他滨方案进行化疗，2020年4月1日接受替雷利珠单抗200mg治疗。此次因出现乏力、口腔疱疹等不适而就诊。就诊时症见：乏力，心烦，口干、口苦，口角疱疹色红，疼痛，纳差，食不知味，眠差，小便黄，大便调。舌质红，边有齿痕，上有裂纹，少苔，脉细数。病人口唇疱疹症状经中药含漱治疗后好转，现将治疗情况记录如下，供临床参考。

查体：腹部平软，无压痛、反跳痛和肌紧张，移动性浊音（－），墨菲征（－），麦氏点无压痛，肝脾肋下未及，肝脾区无叩痛，双肾无叩痛，双下肢无水肿。

辅助检查：血常规示白细胞计数 3.13×10^9/L，中性粒细胞33.2%，血红蛋白86g/L，血小板计数 182×10^9/L。

中医诊断：胰癌（心脾积热）。

西医诊断：胰腺癌。

治疗：针对口唇疱疹，中医以解表透热、润燥生津为法，给予日间中药含漱治疗。每间隔1小时左右含漱1次，每日6~8次。

处方：

百　合60g	红　芪20g	白　及15g	薄　荷15g
野菊花20g	金银花15g	甘　草10g	芦　根20g

7剂，水煎含漱。

治疗第5天

病人心烦、口干、口苦较前好转，口角疱疹较前稍缩小，疼痛稍减，纳差，食不知味，眠差，二便调。舌红，有裂纹，边有齿痕，苔薄白，脉细数。继续给予解表透热、润燥生津中药含漱治疗。白天每间隔1小时左右含漱1次，每日6~8次。

治疗第10天

病人心烦、口干、口苦进一步好转，口角疱疹较前缩小，无疼痛，口角干裂，纳差，食不知味，眠差，二便调。舌质淡，有裂痕，边有齿痕，苔白腻。根据病人化疗后脾胃功能受损，运化无力，水湿内停，郁久化热，湿热内蕴，上熏于口，在前中药含漱方中加入藿香10g、佩兰10g、淡竹叶15g以增强清热除湿效果。

治疗第15天

病人无口干、口苦，口角疱疹消退，无疼痛，纳差，食可知味，眠可，二便调。舌质淡，苔薄白。

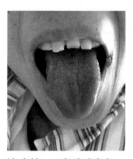 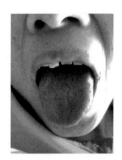 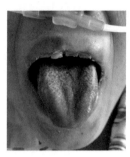 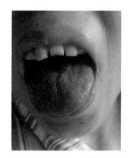

治疗前：口角疱疹色红，舌红有裂纹，少苔

治疗第5天：口角疱疹较前缩小，舌红有裂纹，苔薄白

治疗第10天：口角疱疹进一步缩小，口角干裂，舌质淡，苔白腻

治疗第15天：口角疱疹消退，舌质淡，苔薄白

【体会】

口腔黏膜炎是口腔炎症和溃疡的反应，是肿瘤病人化疗后常见的一种症状，主要是由于化疗药物导致免疫力下降，加之口腔自洁作用减弱，口腔内环境遭到破坏，口腔黏膜受损而成。该病的具体症状为口舌溃烂，舌体干裂，声音嘶哑，口干口苦，继而引发口腔扁平苔藓、口腔炎、反复性口疮、口腔溃疡等口腔疾病，导致饮食困难，口腔疼痛难忍。中医学认为其病位在口、舌，病变的关键脏腑在心、脾。"舌为心之苗""脾开窍于口"，心脾蕴热，脾胃湿热，蕴而不化，熏蒸于口舌，则出现口苦、口臭、白腐苔、黄腻苔、滑腻苔、口黏、食不知味、苦不可言。该病的病机为心脾积热。

本案例中病人以口干、口苦、口角疱疹为主要表现，因化疗药物之热毒上攻，导致热毒深伏经络，热邪伤阴，火郁热盛，熏蒸于口则发为口干、疼痛、黏膜损伤等。辨证为心脾积热，治以解表透热、润燥生津为主，采用中药含漱透热外出。含漱方中金银花、野菊花、薄荷等解表透热外出；配以藿香、佩兰等芳香类药物去除中焦湿气，振奋脾胃，增强除湿的效果；又合用红芪、白及以生肌，百合、芦根、淡竹叶以清热润燥生津。含漱的方法可借助中药药力使中药透过黏膜、皮肤被直接吸收，调理局部气血，并通过经络作用于全身，从而改善整体阴阳失衡的状态。

东方医院肿瘤科针对口腔黏膜表面的溃疡、疱疹，以中医外治法为主，借助其直达病所的特点，快速解决局部问题。其治疗的思路主要是借助中药药力以清热解表、透邪外出，同时润燥生津，发挥局部和整体的调节作用。每日6~8次的中药含漱可增强药效，延长药物作用时间，具有起效快、针对性强、作用持久的优势。以上为临床中西医结合治疗化疗药物引起的口腔黏膜炎，提供新的策略。

参考文献：

[1] 江洁, 余绍兰. 高氧口含雾化结合药液含漱对提高化疗性口腔炎疗效的观察 [J]. 中国实用护理杂志, 2006,22(6):53.

附：

使用要点。

中药含漱：清水漱口，倒取 10~15ml 汤药，含入口中，闭上嘴，微微开合，左右鼓腮送药 2 分钟，上下送药 2 分钟，使口腔前庭与汤药充分接触，吐掉汤药。

倒取 10~15ml 汤药，含入口中，卷舌上下前后送药 2 分钟，使上腭、舌体、舌根、下腭与汤药充分接触，吐掉汤药。

倒取 10~15ml 汤药，含入口中，牙齿咬合，从口腔前庭通过牙间隙吸入送出药液到固有口腔，来回 2 分钟，使牙齿、牙龈、牙间隙与汤药充分接触，吐掉汤药。

倒取 10~15ml 汤药，含入口中，仰头 45°，使汤药在口腔后部滚动 2 分钟，并与舌根、后咽部充分接触，吐掉汤药。

倒取 10~15ml 汤药，含入口中，将头部倾斜至病变侧，达 45°，维持 2 分钟，使病变部位与汤药充分接触，吐掉汤药。

不漱口，擦口唇，白天每间隔 1 小时左右含漱 1 次，每日 6~8 次。

典型病例 9　癌性疼痛

许某，女，54 岁。

病人 2013 年 7 月在外院被诊断为直肠癌，行直肠癌根治术，术后接受辅助化疗 8 个周期，具体化疗方案不详。2014 年复查时发现肺转移、骨转移，变更化疗方案，具体化疗方案不详，10 个周期后因消化道反应严重拒绝继续化疗。2016 年 11 月复查腹部 CT，结果提示腹膜后多发淋巴结节肿大，考虑疾病进展。病人再次接受化疗，1 个周期后因呕吐严重再次停止，改为口服卡培他滨片。2017 年 7 月因腰痛查脊柱 MRI，结果提示：骨转移。间断接受化疗，具体方案不详。2018 年 2 月病情进展，按奈达铂＋吉西他滨方案化疗 1 个周期，因全身酸痛不适，拒绝继续化疗，口服盐酸羟考酮缓释片，每 12 小时 20mg，以控制疼痛。此次病人因腰背部、髋部、双下肢疼痛控制不佳就诊。就诊时症见：腰部、髋部、双下肢疼痛剧烈，影响睡眠，按疼痛数字分级评分法（NRS）评分为 6 分，腰部喜按，双下肢有冷感，得温痛减，遇寒加剧，舌紫暗，脉弦。

查体：双下肢屈伸不利，腰部及右下肢局部压痛，双下肢无水肿。神经系统检查示生理反射存在，病理反射未引出。

辅助检查：胸椎 CT 示胸椎部分椎体可能出现骨转移瘤；腰椎 CT 提示腰椎退行性改变，退行性椎管狭窄，腰 2~5 椎间盘膨出，腰 5 椎体骨质密度增高；骨扫描示第 5 腰椎压缩性骨折（病理性骨质不除外）。

中医诊断：肠癌（寒凝、气滞、血瘀）。

西医诊断：直肠癌。

治疗：病人肠癌多发骨转移，疼痛明显，此次就诊以止痛为目的。西医给予盐酸羟考酮缓释片每 12 小时 20mg 口服，出现爆发痛时给予吗啡注射液控制疼痛；中医以温经散寒、通络止痛为法，给予腰部、髋部、双下肢疼痛反应点中药穴位贴敷治疗每日 1 次。

处方：

丁　香 20g　　细　辛 20g　　肉　桂 20g　　延胡索 20g

全　蝎 6g　　半　夏 15g

7 剂，配方颗粒，外用。

治疗第 2 天

病人双下肢疼痛未缓解，屈伸不利，行动不便，双下肢仍怕冷，未出现爆发痛情况，暂不调整口服镇痛药剂量，增加双下肢疼痛反应点梅花针叩刺联合拔罐治疗每周 2 次，以增强通经活络、活血化瘀作用。

治疗第 7 天

病人腰部、髋部疼痛明显缓解，睡眠不受影响，疼痛评分为 3 分，双下肢疼痛减轻，疼痛评分为 2 分，仍有冷感。中医增加双下肢刮痧、艾灸联合疗法每周 2 次，以增加温通之力；西医继续给予盐酸羟考酮缓释片每 12 小时 20mg 口服，以控制疼痛。

治疗第 14 天

病人腰部、髋部疼痛减轻，疼痛评分为 2 分，双下肢疼痛明显减轻，疼痛评分为 1 分，怕冷症状缓解。治疗方案保持不变。

治疗第 18 天

病人腰部、髋部、双下肢疼痛明显减轻，疼痛评分为 1 分。嘱病人返家后坚持中药穴位贴敷和艾灸调养，口服镇痛药剂量不变。

【体会】

癌性疼痛是癌症病人尤其是中晚期癌症病人的主要症状之一。癌痛从心理、生理、精神及社会等多方面降低了癌症病人的生活质量，影响治疗效果，缩短癌症病人的生存时间。西医学认为癌痛产生的机制包括：肿瘤直接引起；肿瘤侵犯或压迫神经根、神经干、神经丛或神经；肿瘤侵犯脑和脊髓；肿瘤侵犯骨膜或骨骼；肿瘤侵犯实质性脏器及空腔性脏器；肿瘤侵犯或堵塞脉管系统；肿瘤引起局部坏死、溃疡、炎症等。中医学把癌痛的病机概括为久病入络、不通则痛、不荣则痛。就癌症发生的本质而言，其多为本虚标实，虚实错杂。癌痛是多因素作用的结果，临床多表现为虚痛、实痛相兼。但由于肿瘤发展过程中病机有异，虚实亦有偏重，所以，一般而言，肿瘤早期、中期以实痛为主，晚期以虚痛为主或虚实并见。

在本病例中，病人表现为腰部、髋部、双下肢疼痛剧烈，腰部喜按，双下肢有冷感，得温痛减，遇寒加剧。辨证属寒凝、气滞、血瘀，治疗以腰部、髋部疼痛部位中药穴位贴敷以及双下肢梅花针叩刺联合拔罐、刮痧、艾灸治疗为主。中药穴位贴敷为体表痛区直接给药，此法使药物经皮肤或黏膜表面吸收后，就近作用于患病局部，使药力直达病所，从而迅速、有效止痛，且避免了口服药经消化道吸收所遇到的多环节灭活作用及一些内服药物带来的某些毒副作用。方中丁香、细辛气味辛香走窜，叶天士认为"辛香可入络通血，能开结行瘀"，丁香、细辛合用既有辛温散寒、通络止痛之功，又能引药入络，直达病所；肉桂可增强温经止痛作用；延胡索性温味苦，是止痛要药；全蝎为血肉有情之品，具有攻毒散结、活血通络止痛之功；半夏化痰散结、消肿解毒，能化络脉痰浊之邪，达到通络止痛的目的。梅花针叩刺联合拔罐可以使局部毒邪与恶血尽数裹挟而出，进而增强活血化瘀之功。刮灸疗法在祛邪的同时以艾灸振奋阳气，使祛邪而不伤正。

目前针对癌性疼痛的规范化治疗以 WHO 倡导的三阶梯疼痛治疗方案为原则，以口服镇痛药物为主，但口服镇痛药有可能导致恶心、便秘等不良反应，东方医院肿瘤科发挥中医外治疗法治疗特色，根据多年临床治疗经验，组方丁香止痛膏以治疗癌性疼痛，并联合使用中药穴位贴敷、梅花针叩刺、刮痧、艾灸等外治疗法，可增加镇痛疗效，减少镇痛药物用量，避免因晚期肿瘤病人脾胃虚弱导致用药途径受限。丁香止痛膏中大量芳香中药及虫类药的运用，体现了东方医院肿瘤外治用药的特点。中医外治疗法具有安全性高、止痛迅速、副作用小的优点，可明显改善病人症状，延长生存期，是三阶梯止痛治疗的有益补充。

参考文献:

[1] 潘灵辉 . 晚期癌痛的多学科多模式治疗 [J]. 中国癌症防治杂志 ,2017,9(1):9–13.

[2] 郭玉玉 , 翟笑枫 , 刘群 , 等 . 中医外治法治疗癌性疼痛的研究进展 [J]. 中医药导报 ,2019,25(21):90–93,99.

附:

（1）药物制备。

中药穴位贴敷: 将中药配方颗粒 40~50g 倒入油膏罐，依次加入赋形剂黄酒、香油、蜂蜜，三者用量比例为 4∶1∶1，调成糊状，盖好，常温放置 2 小时，将药剂取出置于纱布上，面积 10cm×10cm，敷药厚度约为 2mm，折叠纱布呈饼状置于无纺布敷料上。

（2）使用要点。

①中药穴位贴敷: 将制备好的膏药加热到 43℃，贴于阿是穴，保留 4~6 小时，每日 1 次。

②刮痧、艾灸联合疗法: 将艾炷插到艾针上，盖上隔灰网盖，拧紧，隔着隔灰网盖点燃艾炷；在刮灸部位均匀涂抹刮痧油，刮灸时，单手握杯，杯子边缘与皮肤呈 45°，以前臂带动腕部发力，在双下肢做刮、灸、推、熏、熨等操作，按照先内侧后外侧的顺序逐步刮，刮灸时心态平静，动作和缓有力，节奏不疾不徐，力度由轻到重，以病人能耐受为度，循单一方向，不要来回刮。一般刮至皮肤出现红紫，或出现粟粒状、丘疹样斑点，或条索状斑块等形态变化，并伴有局部热感或轻微疼痛为度。对一些不易出痧或出痧较少的病人，不可强求出痧，每个部位一般刮 20~30 次，局部刮灸一般 10~15 分钟。

③梅花针叩刺、留罐联合疗法: 用 75% 酒精消毒大腿股外侧叩刺区域，用梅花针沿经络轻度叩刺，在双下肢疼痛反应点中度叩刺，运用手腕部有节律地叩刺，以病人耐受为度，力度由轻到重，针尖垂直刺下、垂直提起，触及皮肤即迅速弹起，动作连续，要做到平稳、准确、速度均匀，叩击频率一般为 70~90 次 / 分钟。检查叩刺出血情况，在叩刺出血部位留罐 5~10 分钟，观察罐体吸附情况和皮肤颜色，询问病人有无不适感。起罐时，左手轻按罐具，向左倾斜，右手食指或拇指按住罐口右侧皮肤，使罐口与皮肤之间形成空隙，待空气进入罐内，顺势将罐取下，不可硬行上提或旋转提拔。

典型病例 10　静脉炎

侯某，女，59 岁。

2018 年 3 月因咳嗽进行性加重，并伴有喘憋、气短，查胸部 CT，结果提示左肺上叶占位，伴纵隔及腹膜后、腹主动脉周围淋巴结增大；左侧大量胸腔积液，左下肺不张。胸腔积液病理提示左肺腺癌，基因检测显示 *EGFR* 基因第 19 号外显子突变。病人接受顺铂胸腔灌注及盐酸埃克替尼片口服治疗，经治疗后胸闷、喘憋、咳嗽等症状明显改善。2018 年 9 月复查胸部 CT，提示胸腔积液较前减少，病灶稳定，疗效评估为稳定。病人在治疗期间曾在东方医院住院调理，经榄香烯注射液静脉输注治疗后第 2 天，左手留置针处出现红肿、疼痛，经中医外治法治疗后好转，现将治疗过程记录在此，供临床参考。

查体：左手背肿胀，以静脉输液穿刺处为中心，沿血管走向出现 5cm×2cm 红肿，0.5cm×0.5cm 硬结，皮温高，疼痛剧烈。测量肿胀处最高部位手围为 24cm。

中医诊断：肺癌（痰瘀互结）；青蛇毒（热毒蕴结，血瘀气滞）。

西医诊断：左肺腺癌（Ⅳ期）；静脉炎。

治疗：中医以清热解毒、消肿止痛为主，给予静脉炎部位中药缠敷、半导体激光照射治疗每日 1 次。

处方：

黄　柏 15g	金银花 30g	忍冬藤 30	赤　芍 15g
蒲公英 30g	冰　片 5g	甘　草 20g	

7 剂，配方颗粒，外用。

治疗第 3 天

病人左手背疼痛减轻，红肿较前减轻，皮温稍高，有 0.2cm×0.3cm 硬结，测量肿胀处最高部位手围为 21cm。考虑静脉炎局部症状好转，继续局部中药缠敷。

治疗第 4 天

病人左手背肿胀进一步减轻，无红肿，皮温正常，无疼痛，有 0.2cm×0.3cm 硬结，测量肿胀处最高部位手围为 20.5cm。考虑病人静脉炎好转，继续局部中药缠敷。

治疗第 6 天

病人左手背无肿胀，无红肿，皮温正常，无疼痛，无硬结，测量手围为 20cm。继续局部中药缠敷。

治疗第 8 天

病人左手背无红肿，无硬结，症状完全缓解，静脉炎基本痊愈。

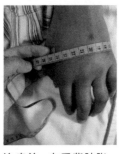
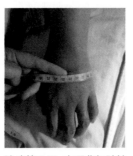
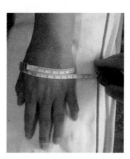
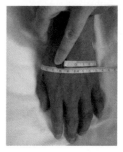

治疗前：左手背肿胀，以静脉输液穿刺处为中心，沿血管走向出现5cm×2cm红肿，以及0.5cm×0.5cm硬结

治疗第3天：左手背红肿较前减轻，有0.2cm×0.3cm硬结

治疗第6天：左手背无肿胀，无红肿，皮温正常，无疼痛，无硬结

治疗第8天：症状完全缓解

【体会】

静脉炎是外周静脉输液后常见的并发症之一，是外周静脉输入刺激性大、浓度高药物导致的局部静脉壁内膜炎症，是一种进行性的并发症。尤其抗肿瘤药含抗癌物质，毒性强，刺激性大，常常导致血管内皮细胞损伤，炎性浸润甚至纤维组织增生，静脉管壁出现不同程度硬化甚至阻塞而成静脉炎；或有些抗癌药物具有强烈收缩和刺激血管的作用，易使血管痉挛，滴速变慢，输液时间延长，当药液发生渗漏时，会对血管壁内外持续刺激造成血管损伤，形成静脉炎。静脉炎表现为局部红、肿、热、痛，血管压痛、僵硬，甚至呈条索状。中医学认为静脉炎属于中医"恶脉""脉痹""血痹""筋痹"等范畴。经脉创伤、火热邪毒外侵伤及血脉，致局部血行不畅，瘀血阻滞，不通则痛；邪毒、瘀血凝聚于肌肤，致津液输布失常而肿胀；瘀血日久化热致局部发热；血溢于肤或血热内蕴则局部发红。故该病病机为热毒蕴结、血瘀气滞。

在本病例中，病人由于通过外周静脉留置针输入榄香烯注射液，出现局部明显肿胀、皮温高、皮肤发红、疼痛等症状，符合静脉炎表现。榄香烯注射液属于挥发油类，脂溶性强，浓度高，经外周静脉输入，会直接损伤静脉、伤及血脉，致局部血行不畅，凝聚肌肤，津液输布受阻则肿胀；蕴而化热、瘀热内结，则局部发热；脉络损伤，血溢肌肤或血热内蕴，则局部发红；脉络血行不畅，血瘀滞阻，不通则痛。辨证为热毒蕴结、血瘀气滞，治则为解表透热、消肿止痛。治疗采用患处中药缠敷，通过中药封包形式形成相对封闭的水合微系统，防止药液挥发，增加皮肤的湿度，提高皮肤对药物的吸收，增加药物效果。配合半导体激光照射可改善局部血液循环，促进致痛物质代谢，抑制疼痛刺激引起的末梢神经冲动，同时还可以刺激蛋白质的合成，以利于受损血管的修复。外用处方用黄柏清热解毒；配伍金银花、忍冬藤、蒲公英辛凉解表，透热外出，以消除湿热蕴结所致的局部皮肤红肿、皮温高等；配伍赤芍祛风除湿，散瘀止痛，消除瘀血留滞而致的疼痛及局部肿胀；加入冰片发挥其散热、解毒、止痛等功效；再加甘草缓急止痛。上述药物合用，可共同发挥清热解毒、散结镇痛、消肿止痛、疏通气血的功效。

回顾该病例治疗过程，东方医院肿瘤科治疗静脉炎的特点是充分发挥中医外治疗法直达病所的优势，选用中药缠敷及半导体激光照射。中药缠敷可使药物与病变部位直接接触，且接触面积大、局部血药浓度高，同时可使药液处于相对封闭的环境，药效保留时间长，药液渗透性高，皮肤对药液的吸收力增强。配以半导体激光照射，可增强局部血液循环，促进受损血管修复。中医外治疗法在治疗静脉炎的过程中体现了作用直接、高效等特点，值得临床推广使用。

附：

（1）药物制备。

中药缠敷：将中药倒进治疗碗，加开水和凡士林搅拌均匀成糊状。中药、开水、凡士林用量配比为 1 ∶ 1 ∶ 0.3。

（2）使用要点。

中药缠敷：将绷带浸入调好的药糊中，然后从绷带尾端反向卷绷带，边卷边涂药，卷好后轻轻绞干，以不滴药为度。将涂药绷带环形缠敷于患处，敷的面积宜大于患处，而后用保鲜膜外缠，一般情况下每日 2 次，每次 2 小时。敷的时间、频次可根据实际情况调整。

典型病例 11　腹腔积液

陈某，女，43 岁。

病人 2014 年 12 月因腹胀、腹痛、腹腔积液于外院就诊，后被确诊为卵巢癌（卵巢原发低级别浆液性癌，累及双侧卵巢、双侧输尿管、子宫全层），行全子宫及附件切除术，术后接受紫杉醇脂质体＋卡铂方案化疗 8 个周期，后口服中成药治疗，定期复查，病情稳定。2017 年 5 月复查时见 CA125 升高，再次出现腹腔积液，B 超提示盆腔实性结节。再次接受紫杉醇脂质体＋卡铂方案化疗 2 个周期，效果不佳，更改化疗方案为表柔比星＋顺铂。后病人出现心率过快，身体不能耐受，改为口服中药控制，病情稳定。2019 年 2 月出现腹胀、腹痛，就诊时症见：胸闷，喘憋，呼吸困难，不能平卧，持续脘腹胀满、疼痛，疼痛评分 5 分，进食后加重，眠差，二便调。

查体：腹部膨隆，移动性浊音（＋），墨菲征（－），麦氏点无压痛，肝脾区无叩痛，测腹围107cm。

辅助检查：B超示腹腔积液，平卧位时腹腔内可见游离液性暗区，较深处约10.1cm。

中医诊断：积病（脾肾两虚，阳虚水泛）。

西医诊断：卵巢癌（Ⅳ期）；腹腔积液。

治疗：B超定位后穿刺引流腹腔积液500ml，见腹腔积液澄清、色淡黄。西医以支持治疗为主，如补充白蛋白、利尿。中医以健脾补肾、温阳利水为法，给予下腹部中药膏摩治疗并配合点按关元穴、水分穴每日1次，以及关元穴中药穴位贴敷治疗每日1次。

处方：

附　子20g	黄　芪60g	茯　苓30g	车前子30g
肉　桂20g	泽　兰15g	水　蛭12g	干　姜15g
麻　黄9g			

7剂，配方颗粒，外用。

治疗第5天

病人胸闷、喘憋气短较前减轻，呼吸困难，仍不能平卧，脘腹胀满、疼痛，疼痛评分3分，不思饮食，进食后腹胀加重，眠差，二便调，腹腔积液澄清、色淡黄。查体：腹部膨隆，腹部移动性浊音（＋），墨菲征（－），麦氏点无压痛，肝脾区无叩痛，测腹围107cm。平卧位B超示：腹腔内可见游离液性暗区，较深处约6.5cm。考虑病人肾虚、气化功能障碍，增加关元穴艾灸，以增强温阳之效，同时给予中药腹带疗法，以持续发挥药物温阳利水的功效。

处方：

黄　芪60g	车前子30g	肉　桂20g	水　蛭12g
干　姜15g			

7剂，中药打粉，外用。

治疗第9天

病人胸闷、喘憋气短、呼吸困难较前明显减轻，可平卧，间断觉脘腹胀满、疼痛，疼痛评分2分，不思饮食，进食后腹胀略有加重，加重程度较前减轻，眠差，二便调，腹腔积液澄清、色淡黄。查体：腹部较前略平软，但依旧膨隆，移动性浊音（＋），墨菲征（－），麦氏点无压痛，肝脾区无叩痛，胸部移动性浊音（＋），测腹围104cm。平卧位B超示：腹腔内可见游离液性暗区，较深处约 3.8cm。考虑病人患病日久，阳气亏损明显，气虚无力运化水湿，增加三阴交穴艾灸每日 2 次，以增强行气利水的作用。

治疗第 15 天

病人无胸闷、喘憋、呼吸困难，可平卧，脘腹胀满、疼痛缓解，恢复进食，眠可，二便调。查体：腹部平软，膨隆较前好转，移动性浊音（－），墨菲征（－），麦氏点无压痛，肝脾区无叩痛，测腹围 100cm。B 超示：未见腹腔积液。鉴于病人症状好转，复查未见明显腹腔积液，故嘱病人回家休养，坚持艾灸关元穴调养。

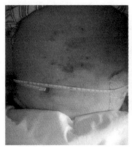 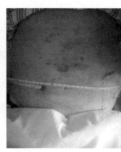 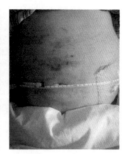

治疗第 5 天：腹部膨隆，腹围 107cm　　治疗第 9 天：腹部膨隆，腹围 104cm　　治疗第 15 天：腹部膨隆好转，腹围 100cm

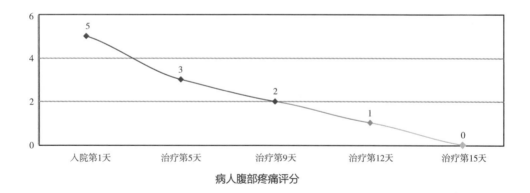

病人腹部疼痛评分

【体会】

恶性肿瘤相关的腹腔积液占全部腹腔积液的 10%，其中又以卵巢癌相关的腹腔积液最常见。卵巢癌相关的腹腔积液主要表现为腹胀、恶心、纳差，严重时伴有腹痛、呼吸困难，查体可见腹部膨隆呈蛙状腹、腹壁表浅静脉曲张。西医学认为卵巢癌的腹腔种植转移是卵巢癌腹腔积液形成的直接原因；癌细胞分泌的细胞因子可促进血管新生、增加微血管通透性，这是腹腔积液形成的主要原因。另外，癌细胞阻塞淋巴孔可造成回流受阻，也可导致腹腔积液形成。中医学认为恶性腹腔积液属于"臌胀"范畴，与肝、脾、肾关系密切，其病机是久病正气虚损，气血失和，邪毒结聚，壅滞气机，水道不通，而致水湿内停。脾肾功能不足，脾失健运，后天生化乏源，或病久肾气耗伤，肾阳亏虚，肾阳虚气化不利，水湿停滞，最终导致气、血、水湿三者互结，积于腹中而成此病。

在本病例中，该病人既往已经过多周期化疗，身体状况差，化疗效果不佳，故此次西医仅给予引流腹腔积液、补充白蛋白、利尿等姑息治疗。病人症见胸闷，喘憋，呼吸困难，不能平卧，持续脘腹胀满、疼痛，结合病史，分析其病机为术后多程化疗，气血耗伤，脾失健运，无力运化水湿，加之久病耗伤正气，肾气亏虚，气化无力。故辨证为脾肾两虚、阳虚水泛，治以健脾补肾、温阳利水。因明显的腹胀影响进食，病人口服用药依从性差，故治疗以中医外治疗法为主，在症状明显时给予下腹部中药膏摩、关元穴中药穴位贴敷、三阴交穴艾灸疗法，在症状缓解后给予关元穴、三阴交穴艾灸和中药腹带疗法。关元穴为人身之要穴，为任脉与足三阴经的交会穴，具有振奋元气、温补元阳的功效，可疏肝、健脾、补肾。三阴交穴为脾经要穴，与关元穴配合有激发阳气、运化水湿的功效。在腹部行中药膏摩治疗，既可发挥手法开通闭塞、通经活络的功能，又可使健脾补肾、温阳利水药物更易渗透表皮，发挥疗效。膏摩后将中药贴敷于关元穴，持续刺激穴位，通过发挥经络间的传导，可达到温阳利水之目的。艾灸的热力不仅影响穴位表层，还能通过腧穴深入体内，影响经气，深透筋骨、脏腑以至全身，发挥整体调节作用。中药腹带则可以借助药物挥发的气味，使药物透过肌肤毛窍、经络穴位，经气血经脉的循行遍布全身，而发挥健脾补肾、温阳利水作用，其方便佩戴，药效作用持久。外用处方中附子、干姜、肉桂辛热温里，温肾助阳；茯苓、黄芪健脾化湿利水，而黄芪与附子配伍，又可益命门火而暖脾胃，助阳化气以消水；麻黄辛温解表，开鬼门，使水气从皮毛而出；车前子、泽兰利水渗湿；水蛭活血化瘀。

对于卵巢癌相关的腹腔积液，传统的治疗方式主要是通过全身化疗或局部灌注化疗来实现对腹腔积液的控制，一旦病人出现抗药反应，则顽固难治，需反复腹腔穿刺或置管引流临时缓解症状，病人痛苦且并发症多。

回顾该病例的治疗过程，东方医院肿瘤科治疗恶性腹腔积液，在局部辨证的基础上将多种中医外治疗法联合应用进行局部治疗，发挥中医外治直达病所的优势，快速解决局部问题。局部辨证是中医外治疗法的重要理论基础，《黄帝内经》载"诸转反戾，水液浑浊，皆属于热；诸病水液，澄澈清冷，皆属于寒"，故对于腹腔积液而言，寒者热之、热者寒之为其治疗原则。利用中医外治疗法治疗恶性腹腔积液，既可减少化疗药物的副作用，又可有效缓解症状，为临床中西医结合治疗恶性腹腔积液提供新的思路。

参考文献:

[1] 李庆 . 卵巢癌腹水形成的分子机制及治疗进展 [J]. 系统医学 ,2019,4(22):192–195.

附:

（1）药物制备。

①中药膏摩: 将中药配方颗粒、水、凡士林以 1 ∶ 1 ∶ 0.5 的比例倒入油膏罐,加温搅拌,熬制成膏状备用。

②中药穴位贴敷: 将中药配方颗粒 40~50g 倒入油膏罐,将赋形剂黄酒、香油、蜂蜜按 4 ∶ 1 ∶ 1 的比例依次加入,调成糊状,盖好,常温放置 2 小时,置于纱布上,面积 10cm×10cm,敷药厚度约为 2mm,折叠纱布呈饼状置于无纺布敷料上。

③中药腹带: 将中药制成的粉末用药勺装入加工好的腹带夹层内。

（2）使用要点。

①中药膏摩: 以关元穴、水分穴为中心,将制备好的膏剂涂抹于下腹部,在下腹部进行顺时针摩法,每日 1 次,每次 15 分钟,以皮肤发热发红为度,并配合点按关元穴、水分穴。操作过程中若膏剂黏稠,及时加药。手法治疗结束后将剩余药膏涂抹至治疗部位,外用保鲜膜覆盖,保留 15 分钟,后用温水清洁皮肤。

②中药穴位贴敷: 将制备好的贴敷加热到 43℃,贴于关元穴,保留 4~6 小时,每日 1 次。

③中药腹带: 将制作好的腹带围于整个腹部,每日 6~8 小时,每周更换 1 次药粉。

④艾条灸: 将点燃的艾条对准关元穴,在关元穴的贴敷药物上方进行温和灸,以病人局部有温热感为宜,灸 5 分钟;将点燃的艾条对准三阴交穴,距离皮肤 2~3cm,以病人局部有温热感为宜,灸 5 分钟,至皮肤出现红晕为度。

典型病例 12 癌性溃疡

张某,女,45 岁。

病人 2017 年 1 月发现右乳内上象限有 1cm×0.5cm 肿物,未行进一步检查,口服中药治疗。9 月右乳肿处皮肤局部破溃,于当地医院行右乳肿物切开引流术,术后病理示右乳多形性癌,病人和家属拒绝行辅助化疗,后出院。为求进一步治疗,病人 10 月于专科医院住院进行病理会诊,结果示右乳浸润性导管癌,CT 提示肺转移,遂行表柔比星 + 多西他赛方案化疗 8 个周期。2018 年 4 月至 5 月行右侧乳腺及右侧腋窝、右锁骨上区放疗,同步行单药卡培他滨方案化疗 2 个周期,放疗后出现右乳局部破溃及感染,经消炎治疗后出院。

病人因右乳破溃处久不愈合就诊，就诊时见：右乳肿块溃烂，纳可，眠可，小便可，舌红，苔白，脉沉细。

查体：右乳肿块溃烂，可见 8cm×8cm 溃疡面，中央可见 2cm×2cm 凹陷，似岩穴，局部可见黄绿色脓性渗出物，可闻及腥臭味，无明显触痛，周围皮肤红活鲜艳，疮面边界不清，乳头色黑，表面凹凸不平，余未见明显异常。

中医诊断：乳癌（热毒蕴结，气阴两伤）。

西医诊断：右侧乳腺癌；肺转移；放化疗后癌性溃疡。

治疗：西医给予对症治疗；中医以内外治法相结合为主，内治以益气养阴扶正为法，外治以清宣透热、软坚散结为法。右乳创面清创换药隔日 1 次，清创后给予自制溃疡红油及膏剂外涂。

处方：

淡竹叶 15g	蝉　蜕 9g	牡丹皮 10g	金银花 30g
青　黛 15g	薄　荷 15g	忍冬藤 15g	山慈菇 20g
赤小豆 10g	土贝母 20g	连　翘 30g	昆　布 15g
浙贝母 20g	海　藻 20g		

7 剂，配方颗粒，外涂。

白及面 6g　　体外培育牛黄（每瓶 0.15g）2 瓶

7 剂，散剂，加入上方配方颗粒中外涂。

白　芷 3g　　白　及 10g　　红　花 10g　　紫　草 10g

7 剂，草药，制溃疡红油。

治疗第 6 日

病人右乳肿块溃烂，可见 8cm×8cm 溃疡面，中央可见 2cm×2cm 凹陷，局部可见黄绿色脓性渗出物，渗出物较前减少，无明显异味，无明显触痛，周围皮肤红活鲜艳，疮面边界不清，乳头色黑，表面凹凸不平。考虑患病日久，毒邪入里较重，且有郁久化热之象，以致创面久溃不敛，为防邪毒扩散，给予中药围敷疗法协助收束毒邪，余治疗不变。

处方：

天花粉 30g　　　白　芷 20g　　　大　黄 30g　　　姜　黄 30g

赤　芍 30g　　　冰　片 10g　　　体外培育牛黄 0.15g

7 剂，配方颗粒，制围药。

治疗第 15 日

病人右乳溃疡面较前缩小，中央凹陷较之前略有变浅，范围未见明显变化，局部可见黄绿色脓性渗出物，渗出物较前减少，无明显异味，无明显触痛，周围皮肤红活鲜艳，疮面边界不清，乳头色黑，表面凹凸不平。病人平日情志不遂，使肝气失于条达，阻滞乳中经络及胁络，气滞血瘀，日久生乳中结块；又放疗之热毒外扰并腐蚀肌肉，故肿块破溃，流水臭秽。两乳、两胁为肝经循行之处，肝郁不疏，气机阻滞，气郁化火，上扰心神可见心烦易怒；耗伤津液则口干、口苦；舌红、苔白、脉沉细亦为肝郁日久气滞所致。故加入中药口服以理气化瘀，清热解毒。

处方：

香　附 30g　　　川　芎 20g　　　苍　术 30g　　　栀　子 20g

赤　芍 15g　　　夏枯草 30g　　　黄　芪 90g　　　白　芷 30g

金银花 90g　　　当　归 60g　　　蒲公英 30g　　　甘　草 15g

桃　仁 15g

7 剂，水煎服，日 2 次。

治疗第 21 日

病人右乳溃疡面较前缩小，中央凹陷较之前略有变浅，溃疡范围未见明显变化，无明显渗出物，无明显异味，无明显触痛，周围皮肤红活鲜艳，边界不规则，与正常皮肤分界明显，乳头色黑，表面凹凸不平。辅助检查：血常规示白细胞 3.37×10^9/L，淋巴细胞 0.96×10^9/L；女性肿瘤标志物检查示癌胚抗原 6.86ng/ml，CA125 46.19U/ml。考虑病人溃疡面面积缩小，治疗有效，继续中西医结合治疗。西医给予增强免疫力等对症治疗，中医治疗方案如下：理气化瘀、清热解毒中药口服；中药艾迪注射液静脉输注；外治清创换药，隔日 1 次，清创后给予自制溃疡红油及膏剂外涂；中药围药收束毒邪。

治疗第 28 日

病人右乳溃疡面较前缩小，中央凹陷较之前略有变浅，溃疡范围缩小，无明显渗出物，无明显异味,无明显触痛,周围皮肤红活鲜艳,边界不规则,与正常皮肤分界明显,乳头色黑,表面凹凸不平。考虑毒邪仍残存于病人体内,加用解毒生肌膏外涂,以清除毒邪、促进创面愈合,余治疗不变。

治疗第 36 日

病人右乳溃疡面较前变浅,溃疡范围未见明显改变,中央凹陷较之前明显好转,无明显渗出物,无明显异味,无明显触痛,周围皮肤红活鲜艳,边界不规则,与正常皮肤分界明显,乳头色黑,表面凹凸不平。换药期间出现爆发痛,疼痛评分 6 分,盐酸布桂嗪 100mg 肌内注射半小时后疼痛评分 2 分。考虑病人瘀滞较重,早起加用中药阳和汤口服以温阳补血、散寒通滞,睡前加用西黄丸 3g 口服以解毒散结。

处方:

甘 草 3g	生 姜 2g	鹿角霜 9g	熟地黄 30g
肉 桂 3g	麻 黄 2g	芥 子 6g	

7 剂,水浓煎服,日 2 次。

治疗第 46 日

病人右乳溃疡面进一步缩小,颜色变浅,溃疡中心深凹陷较前好转,少量液体渗出,无明显异味,无明显触痛,周围皮肤稍发红,边界不规则,与正常皮肤分界明显,乳头色黑,表面凹凸不平。考虑病人症状较前好转,治疗有效,继续先前治疗不变。

治疗第 58 日

病人右乳溃疡面较前缩小,溃疡范围 4cm×3cm,颜色变浅,溃疡中心深凹陷消失,局部可见少许黄色渗液,无明显异味,无明显触痛,溃疡周围皮肤色较暗,边界不规则,与正常皮肤分界明显,乳头色黑,表面光滑。考虑病人血瘀证候较前加重,兼有湿热之象,故在原内服方阳和汤的基础上加入栀子、苍术以清热利湿,凉血解毒,又加入香附、川芎以理气活血,祛瘀生新。

处方:

麻 黄 2g	肉 桂 3g	六神曲 20g	鹿角霜 9g
白芥子 6g	炮 姜 2g	甘 草 3g	熟地黄 30g
苍 术 30g	栀 子 20g	香 附 30g	川 芎 20g

7 剂,水煎服,日 2 次。

治疗第 63 日

病人右乳溃疡面范围缩小至 3.5cm×2.5cm，颜色暗淡，可见少量渗液，无明显异味，无明显触痛，溃疡周围皮肤色较暗，边界不规则，与正常皮肤分界明显，乳头色黑，表面光滑。辅助检查：血常规未见明显异常；女性肿瘤标志物检查示癌胚抗原 12.02ng/ml，CA125 正常，神经元特异性烯醇化酶正常；血生化示碱性磷酸酶 107.5U/L，谷氨酰转肽酶 53.3U/L。考虑病人破溃面较前明显好转，溃口已见收敛、变浅，将右乳换药改为 3~4 日 1 次，余治疗不变。

治疗第 72 日

病人右乳溃疡面缩小至 3.2cm×2cm，可见新生粉红色肉芽组织，色淡，略显干瘪，无明显触痛，无出血，溃疡周围皮肤色较淡，边界不规则，与正常皮肤分界明显，乳头色黑，表面光滑。病人溃疡逐渐向愈，但病久亏耗明显，证候转为气血两虚证，治疗以益气养血生肌为主，在阳和汤基础上加入黄芪20g、当归15g以益气养血，促进创面愈合。

处方：

熟地黄60g	肉　桂6g	麻　黄4g	鹿角霜18g
川　芎40g	苍　术60g	栀　子40g	六神曲40g
白芥子12g	炮　姜4g	甘　草6g	香　附60g

7 剂，水煎服，日 2 次。

治疗第 77 日

病人右乳可见 3.2cm×2cm 溃疡面，溃疡周围皮肤呈黑褐色，溃疡内可见 2cm×1.5cm 结痂，无体液渗出，无异味，无疼痛。病人要求出院，故停止所有治疗，准予出院。

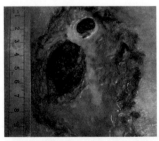
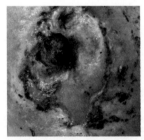
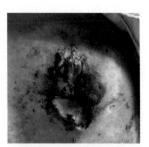

入院：右乳可见 8cm×8cm 溃疡面，中央2cm×2cm凹陷似岩穴，局部可见黄绿色脓性渗出物，疮面边界不清，乳头色黑，表面凹凸不平

治疗第 15 日：右乳溃疡面较前缩小，中央凹陷较之前略有变浅，渗出物较前减少，周围皮肤红活鲜艳，疮面边界不清，乳头色黑，表面凹凸不平

治疗第 36 日：右乳溃疡面较前变浅，中央凹陷较之前明显好转

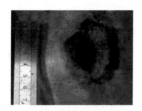 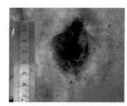 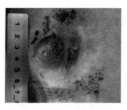

治疗第 58 日：右乳溃疡面缩小至 4cm×3cm，颜色变浅，溃疡中心深凹陷消失，溃疡周围皮肤色较暗，边界不规则，乳头色黑，表面光滑

治疗第 72 日：右乳溃疡面缩小至 3.2cm×2cm，可见新生粉红色肉芽组织，色淡，略显干瘪，溃疡周围皮肤色较淡，乳头色黑，表面光滑

治疗第 77 日：右乳溃疡面范围约 3.2cm×2cm，周围皮肤呈黑褐色，溃疡内可见 2cm×1.5cm 结痂，无体液渗出

【体会】

癌性溃疡是癌症晚期严重的并发症之一，临床表现为局部经久不愈的大面积溃烂、渗血、流脓。西医学认为，体表癌性溃疡多由原发恶性肿瘤的皮肤转移所致。癌细胞迅速增殖，侵蚀皮肤、皮下组织及淋巴管，破坏血管分布并影响组织修复再生而导致溃疡。术后切口癌症细胞浸润，亦是癌症晚期的表现之一。溃疡面有肿瘤细胞浸润，合并感染和出血等，癌症病人全身情况差、免疫力低下，局部和全身处于低营养状态，且有循环障碍，这些均不利于肉芽组织和上皮细胞的生长，使创面难以愈合。中医学认为，引起体表溃疡的原因很多，《医宗金鉴》言："痈疽原是火毒生，经络阻隔气血凝。"体表癌性溃疡多属火毒内困、痰湿结聚而成。手术、放疗等治疗，易造成火毒蕴结，湿瘀内阻，使外热与内毒相结合，火毒壅盛搏结于肌肤，或使外热与内湿相结合，湿热蕴结于肌肤，而致溃疡。热、火、瘀、湿是导致体表溃疡的主要病因。另外，局部病灶的修复有赖于机体阳气，随着肿瘤的生长，人之气血精津被夺，正气虚弱，局部血运不畅，血凝毒滞，经络阻隔，亦可导致溃疡难以愈合。

本案例中病人由于平素情志不遂，肝气失于条达，阻滞乳中经络及胁络，气滞血瘀，日久便生乳中结块；又经放疗，热毒外扰，则见疼痛红肿；热毒腐蚀肌肉，则见结肿溃破，甚则溃烂翻花，流水臭秽；疾病日久，气阴耗伤，肌肤失养，则创面经久不愈。故辨证为热毒蕴结，气阴两虚。东方医院肿瘤科结合既往治疗经验，给予中药外涂联合围敷法治疗。中药外涂疗法所用中药淡竹叶，可清泻里热；牡丹皮配合连翘，清热凉血，活血行瘀，凉血消痈；金银花、青黛、山慈菇、牛黄、土贝母，加强解毒、凉血、散结之功效；浙贝母、海藻、昆布进一步软坚散结；蝉蜕、薄荷通过解表疏散毒邪，助其透发；赤小豆、忍冬藤、紫草解毒之时将毒邪外托；白芷、红花通经活络，消肿排脓；白及（面）收敛止血，消肿生肌。中药外涂疗法通过局部用药，改善局部的血液循环，促进创面组织的修复和再生，同时利用透皮吸收原理使药物直达病所，减少了对胃肠道的刺激，避免了肝脏的首过效应。围敷法所用中药赤芍凉血消肿散痛，牛黄活血清热散痛，姜黄行气，大黄引热下行，天花粉清热泻火、消肿排脓，冰片、白芷止痛生肌。中药围敷疗法在截法理念的指导下，利用药物将毒邪围聚，从而达到收敛疮毒的目的。

东方医院肿瘤科在治疗恶性肿瘤时，以护场理论为指导，局部辨证为前提，注重围药在癌性溃疡中的运用。《医学源流论》称："外科之法，最重外治，而外治之中，尤重围药。"《证治准绳》还记载："治诸恶毒疮，红肿突起，用药箍疮四围，不令滋蔓，走疰毒气"；"宣毒散，敷贴消肿，收赤晕围聚"。治疗恶性肿瘤体表癌性溃疡，在溃疡周围使用围药，属于中医外治的截法。用药上首辨阴阳寒热：阴证予热药围敷，以醋调和，取其解毒消痛、收涩之功；阳证予寒药围药，以生蜜调匀，取其清热解毒之功。溃疡中部多以透脓药、引经药外敷，因势利导，引邪外出，以达到化毒成脓、托毒外出的目的，这种方法属于拔法。一截一拔，使毒有出路，达到"病自出，无深入内陷之患"的目的，最终使溃疡缩小甚至结痂愈合。

附：

（1）药物制备。

①中药膏剂外涂：将中药配方颗粒、水、凡士林按1：1：0.5的比例倒入油膏罐，再加入白及面及体外牛黄，加温搅拌，熬制成膏状备用。

②中药油剂外涂：将外用草药用500ml以上香油浸泡4小时以上，再用小火煎煮1小时，晾凉后备用。

③中药围敷：将中药40~50g倒入油膏罐，将赋形剂醋、香油、蜂蜜按4：1：1比例依次加入，调成泥状，盖好，常温放置2小时，打开纱布，将药泥均匀涂到上面，厚度一般以0.5cm左右为宜，将涂过药的纱布折叠卷成宽约2cm的药纱条，长度大于溃疡边界周长。

（2）使用要点。

①中药外涂：用生理盐水棉球清洁皮肤，用棉签蘸取膏剂涂擦在溃疡面，涂药厚薄均匀，厚度以2~3mm为宜，涂药范围应超出患处，再用镊子夹干棉球蘸取红油涂擦在溃疡面膏剂外，干湿度适宜，以不滴水为度。病人涂药后如出现痛、痒、胀等不适，应及时告知护士，勿擅自触碰或抓挠局部皮肤。

②中药围敷：用温水清洗溃疡周边皮肤并擦干，将制作好的药纱条围敷于溃疡外围一周，范围大于溃疡部位，围敷时间4小时，到时间后取下药纱条，擦净皮肤，协助病人着衣、

取适宜体位。敷药过程中出现皮肤微红为正常现象。病人在围敷过程中若出现皮肤瘙痒、丘疹、水疱，或敷料松动、脱落，应立即告知医生。

典型病例 13　腹泻

赵某，女，72 岁。

病人 2017 年 12 月因黄疸、不能进食于当地医院行腹部 CT 检查，结果提示：胰腺占位。行根治性胰十二指肠切除术，术后病理示：（胰头部）中分化腺癌。经 6 个周期的吉西他滨 + 卡培他滨方案化疗，病情稳定。2018 年 6 月因进食减少入院，复查腹部增强 CT，结果提示：腹膜转移。拒绝行进一步治疗，口服中药，服药后出现腹泻，拒绝继续治疗，出院。此次病人因进食减少加重 3 个月，便溏 1 周就诊。就诊时症见：精神不振，形体消瘦，面色萎黄，畏寒肢冷，腰膝酸软，不思饮食，大便溏薄，每日 3~4 次，水样便，舌淡，苔白，脉弱无力。

查体：肠鸣音增强，下肢中度凹陷性水肿，余未见明显异常。

辅助检查：血常规正常；血生化全项示血清白蛋白 22g/L，钾 3mmol/L，钠 130mmol/L，氯 90mmol/L，钙 2mmol/L；便常规 + 潜血示白细胞（+），红细胞（+），脓细胞（+），潜血（－）；尿常规正常。

中医诊断：胰癌（脾肾阳虚，水湿内停）。

西医诊断：胰腺癌。

治疗：西医以补充白蛋白、营养支持治疗为主；中医以补肾健脾、温阳利水为法，给予神阙穴中药穴位贴敷治疗每日 1 次，艾灸联合中药热罨包治疗每日 2 次。

处方：

附　子 20g	黄　芪 15g	熟地黄 20g	桑寄生 20g
山　药 20g	茯　苓 20g	薏苡仁 20g	赤石脂 20g

7 剂，配方颗粒，外用贴敷。

干　姜 100g	大青盐 100g	小茴香 100g	吴茱萸 100g

1 剂，制热罨包，外用。

治疗第 7 日

病人仍精神不振，畏寒肢冷，腰膝酸软，不思饮食，大便每日 3 次，便黄软、成形。查体：肠鸣音正常，下肢中度凹陷性水肿。考虑病人患病日久，脾失健运，水湿内停，在穴位贴敷外用中药中加入白术 20g、砂仁 9g 以补气健脾，燥湿利水。增加中药泡洗以行气利水消肿。

处方：

附　子 20g　　黄　芪 20g　　桂　枝 20g　　牛　膝 20g

路路通 15g　　鸡血藤 30g

7 剂，水煎 500ml，外用泡洗。

治疗第 14 日

病人精神好转，畏寒肢冷、腰膝酸软、不思饮食均较前好转，大便每日 2 次，便黄软、成形。查体：肠鸣音正常，下肢中度凹陷性水肿。病人腹泻症状较前好转，治疗调整为以健脾开胃为主，贴敷处方中加入藿香 20g、木香 20g 以芳香醒脾悦胃，促进食欲。

治疗第 17 日

病人精神好转，无畏寒肢冷，无腰膝酸软，食欲较前有所增加，大便每日 1 次，便软、成形。查体：肠鸣音正常，下肢轻度水肿。辅助检查：血生化全项示血清白蛋白 30g/L，钠、钾、钙、氯正常；便常规、潜血均正常。停止治疗，准予出院，嘱归家后继续足三里穴艾灸调护。

【体会】

胰腺癌是消化系统常见的恶性肿瘤，随着疾病进展常伴发腹痛、纳差、腹泻等消化功能紊乱的症状。胰腺为混合性分泌腺体，主要有外分泌和内分泌两大功能。它的外分泌液主要成分是胰液，内含碱性的碳酸氢盐和各种消化酶，其功能是中和胃酸，消化糖、蛋白质和脂肪，当胰腺发生癌变时分泌功能受损，导致消化功能异常。胰腺癌病人由于脾胃功能受损，受纳、腐熟、运化、吸收功能失常，则表现出不思饮食、进食减少等症状，而便溏则是由于脾肾阳虚，水湿内停，小肠清浊不分，混杂而下，并走大肠所致。

在本病例中，病人以进食减少及便溏为主诉就诊，考虑病人患病日久，耗伤身体正气，加之手术损伤，使脾阳亏虚，失于运化，后天无法滋养先天，肾阳亏虚，脾肾阳虚，水湿不化，停于体内。故辨证为脾肾阳虚、水湿内停，治疗以补肾健脾、温阳利水为法。利用神阙穴中药穴位贴敷，可使药物透皮吸收，并由经络传导而条达全身。方中黄芪、茯苓、薏苡仁健脾益气，利水消肿；附子、熟地黄补肾助阳；山药健脾止泻；桑寄生补肾益髓，养血荣筋；赤石脂甘温调中，涩肠止泻。后考虑病人脾虚失运日久，水湿内停较重，加白术、砂仁以增强健脾燥湿利水之力。待腹泻好转后，治疗方向改为以增进食欲为主，治则改为健脾开胃，处方中加入藿香、木香以芳香醒脾悦胃，促进食欲。神阙穴是养生之大穴，是任脉上的重要穴位，艾灸神阙穴能起到健脾和胃、升清降浊、温补元气、通利三焦、利水消肿的作用。热罨包可借助温热之力，将药性由表达里，使药物通过皮毛腠理进入体内并循经运行，达到温中行气、调理脾胃的目的。所用之药中干姜温中回阳，小茴香温中降逆、补肾助阳，二者共用，补肾阳之不足；吴茱萸助阳止泻；大青盐可佐制上三药燥烈之性，同时利于保温。中药泡洗，可达到利水消肿的目的。泡洗方中附子、黄芪助阳行气消水；桂枝辛温解表，可开腠理，助水气从皮散；牛膝、鸡血藤、路路通可通经活络，行水散瘀。

运用中医外治疗法治疗肿瘤及其相关并发症是东方医院肿瘤科的治疗特色及优势。本案例中病人既往口服中药即腹泻，此次利用外治疗法，改变用药途径，减少了药物对胃肠道的刺激。在治疗过程中，东方医院肿瘤科采用中西医联合治疗，在西医营养支持治疗的同时，以中医外治疗法直达病所，快速改善症状，遵循急则治标、祛邪与扶正兼顾的原则，注重多种治疗技术联合应用。中药穴位贴敷和艾灸疗法的叠加使用，一方面通过艾灸温热力促进贴敷药物的吸收，另一方面使艾叶本身的药性和贴敷的药物相辅相成。中药穴位贴敷、中药泡洗、中药热罨包三项疗法联合应用，避免了肝脏的首过效应，提高了生物的利用度。东方医院肿瘤科治疗纳呆、便溏所运用的外治疗法均安全性高，毒副作用小，操作简单，可为临床所借鉴。

附：

（1）药物制备。

①中药穴位贴敷：将中药配方颗粒 40~50g 倒入油膏罐，依次加入赋形剂黄酒、香油、蜂蜜，三者比例为 4∶1∶1，调成糊状，盖好，常温放置 2 小时后将药剂取出置于纱布上，面积 10cm×10cm，敷药厚度约为 2mm，折叠纱布呈饼状置于无纺布敷料上。

②中药热罨包：将中药装入药袋，密封完毕后备用。

③中药足浴液：泡洗桶内加入温水适量，没过双下肢，倒入 1 剂外用汤剂，混匀配成足浴液。

（2）使用要点。

①中药穴位贴敷：将制备好的膏药加热至 43℃，贴于神阙穴，保留 4~6 小时，每日 1 次。

②温灸器疗法：打开温灸器，取 6cm 长艾条放入器具内，调整高度，距底部 3~4cm。

充分点燃艾条，盖紧温灸器，置于治疗巾内，携至床旁；关闭门窗，协助病人暴露神阙穴，将灸具固定于神阙穴。每次艾灸 20 分钟，每日 2 次。施灸过程中若病人出现头昏、眼花、恶心、颜面苍白、心慌出汗等不适现象，立即停止。施灸完毕后检查病人皮肤状况，协助病人穿衣，开窗通风。

③中药热罨包疗法：将密封好的热罨包放到 80℃恒温箱中，1 小时后取出，携用物至床旁，用红外测温仪测量温度，以 45~50℃为宜；协助病人暴露关元穴，铺一次性治疗巾，将药包放置于关元穴，以关元穴为中心顺时针均匀熨敷 5 分钟，最后置于关元穴上 30 分钟，每日 2 次。操作完毕后将药包取回并观察皮肤变化。

④中药泡洗疗法：按照病人耐受度将足浴液调温度至 38℃左右，协助病人取坐位，用水温计测试水温；嘱病人将双下肢浸泡于药液中 30 分钟，将浴巾盖于双腿上，以微微汗出为宜，如出现心慌等不适症状，及时告知护士。泡洗后，协助病人用浴巾擦拭局部皮肤，观察其局部皮肤变化，嘱饮用温开水 300~500ml。

典型病例 14　水肿

张某，女，64 岁。

病人于 2016 年 6 月出现腹胀、纳差，当地医院腹部 B 超示腹腔积液，经阴道超声检查示右附件区肿物。病人经腹腔穿刺放水后，又在全麻下行腹腔镜右侧附件切除 + 腹膜活检术，术后病理：（右附件）高级别乳头状浆液性囊腺癌，按多西他赛 + 环磷酰胺方案辅助化疗 3 个周期。8 月在全身麻醉下行卵巢肿瘤细胞减灭术 + 粘连松解术，术后按多西他赛 + 环磷酰胺方案化疗 6 个周期，监测 CA125 在正常值范围内。2017 年 7 月复查，CA125 明显升高，腹盆腔 CT 提示腹腔内软组织、肝、肠系膜淋巴结、腹膜后淋巴结多发转移可能。考虑疾病进展，医院改化疗方案为多柔比星脂质体 + 贝伐珠单抗，3 个周期；复查时发现 24 小时尿蛋白升高，停用贝伐珠单抗，改用多柔比星脂质体单药化疗 1 个周期；复查 CA125 持续升高，12 月改用托泊替康（周疗）化疗 2 个周期。之后复查 B 超，结果示胸腔积液、双侧肺不张、腹腔积液。2018 年 3 月至 5 月腹腔交替灌注顺铂、肿瘤坏死因子、白介素 –2 治疗腹腔积液，胸腔灌注洛铂治疗胸腔积液。6 月口服阿帕替尼至今。病人来东方医院就诊时出现双下肢水肿，经中西医联合治疗，效果愈合良好。在此记录水肿的治疗过程，供临床借鉴。

查体：双下肢硬肿，皮肤颜色正常，温度略低，腘窝至足背、足踝呈重度凹陷性水肿，无渗液，皮肤紧绷，足趾麻木，腘窝最粗处腿围 43cm，踝围 28cm。

辅助检查：急诊生化 + 白蛋白示血清白蛋白 29.98g/L。

中医诊断：积病（脾肾亏虚，痰瘀互结）；水肿（阳气亏虚，水湿内停）。

西医诊断：卵巢癌。

治疗：西医给予阿帕替尼口服，余以对症治疗为主；针对下肢水肿，中医以温阳行气、利水通络为法，给予双下肢中药药袋、肾俞穴中药穴位贴敷、肾俞穴中药膏摩治疗，每日1次。

处方：

黄　芪 60g	路路通 20g	王不留行 20g	桂　枝 20g
玉米须 60g	车前子 30g	牵牛子 20g	杜　仲 15g
桑寄生 15g	芒　硝 10g	豨莶草 30g	

7剂，中药打粉制成中药药袋，外用。

附　子 20g	茯　苓 30g	白　术 30g	白　芍 30g
党　参 30g	干　姜 20g	沉　香 20g	当　归 20g

7剂，配方颗粒，外用。

治疗第3日

病人双下肢硬肿，腘窝至足背、足踝呈重度凹陷性水肿，无渗液，皮肤紧绷，足趾麻木，腘窝最粗处腿围43cm，踝围28cm。辅助检查：全血细胞分析及网织红细胞检查示血红蛋白79g/L，红细胞2.65×10^{12}/L；生化全项示血清白蛋白32.5g/L。考虑病人患病日久，真阴枯竭，肾水无源，浊水不去，利水而更伤阴津，故加用大剂量熟地黄以大补肾阴，使阴生阳长，从而恢复肾脏气化功能。

处方：

熟地黄 240g	当　归 60g	秦　艽 9g	车前子 15g

3剂，水煎服，日1次。

治疗第8日

病人双下肢硬肿，腘窝至足背、足踝呈中度凹陷性水肿，皮肤出现褶皱，足趾麻木，腘窝最粗处腿围38cm，踝围27cm。考虑病人脾气虚弱，健运失司，水湿内聚下肢，故增加双下肢中药泡洗治疗以利水消肿。

处方：

黄　芪 90g	牛　膝 15g	地　龙 20g	通　草 10g
玉米须 20g	薏苡仁 25g	生白术 20g	茯苓皮 20g
紫　芝 10g	瓜蒌皮 20g	附　子 30g	刺猬皮 15g
车前子 60g	木　瓜 20g	车前草 30g	

7 剂，水煎 500ml，外用泡洗。

治疗第 14 日

病人双下肢腘窝至足背、足踝部呈轻度凹陷性水肿，足趾麻木较前好转，腘窝最粗处腿围 36cm，踝围 25cm。结合病人舌暗红、苔薄白、脉弦细，考虑其体内湿热残存，故加用代茶饮方以清利湿热。

处方：

黄　芪 30g	菊　花 15g	薄　荷 6g

7 剂，代茶饮，晨起口服。

治疗第 21 日

病人双下肢水肿明显缓解，足趾无麻木感，腘窝最粗处腿围 32cm，踝围 21cm，病人及其家属要求出院。停止所有治疗，准许出院。

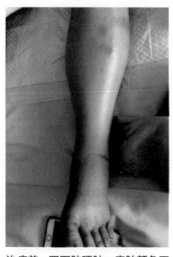

治疗前：双下肢硬肿，皮肤颜色正常，腘窝至足背、足踝呈重度凹陷性水肿，无渗液，皮肤紧绷

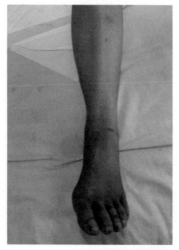

治疗第 21 日：双下肢水肿明显缓解

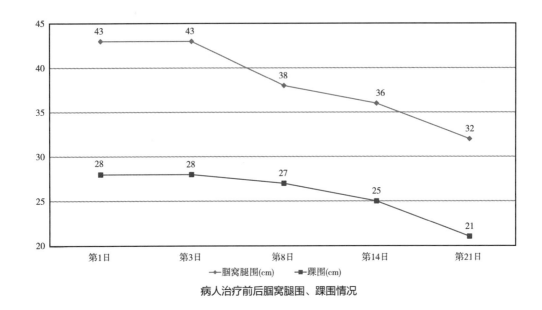

病人治疗前后腘窝腿围、踝围情况

【体会】

下肢水肿是卵巢癌病人常见的临床症状之一。西医学认为水肿的产生是细胞内外体液交换失衡的结果，其中淋巴回流受阻是水肿产生的重要因素之一。中医关于水肿发病机制的认识，源于《黄帝内经》。《黄帝内经》阐述水肿的病机时，主要突出脏腑功能失调以致阳气阻遏，气化失司，血脉瘀阻，聚水为肿的观点。肺脾肾三脏失调，气化功能障碍，肺失通调，脾失健运，肾失开合，水液停聚，泛滥肌肤，而成水肿。

本病例中，病人患病日久，又经多周期化疗，脏腑功能严重耗伤，真阴枯竭，肾水无源，浊水不去，水肿明显，此时利水更伤阴津。东方医院肿瘤科在治疗肿瘤病人肢体水肿时，注重中药内外治法相结合：口服处方中运用大剂量熟地黄大补肾阴，以使阴生阳长，从而恢复气化功能，进而使二便通利，水湿得除；运用中医外治疗法直接作用于水肿部位，使水气从皮而散。中药泡洗所用之茯苓皮利水渗湿而不伤气，与白术同用，健脾利湿之功效相得益彰；薏苡仁、车前草清利湿热；地龙、玉米须、刺猬皮、车前子清热之时加强利尿之功效；牛膝、通草引湿热下行；黄芪益气扶正，健脾升阳，以利水消肿，通营卫二气；附子助阳化气；木瓜、瓜蒌皮活络化湿；紫芝补中强智。中药泡洗将药物直接作用于患病部位，直达病所，使药物经透皮吸收后通过经络运行全身。中药药袋则选用黄芪补气健脾，利水消肿；桂枝甘温助阳，透达营卫，温经通络，振奋气血，与黄芪为伍，外辅卫阳固表，内助温肾利水；桑寄生入肾益精助阳；杜仲补中益气，强筋骨；王不留行活血利尿；车前子、玉米须、牵牛子清热利水；路路通、豨莶草利水除湿；芒硝攻热下行。中药药袋将药物直接作用于双下肢,使药物通过透皮吸收,而激发经气,治病祛邪,平衡气血,调节阴阳。中药穴位贴敷和中药膏摩所用之茯苓、白术利水渗湿,补气健脾,与干姜同用,益气温脾;附子补火助阳,与利水渗湿之药同用,有助阳化气之功效;当归补血活血;党参补中益气,生津养血;白芍养血敛阴,平抑肝阳;沉香行气止痛,降逆调中,温肾纳气。肾俞穴是肾经经水传输之处,具有清热生津、益气固精之功效。中药穴位贴敷、中药膏摩两种疗法借助药物本身的作用及膏摩的手法热力作用,达到温通气血、扶正祛邪、利水消肿的目的。

回顾该病例的治疗过程,东方医院肿瘤科在治疗肢体水肿时注重兼顾扶正与祛邪两方面,内治以扶正为主,以补肾健脾、益气温阳、活血通络为法,外治以祛邪为主,以温阳利水、行气散瘀为法,攻补兼施,标本兼治。吴师机云:"病先从皮毛入,药即可由此进。"《医学源流论》中说:"使药性从皮肤入腠理,通经贯络,较之服药尤有力,此至妙之法也。"借助外治技术可快速缓解病人肢体肿胀的不适症状。东方医院肿瘤科运用中药衣冠疗法及中药穴位贴敷、中药膏摩及中药泡洗疗法治疗水肿,疗效显著,简单易行,值得推广。

参考文献:

[1] 李林,陈捷,孙富萌.张宗礼教授治疗肾性水肿案例举隅 [J]. 亚太传统医药,2016,12(8):83-84.

[2] 刘双文,曹阳,周琴,等.温通消肿外敷方治疗乳腺癌术后上肢水肿的临床观察 [J]. 现代中医临床,2015,22(6):25-27.

附:

(1)药物制备。

①中药药袋疗法:将中药打粉后装入特制的药袋,用拉锁或针线密封,密封完毕后备用。

②中药穴位贴敷:将中药配方颗粒 40~50g 倒入油膏罐,依次加入赋形剂黄酒、香油、蜂蜜,三者用量比例为 4:1:1,调成糊状,盖好,常温放置 2 小时,将药剂取出置于纱布上,面积 10cm×10cm,敷药厚度约为 2mm,折叠纱布呈饼状置于无纺布敷料上。

③中药膏摩:将中药配方颗粒、水、凡士林依次倒入油膏罐,三者用量比例为 1:1:0.5,加温搅拌,熬制成膏状备用。

(2)使用要点。

①中药药袋疗法:协助病人暴露双下肢,将备好的药袋置于双下肢,嘱病人如局部皮肤瘙痒、疼痛立即通知护士。

②中药穴位贴敷:将制备好的膏药加热到 43℃,贴于肾俞穴,保留 4~6 小时,每日 1 次。

③中药膏摩：以肾俞穴为中心，将制备好的膏剂涂抹于腰部，在腰部进行顺时针摩法，每日1次，每次15分钟，以皮肤发热发红为度，并配合肾俞穴点按。操作过程中若膏剂黏稠，及时加药。手法治疗结束后将剩余药膏涂抹至腰部，外用保鲜膜覆盖，保留15分钟，后用温水清洁皮肤。

④中药泡洗：泡洗桶内加入适量温水，水位以没过浸泡部位为宜，将外用汤剂倒入桶内，插电源，开机，按照病人耐受度调温度；协助病人将双下肢浸泡于药液中，将浴巾盖于双腿上，浸泡30分钟，以微微汗出为宜。嘱病人如出现心慌等不适症状，及时告知护士。泡洗后，协助病人用浴巾擦拭局部皮肤，观察局部皮肤变化，并嘱其饮用温开水300~500ml。

典型病例 15　癌性发热

刘某，女，70岁。

病人2019年6月出现皮肤、巩膜黄染，大便颜色发白，CT提示胆总管狭窄，之后行胆总管支架置入术，术后皮肤黄染逐渐消失，PET-CT检查示：胆总管下段支架在位通畅，考虑壶腹周围癌；胰头后、腹膜后、肝门区多发淋巴结代谢增高，考虑淋巴结转移。8月行胰十二指肠切除术，术后病理：壶腹部中分化腺癌，淋巴结转移。9月初，病人进流食后感觉胃部胀满，不能继续进食，伴恶心呕吐（呕吐物为胃内容物），间断发热，体温最高38℃，上消化道造影提示：造影剂不能通过胃部。经空肠营养管鼻饲，持续胃肠减压，每日引流量200~300ml，9月中旬拔除腹部引流管。病人此次因胃部胀满不适、间断恶心呕吐就诊。病人入院时曾出现2次发热情况，经中西医联合治疗后体温恢复正常。在此记录发热的治疗过程，供临床借鉴。

查体：心肺未见明显异常，留置空肠营养管，留置胃肠减压管，腹正中有长约20cm手术瘢痕，数个1cm小瘢痕，无明显压痛、反跳痛。

中医诊断：积病（脾气亏虚，痰瘀互结）；发热。

西医诊断：壶腹癌术后胃肠功能紊乱；发热。

治疗：西医给予营养支持等对症治疗，中医内治以健脾益气、化痰散瘀为主。病人第3日出现发热（38℃），针对发热，西医加用抗感染治疗，中医给予外治刮痧、放血疗法等以退热。

治疗第3日

病人发热，最高37.6℃，鼻饲饮食，胃部胀满不适，间断恶心呕吐，睡眠差，无明显咳嗽、咳痰，无明显腹痛。辅助检查：全血细胞分析示白细胞 13.25×10^9/L，中性粒细胞 52.7%，血红蛋白 106g/L；尿常规 + 尿流式示尿潜血（+），尿蛋白（+），尿白细胞（+）；胸片示肺纹理略增粗。病人间断发热，急则治其标，西医给予头孢哌酮钠舒巴坦钠联合左奥硝唑抗感染治疗，中药以养阴清热、调和营卫为法，给予中药鼻饲。

处方：

盐知母 15g	石　膏 60g	大　枣 10g	甘　草 10g
生　姜 18g			

3 剂，水煎后鼻饲，日 2 次。

治疗第 5 日

病人体温控制不佳，最高 39.5℃，鼻饲饮食后胃部胀满不适，间断恶心呕吐，无明显咳嗽、咳痰，无明显腹痛。辅助检查：C 反应蛋白 + 全血细胞分析示 C 反应蛋白 7.1mg/L，白细胞 11.7×10^9/L，中性粒细胞 59.8%；腹平片示肠淤张改变；腹部超声示肝内结节，性质不明，不除外转移可能。病人间断高热，不除外胆系及腹腔感染可能，亦不除外术后伤口愈合不良相关，减少肠内营养，改静脉补液。病人因正气亏虚，火毒炽盛，正不胜邪，邪毒内陷，热毒深入营血，内及脏腑，而表现出高热等症，故给予膀胱经刮痧以及大椎穴刺血拔罐治疗以退热。

治疗第 9 日

病人体温较前明显好转，最高 37.6℃，暂禁肠内营养，胃部胀满较前好转，偶有恶心呕吐，睡眠可。辅助检查：全血细胞分析 +C 反应蛋白示 C 反应蛋白 <5mg/L，白细胞 9.99×10^9/L，中性粒细胞 52.7%，血红蛋白 97g/L；降钙素原 0.091ng/ml。考虑病人体温下降，调整抗感染治疗方案，停用头孢哌酮钠舒巴坦钠及左奥硝唑，改用莫西沙星，中医外治给予膀胱经刮痧治疗以透邪外出。

治疗第 12 日

病人体温逐渐恢复正常（37℃），拔除胃管少量饮水后无明显胃胀，无恶心呕吐，睡眠可。辅助检查：上消化道造影示胃及小肠吻合口造影剂通过顺利。考虑病人体温恢复正常，故将莫西沙星足疗程使用后停用，夹闭胃管，嘱病人尝试进食米汤，并逐渐加量。

治疗第 26 日

病人再次出现发热，体温最高 39℃，发热时伴恶心呕吐，眠差，烦躁。辅助检查：全血细胞分析 +C 反应蛋白示 C 反应蛋白 70.1mg/L，白细胞 10.28×10^9/L，中性粒细胞

77.7%，血红蛋白 100g/L；降钙素原 0.195ng/ml。西医给予莫西沙星抗感染治疗，中医考虑热盛阴伤，给予滋阴退热、清热安神中药口服，以及膀胱经刮痧、大椎穴刺血拔罐治疗。

处方：

甘　草 10g　　大　枣 10g　　生　姜 18g　　竹　茹 18g

知　母 15g　　石　膏 30g

3 剂，水煎服，日 1 剂。

治疗第 29 日

病人仍发热，最高 38.5℃，发热时伴恶心呕吐。查体：右上腹可触及一大小约 6cm×7cm 大小质韧包块，伴红肿，皮温升高，伴压痛。辅助检查：全血细胞分析 +C 反应蛋白示 C 反应蛋白 71.8mg/L，白细胞 9.06×10⁹/L，中性粒细胞 62.9%，血红蛋白 91g/L，血小板 75×10⁹/L；降钙素原 0.158ng/ml；腹盆部增强 CT 示肝右叶下段转移灶不除外，腹腔内有液性密度区，不除外肠瘘或腹腔脓肿可能。病人出现多日高热，考虑不除外局部感染，故西医调整抗感染治疗方案，给予头孢哌酮钠舒巴坦钠联合左奥硝唑抗感染治疗，中医给予清热解毒、理气化湿中药口服治疗，以及膀胱经刮痧、大椎穴刺血拔罐外治治疗。

处方：

广藿香 12g　　焦神曲 20g　　蒲公英 30g　　金银花 40g

陈　皮 15g　　木　香 20g　　砂　仁 10g　　枳　壳 20g

太子参 30g　　当　归 15g　　紫苏梗 20g　　生薏苡仁 30g

焦山楂 20g

3 剂，水煎服，日 1 剂。

治疗第 32 日

病人处于禁食状态，无明显腹胀，无呕吐，经治疗后体温恢复正常（36.4℃），睡眠可，病人及其家属要求返回原手术医院继续治疗。停止所有治疗，准许出院。

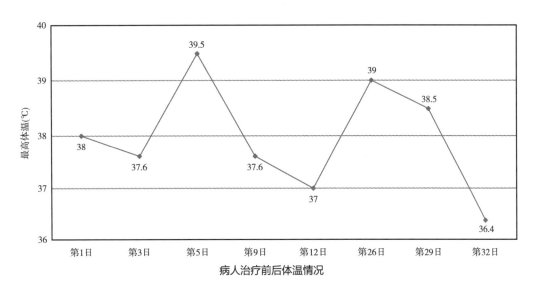

病人治疗前后体温情况

【体会】

发热是肿瘤病人常见的临床表现之一，西医学认为发热的原因可分为感染因素和非感染因素，发热激活物作用于机体，内生致热源细胞被激活，并作用于体温调节中枢，导致发热中枢介质的释放继而引起调节定点的改变，最终引起发热。中医学认为发热分为外感发热和内伤发热：外感发热的病机基础为外邪入侵，正邪交争，"阳胜则热"；内伤发热大体可分为虚、实两类，气滞、血瘀、水湿等郁结壅遏化热而引起的发热属实，中气不足、血虚失养、阴精亏虚及阳气虚衰所致者属虚。肿瘤病人常因正气亏虚，复感外邪，正不胜邪，邪毒内陷，热毒深入营血，内及脏腑，阴阳失调而出现发热。

本病例中，病人第一次发热由患病日久，耗伤气阴，正气亏虚，火毒炽盛，正不胜邪，邪毒内陷，热毒深入营血，内及脏腑所致，故诊断为气阴耗伤、热毒壅盛，治疗以滋阴清热为主。方中石膏、知母滋阴泻火；大枣补中益气；甘草补脾益气；生姜温中止呕。病人第二次高热是因为脾失健运，邪毒内生，蕴结于腹，积聚日久，热盛肉腐，湿热毒邪内蕴，故治疗以清热解毒、理气化湿为主。处方中广藿香芳香化湿；金银花、蒲公英、生薏苡仁消肿排脓；砂仁温中行气化浊；紫苏梗、木香健脾理气；枳壳、陈皮、当归行气活血；太子参、焦神曲、焦山楂健脾助运。治疗两次发热时还在口服汤药的基础上给予膀胱经刮痧、大椎穴刺血拔罐。足太阳膀胱经是人体十二经脉之一，具有疏风清热、扶正祛邪的作用。大椎穴能够解表清热，疏风散寒，通阳理气，清心宁神，是全身诸阳经汇聚之穴。此法首先利用刮痧疗法开腠理，透邪外出，泻实以治标，再利用大椎穴三棱针点刺放血，引热邪外出，调和营卫，条达气血，平衡阴阳，最后利用大椎穴拔罐将余邪吸收殆尽，促邪外出，恢复脏腑正气，同时利用火热发挥温经固脱、回阳通络的作用。

东方医院肿瘤科运用中西医结合方法治疗发热取得了良好的疗效。其以急则治标、缓则治本为原则，针对感染引起的发热，根据药敏选择敏感抗生素，在体温升高明显时，利用中医外治的方法快速退热，应用外治膀胱经刮痧宣泄肺卫、泻实以治标，大椎穴针刺放血引邪外出，大椎穴留罐将余邪吸收殆尽以防高热引起抽搐、惊厥甚至昏迷等。《医宗必读·积聚》载："积之所成，正气不足，而后邪气踞之。"肿瘤消耗人体正气，正虚是本病的基本病机，故在退热治疗的基础上给予中药口服，以改善脏腑功能失调、平衡阴阳。东方医院肿瘤科利用中西医结合治疗发热具有不损伤正气、退热快、无毒副作用等特点，值得临床借鉴。

参考文献：

[1] 肖琨，王昊. 王昊教授治疗气阴亏虚型癌性发热验案举隅 [J]. 光明中医 ,2020,35(1): 24–26.

[2] 赵姿茗. 背部走罐治疗感冒三十例 [J]. 现代养生（上半月版）,2018(9):7.

附：

使用要点。

刮痧、放血、拔罐联合疗法：协助病人取适宜体位，暴露膀胱经和大椎穴，用刮痧板蘸取适量刮痧油涂抹于膀胱经，单手握板，将刮痧板放置掌心，用拇指和食指、中指夹住刮痧板，无名指、小指紧贴刮痧板边角，从 3 个角度固定刮痧板。刮痧时利用指力和腕力调整刮痧板角度，使刮痧板与皮肤之间夹角呈45°，以肘关节为轴心，前臂做有规律的移动。刮痧时用力要均匀，由轻到重，以病人能耐受为度，循单一方向，不要来回刮，一般以皮肤出现红紫，或出现粟粒状、丘疹样斑点或条索状斑块等形态变化，并伴有局部热感或轻微疼痛为度。完毕后进行大椎穴皮肤消毒，戴一次性手套，右手持三棱针，左手固定大椎穴，将针尖对准大椎穴，迅速垂直刺入 0.1~0.3cm 后立即出针，动作连续且平稳、准确、速度均匀，以血珠渗出为度。最后将火罐迅速吸附在大椎穴上，观察罐体吸附情况和出血量，询问病人有无不适感，注意保暖，根据病人实际耐受程度灵活掌握留罐时间。起罐时，左手轻按罐具，向左倾斜，右手食指或拇指按住罐口右侧皮肤，使罐口与皮肤之间形成空隙，待空气进入罐内，顺势将罐取下，不可硬行上提或旋转提拔。起罐后清洁皮肤，擦净血迹，不可放血过多。操作中若病人出现头晕、目眩、心慌、出冷汗、面色苍白、恶心欲吐等症状，应立即停止，协助病人取平卧位，立刻通知医生，配合处理。告知病人施治部位会出现疼痛、酸胀的感觉；紫红色瘀斑、罐痕数日后可自行消退；施治部位应避免着水，以免感染；

治疗后应饮用 1 杯温水，当天饮食要清淡，忌生冷瓜果。

典型病例 16 带状疱疹

齐某，女，73 岁。

病人 2018 年 5 月 24 日无明显诱因出现左肋持续性灼热刺痛，伴口苦、咽干。26 日病人左胸部、左侧后背出现带状疱疹遂来院就诊。就诊时症见：左前胸、胁肋部、左背部疱疹，疱壁紧张，持续性灼热刺痛，口苦，咽干，夜眠差，小便黄，大便干，舌红，苔薄黄，脉弦滑细。

查体：左肋部皮肤潮红，可见粟粒至黄豆粒大小的水疱，疱壁紧张，疱液澄清，外周红晕，余未见明显异常。

辅助检查：血沉 14mm/h；全血细胞分析未见明显异常。

中医诊断：蛇串疮（肝胆湿热）。

西医诊断：带状疱疹；带状疱疹后遗神经痛。

治疗：西医以抗病毒治疗为主。中医以清热解毒、祛湿通络止痛为法，在疱疹周边正常皮肤上给予梅花针叩刺、留罐联合疗法每周 2 次，在疱疹部位给予中药外涂每日 1 次。

处方：

青　黛 3g　　　　大黄粉 10g　　　　黄连粉 10g

7 剂，配方颗粒，外涂。

治疗第 3 日

病人左肋痛减轻，呈持续性灼热痛，可耐受，伴口苦、咽干，夜眠改善。查体：左肋部皮肤潮红，可见粟粒至黄豆粒大小的水疱，疱壁塌陷，外周红晕。考虑病人肝胆火盛，脾虚郁久，湿热内蕴，外受毒邪诱发，毒邪化火阻截经络，致气血不通，不通则痛，故加用口服中药以活血破瘀、通络活络、清热解毒。

处方：

鲜芦根 30g　　　淡豆豉 15g　　　荆　芥 9g　　　薄　荷 10g

黄　芪 10g　　　黄　连 3g　　　大黄粉 3g　　　蝉　蜕 6g

蛇　蜕 6g　　　桑白皮 6g　　　金银花 15g　　　连　翘 15g

桑　叶 10g　　　全　蝎 1g　　　地　龙 6g　　　熊胆粉 1 支

体外培育牛黄1瓶

7剂，水煎服，日2次。

治疗第4日

病人左肋痛明显减轻，可耐受，口苦、咽干减轻，夜眠改善。查体：左肋部皮肤潮红，可见粟粒至黄豆粒大小的水疱，疱壁塌陷，外周红晕，余未见明显异常。西医继续抗病毒治疗，中医治疗方案为活血破瘀、通络活络、清热解毒中药口服联合刺血拔罐、中药外涂之外法治。

治疗第7日

病人无左肋痛，口苦减轻，咽干减轻，夜眠改善。查体：左肋部皮肤淡红，疱壁塌陷，部分结痂，余未见明显异常。病人症状较前好转，考虑目前治疗有效，维持现治疗方案不变。

治疗第10日

病人无左肋痛，口苦、咽干减轻，夜眠改善。查体：左肋部皮肤淡红，疱壁塌陷，部分结痂。病人及其家属要求出院。停止所有治疗，准许出院，嘱病人归家后保持皮肤清洁，继续中药外涂以进行调护。

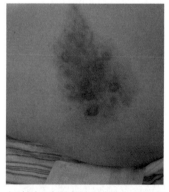 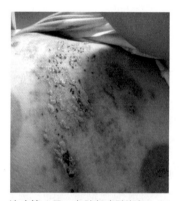 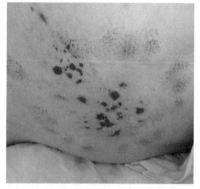

入院时：左肋部皮肤潮红，可见粟粒至黄豆粒大小的水疱，疱壁紧张，疱液澄清，外周红晕

治疗第4日：左肋部皮肤潮红，可见粟粒至黄豆粒大小的水疱，疱壁塌陷，外周红晕

治疗第10日：左肋部皮肤淡红，疱壁塌陷，部分结痂

【体会】

带状疱疹是由水痘-带状疱疹病毒引起的急性皮肤病，临床表现为皮肤出现红斑、水疱或丘疱疹，累累如串珠，排列成带状，沿一侧周围神经出现，伴随剧烈神经痛。据研究，带状疱疹在非肿瘤病人中的发病率为0.26%，而在肿瘤病人中的发病率则高达0.85%。有报道称，带状疱疹如果发生在50岁以上病人身上，很可能是癌症的预警。人感染过水痘-带状疱疹病毒，病毒会长期潜伏在脊神经后根神经节的神经元内，当机体受到某种刺激（如

创伤、疲劳、恶性肿瘤或病后虚弱）导致机体抵抗力下降时，潜伏病毒就会被激活，然后沿感染神经轴索下行到达该神经所支配区域的皮肤内复制水疱，发为带状疱疹。恶性肿瘤病人手术后及放化疗后免疫功能低下，病毒被激活而易引发本病，因此恶性肿瘤病人相比无肿瘤病人带状疱疹的发病率要高。中医学认为带状疱疹多因肝气不舒，郁久化火，肝经火毒外窜而发，或风热郁肺而发，或脾虚运化功能减弱，湿热不化，溢于肌肤，与外邪相搏结而发。

本病例中，病人虽非肿瘤病人，但年老体弱，基础病较多，病情较重，入院时症见左前胸、胁肋部、左背部疱疹，持续性灼热刺痛，口苦，咽干，小便黄，大便干。肝胆火盛，火热毒邪阻截经络，加之年老正气亏损，脾虚湿蕴，湿与热搏结，蕴于肌肤而发疱疹；火毒蕴结，气血不通，不通则痛，故见烧灼样疼痛。治疗以清热解毒、活血祛湿、通络止痛为主要治疗原则。东方医院肿瘤科运用刺血拔罐与中药外涂联合治疗带状疱疹。其首先通过梅花针叩刺使湿热毒邪部分排出，达到通经活络、泻火排毒的目的；在此基础上进行拔罐使肌肤腠理处于轻微开泄状态，通过吸拔引邪外出，有利于拔除痹阻于经络深部之邪毒，同时起到温通经脉、行气活血的作用；再利用中药外涂疗法将具有清热解毒凉血作用的青黛、大黄粉、黄连粉涂于疱疹部位，使药物透皮吸收，直达病所，避免肝脏的首过效应，提高了生物的利用度。除上之外，其又用口服中药调理全身。方中薄荷、蝉蜕辛凉解表，借其辛散发凉之性，使疱疹透发；配合荆芥，缓解全身瘙痒之症；淡豆豉除烦解表，入其他解表药，则助其增强宣散表邪之功效；金银花、鲜芦根、桑叶与牛黄，清热解毒，与连翘同用，加强透邪之功效，同时散上焦之热；黄连清热燥湿泻火；在解表之同时应用攻下药大黄，引热下行；黄芪行气补气，攻补兼施；全蝎、地龙、熊胆粉入肝经，息风止痉，消肿散结，通经止痛；桑白皮、蛇蜕清肝热。

东方医院肿瘤科治疗带状疱疹运用中西医结合疗法，内外同治。其遵循《黄帝内经》中"急则治其标，缓则治其本""热则疾之""菀陈则除之，邪盛则虚之"的治则，把疼痛作为病人的急中之急优先解决。针对病人的疼痛，东方医院肿瘤科将梅花针叩刺疗法和火罐疗法联合应用以泻血清热、疏通瘀滞；再将自制中药膏剂外涂疱疹部位，以清热解毒、凉血通络止痛；最后运用整体与局部的辨证原则，利用中药口服，条达全身经络。中西医结合治疗可缩短病程，减轻病人痛苦，提高其生活质量。

参考文献：

[1] 刘丽影，李艳明 . 25 例恶性肿瘤患者放疗并发带状疱疹的护理 [J]. 中国城乡企业卫生 ,2016,31(8):145-147.

[2] 罗学宏 . 老年人发生带状疱疹要排除肿瘤 [N]. 健康报 ,2017-10-10(008).

附：

（1）药物制备。

中药外涂：将中药配方颗粒、水、凡士林倒入油膏罐，三者用量比例为 1 ：1 ：0.5，加温搅拌，熬制成膏状备用。

（2）使用要点。

①中药外涂：用生理盐水棉球清洁皮肤，用棉签蘸取膏剂涂擦在疱壁及皮肤上，涂药厚薄均匀，以 1~2mm 为宜。病人涂药后若出现痛、痒、胀等不适，应及时告知护士，勿擅自触碰或抓挠局部皮肤。

②梅花针叩刺、留罐：暴露疱疹周边皮肤，用 75% 酒精消毒疱疹周边皮肤，梅花针沿疱疹周边皮肤中度叩刺，运用手腕部有节律地叩刺，以病人耐受为度，力度由轻到重，针尖垂直刺下、垂直提起，触及皮肤即迅速弹起，动作连续且平稳、准确、速度均匀，叩击频率一般为 70~90 次 / 分钟。检查叩刺出血情况，在叩刺出血部位留罐 5~10 分钟，观察罐体吸附情况和皮肤颜色，询问病人有无不适感。起罐时，左手轻按罐具，向左倾斜，右手食指或拇指按住罐口右侧皮肤，使罐口与皮肤之间形成空隙，待空气进入罐内，顺势将罐取下，不可硬行上提或旋转提拔。操作完毕，清洁皮肤，擦净血迹，协助病人着衣、取适宜体位，整理床单位。在施治过程中病人一旦出现晕针现象，立即扶其平卧、喝热水，并注意观察其面色、脉象、血压，症状较重者，请医生处理。告知病人施治过程中有疼痛、酸胀的感觉属于正常现象，同时应注意施治部位保暖、避免着水，以免感染。

典型病例 17　胸腔积液

禹某，男，59 岁。

病人 2009 年 9 月体检时发现左肺结节，10 月行左肺上叶切除 + 纵隔淋巴结清扫术，术后病理提示中分化腺癌，术后行长春瑞滨 + 顺铂化疗 4 个周期。定期复查，未见异常。2016 年 7 月无明显诱因出现胸闷气短，复查 CT，发现病情局部复发，先后按紫杉醇 + 顺铂 + 吉西他滨 + 奈达铂方案化疗，共 5 个周期。2018 年 1 月出现胸腔积液，多次于外院接受胸腔穿刺引流。2018 年 5 月病人出现喘憋、气短，遂来东方医院就诊。就诊时症见：胸闷，喘憋，气短，呼吸困难，不能平卧，纳少，眠差，二便调。

查体：全身皮肤未见黄染，全身浅表淋巴结无肿大，胸廓骨性结构对称，双肺叩诊清音，左肺呼吸音低，右肺呼吸音稍粗，未闻及明显干、湿啰音。腹软，无压痛及反跳痛，无肌紧张，肝脾肋下未及，无移动性浊音，肝肾区无叩痛。

辅助检查：B 超示左侧胸腔可见大量液性暗区，深约 10.1cm。

中医诊断：肺癌；悬饮（湿热毒证）。

西医诊断：左肺中分化腺癌；胸腔积液。

治疗：经皮穿刺置管引流胸腔积液，积液为血性，色淡红，质澄清。西医以支持治疗为主，给予补充白蛋白、利尿治疗。中医以清热解毒、利湿消水为法，给予华蟾素注射液胸腔灌注治疗（华蟾素注射液 60ml+0.9% 生理盐水 30ml+0.2% 利多卡因 10ml 胸腔灌注），每周 3 次。

治疗第 3 天（第 2 次灌注华蟾素注射液后）

病人胸闷、喘憋、气短较前减轻，仍呼吸困难，不能平卧，纳少，眠差，二便调。胸腔积液呈血性，质澄清。

治疗第 9 天（第 4 次灌注华蟾素注射液后）

病人胸闷、喘憋、气短、呼吸困难较前明显减轻，可以平卧，纳可，眠差，二便调。胸腔积液颜色较前转淡，色深黄，质澄清。

治疗第 14 天（第 6 次灌注华蟾素注射液后）

病人无胸闷、喘憋、呼吸困难，可以平卧，纳可，眠可，二便调。胸腔积液颜色较前进一步转淡，色浅黄，质澄清。辅助检查：B 超示左侧胸腔见液性暗区，深约 2.7cm。

经 6 次华蟾素注射液胸腔灌注后病人胸腔积液得到控制，以下为治疗前后胸腔积液相关检查结果比较。

治疗前后胸腔积液相关检查结果表

胸腔积液相关检查	胸腔积液 B 超最深直径（cm）	胸腔积液红细胞浓度（×10⁶/L）	胸腔积液乳酸脱氢酶浓度（U/L）	胸腔积液癌胚抗原浓度（ng/ml）	胸腔积液血管内皮生长因子（pg/ml）
治疗前	10.1	30080	237.6	18.03	1842.3
治疗后	2.7	2646	150.8	4.64	1289

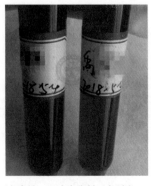
治疗前：积液为血性，色淡红，质澄清

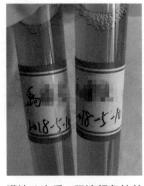
灌注 4 次后：积液颜色较前转淡，色深黄，质澄清

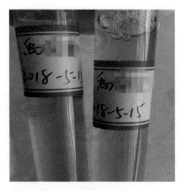
灌注 6 次后：积液颜色较前进一步转淡，色淡黄，质澄清

【体会】

恶性胸腔积液是恶性肿瘤疾病发展过程中的一种常见并发症，症见呼吸困难、疼痛、恶病质等，多由恶性肿瘤细胞胸膜转移或原发于胸膜的恶性肿瘤所致，其中肺癌并发恶性胸腔积液最常见。现代医学研究表明，恶性胸腔积液的形成由复杂的肿瘤-宿主相互作用决定，肿瘤通过旁分泌和自分泌作用刺激胸膜产生炎症，促使肿瘤血管生成、血管通透性增高。恶性胸腔积液属于中医学"悬饮"范畴，但又与普通外邪入侵、阻于三焦所致饮停胸胁有所不同，治疗时需注重肿瘤的特性。中医学认为，恶性胸腔积液的病机为癌毒侵犯，情志不调，正气亏虚，脏腑功能失调，三焦不利，气道不通，水液停聚。

在本病例中，病人由于既往已行多周期化疗，身体状况差，若胸腔灌注化疗药物（化疗药物可归类于大毒）则使大毒伤正而不能祛邪，致使邪气盛而正气竭，加之病人素体本虚，则会进一步导致病人日渐衰弱，故此次西医以姑息治疗为主。针对胸腔积液的治疗，中医以局部外治法为主。《素问·至真要大论》云："诸转反戾，水液浑浊，皆属于热；诸病水液，澄澈清冷，皆属于寒。"胸腔积液局部辨证为湿热毒证，在"热者寒之"的原则指导下，可以性寒之品治之。故选华蟾素注射液，运用局部胸腔灌注技术，使药直接作用于胸膜。华蟾素注射液是从中华大蟾蜍皮上提取的，入心、肺、脾、大肠经，能退热、祛湿、解毒，又可拔毒、收毒。现代药理研究也证实，华蟾素注射液一方面可以收缩局部血管、抑制新生血管的生成，截断肿瘤供血；另一方面可以在截断供血的基础上有效杀灭肿瘤细胞，且在祛邪的同时也能维护病人的正气。

对于恶性胸腔积液，传统的治疗方式主要是通过局部灌注化疗来实现对其的控制，一旦病人出现抗药反应，顽固难治的胸腔积液便成为主要问题，需反复胸腔穿刺或置管引流临时缓解症状，病人痛苦且并发症多。东方医院肿瘤科治疗恶性胸腔积液，在局部辨证的基础上采取外治手段，发挥药物直达病所的优势，首辨阴阳寒热，遵循"热者寒之，寒者热之"的治疗原则。其认为血性、浑浊的恶性积液属热证，故以具有清热解毒效力的华蟾素注射液局部灌注治疗，使高浓度有效成分透过黏膜、孔窍直接进入体内，直接作用于肿瘤细胞。此法吸收快，起效迅速，针对性强，可迅速控制病情，具有明显优势，且无肝肾功能损伤、心脏毒性、骨髓抑制等严重副作用，为临床中西医结合治疗恶性胸腔积液提供了新的思路。

参考文献：

[1] 石远凯, 孙燕. 临床肿瘤内科手册（第 6 版）[M]. 北京：人民卫生出版社,2015：690.

附:

使用要点。

中药注射液灌注: 将华蟾素注射液 60ml+0.9% 生理盐水 30ml+0.2% 利多卡因 10ml 配置成所需灌注药液, 液面高于床面 60~70cm; 排出灌注管内空气, 消毒人工管路接头, 紧密连接两者, 调节好滴速, 中药灌注时间 30 分钟; 灌注结束, 观察用药后反应; 中药灌注后指导病人每 15 分钟更换一次体位, 使药液与黏膜充分接触。在灌注期间, 病人如出现心慌、疼痛等不适症状, 应及时告知护士。

典型病例 18 压疮

李某, 男, 48 岁。

病人 2015 年 5 月因进食后腹部隐痛, 于外院进行肠镜及病理检查, 被确诊为乙状结肠癌, 行腹腔镜探查 + 乙状结肠癌根治术, 术后病理: 结肠浸润溃疡型中分化腺癌。肿瘤浸透肌层, 局部侵及浆膜, 可见神经侵犯及脉管血栓, 淋巴结转移瘤 9/26, 肠壁淋巴结 6/16, 肠系膜淋巴结 3/10。2015 年 7 月至 2016 年 1 月行奥沙利铂 + 卡培他滨方案化疗 9 个周期, 化疗后定期复查, 无复发及转移。2018 年 7 月发现左颈部淋巴结肿大, 穿刺活检病理提示: 腺癌细胞, 符合肠道来源。PET-CT 提示: 多发淋巴结转移、双肺转移。2018 年 8 月至 10 月按伊立替康 + 亚叶酸钙 + 氟尿嘧啶方案化疗 5 个周期, 后定期复查, 病情稳定。2019 年 5 月出现双下肢无力, 无法站立。CT 提示: ①双肺多发转移瘤; ②多发淋巴结转移; ③双侧胸前及心包新见少量积液; ④左侧肾上腺略增粗, 建议追随; ⑤T_4 椎体及左侧椎弓根骨质破坏, 侵犯椎管, 考虑转移。MRI 提示: T_3 椎体骨转移瘤, 压迫椎管及胸髓。7 月在东方医院肿瘤科住院行替吉奥 + 贝伐珠单抗治疗。9 月复查 CT, 结果提示病情进展, 故停止原治疗方案, 以对症支持治疗为主。病人入院时臀部有压疮, 经中西医联合治疗后愈合良好。在此记录压疮的治疗过程, 供临床借鉴。

查体: 双下肢肌力 0 级, 无法站立, 骶尾部有 22cm×26cm 大小压疮, 全层皮肤缺损, 溃疡面暴露肌肉, 伤口处可见腐肉及焦痂, 闻及臭味, 12 点钟方向有 6cm 窦道, 周围皮肤颜色较暗。

中医诊断: 肠癌 (肝郁脾虚, 痰瘀互结); 席疮 (疮毒炽盛)。

西医诊断: 乙状结肠癌; 双肺多发转移; 多发淋巴结转移; 多发骨转移; 胸腹腔积液; 低蛋白血症; 压疮。

治疗: 西医给予营养支持等对症治疗。中医内治给予补益脾胃、化痰散瘀药物口服治疗;

外治给予清创换药隔日 1 次治疗。先用生理盐水清洗创面，再用油纱条填塞窦道，最后用无菌纱布外敷。

治疗第 3 日

病人骶尾部可见 22cm×26cm 大小压疮，全层皮肤缺损，溃疡面暴露肌肉，伤口处可见腐肉及焦痂，闻及臭味，12 点钟方向有 6cm 窦道，周围皮肤颜色较暗。病人久病体弱，正气亏损明显，气血生化乏源，肌肤失养，加之邪毒侵扰机体，致创面久溃不敛，故增加解毒生肌膏外涂创面以去腐生肌。

治疗第 9 日

病人骶尾部可见 22cm×20cm 大小压疮，全层皮肤缺损，溃疡面暴露肌肉，伤口处可见少量腐肉及焦痂，闻及臭味，12 点钟方向有 6cm 窦道，周围皮肤颜色较暗。病人压疮较前好转，治疗有效，继续原治疗。

治疗第 15 日

病人骶尾部可见 20cm×18cm 大小压疮，全层皮肤缺损，溃疡面暴露肌肉，伤口处可见新的肉芽组织生长，无气味，12 点钟方向有 5cm 窦道，周围皮肤颜色较暗。辅助检查：全血细胞分析示中性粒细胞 81.2%，血红蛋白 88g/L；急诊生化全项＋白蛋白示血清白蛋白 29.86g/L，葡萄糖 7.35g/L。增加人血白蛋白静脉输注，外治继续清创换药隔日 1 次。先用生理盐水清洗创面，再用解毒生肌膏外涂创面，再用油纱条填塞窦道，最后用无菌纱布外敷创面。余治疗不变。

治疗第 20 日

病人骶尾部可见 18cm×16cm 大小压疮，全层皮肤缺损，伤口处可见粉色肉芽组织，无气味，12 点钟方向有 4cm 窦道，周围皮肤颜色较暗。病人及其家属要求出院。停止所有治疗，准许出院。嘱病人出院后压疮创面继续清创换药。

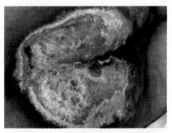

入院时：骶尾部可见 22cm×26cm 大小压疮，全层皮肤缺损，溃疡面暴露肌肉，伤口处可见腐肉及焦痂，12 点钟方向有 6cm 窦道，周围皮肤颜色较暗

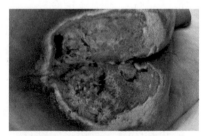

治疗第 9 日：骶尾部可见 22cm×20cm 大小压疮，全层皮肤缺损，溃疡面暴露肌肉，伤口处可见少量腐肉及焦痂，12 点钟方向有 6cm 窦道，周围皮肤颜色较暗

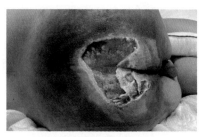

治疗第 15 日：骶尾部可见 20cm×18cm 大小压疮，全层皮肤缺损，溃疡面暴露肌肉，伤口处可见新的肉芽组织生长，12 点钟方向有 5cm 窦道，周围皮肤颜色较暗

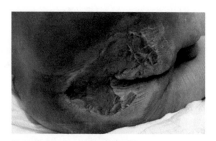

治疗第 20 日：骶尾部可见 18cm×16cm 大小压疮，全层皮肤缺损，伤口处可见粉色肉芽组织，12 点钟方向有 4cm 窦道，周围皮肤颜色较暗

【体会】

压疮又称压力性溃疡，是指身体局部组织长期受压，血液循环障碍，组织营养缺乏，皮肤失去正常功能，引起的组织损伤和坏死，一旦出现皮肤破溃，极易感染，若细菌进入血液循环可引起败血症而危及病人生命。对于肿瘤病人而言，压疮的发生与其疾病的特点有密切关系，压疮极易发生且难以治愈。压疮，中医学称为"席疮"，因多卧久病着席生疮而得名。《外科启玄·溃疡虚实》记载："席疮乃久病着床之人挨擦磨破而成。上而背脊，下而尾闾，当用马屁勃软衬，庶不致损而久损，昼夜呻吟也，病人但见席疮，死之征也，不治。"压疮发生的原因分为内因和外因：内因为久病或年老气血衰弱或伤后久卧，脏腑功能减弱，阳气不运，阴气阻遏，气机失调而不能宣化，使肌肤失养；外因为躯体局部连续长期受到压迫和摩擦，磨破皮肤，或瘫痪，肢体废用不遂，致使肌肤、皮肉、经脉失于温煦濡养。平素嗜辛辣食物，日久损伤脾胃，脾失健运则痰湿内生；胃升降失司则清气不升，浊气不降，腑气不通；邪毒滞于大肠，邪毒积滞，经络不通；气机不畅，日久气滞血瘀。故诊断为肝郁脾虚，痰瘀互结。本案例中的病人因局部受压，气血瘀滞，瘀血腐肉破溃感染，热毒至久，伤阴伤阳，而经久不愈，故其压疮为热毒炽盛型。其临床表现为：全层皮肤和组织损失，溃疡面暴露筋膜、肌肉、肌腱、韧带、软骨和骨，伤口处见腐肉或焦痂，上皮内卷，潜行窦道（经常可见，深度因解剖位置各异）。

在治疗压疮方面，东方医院肿瘤科应用中医辨证、整体施治的理念，因人、因时、因病制宜，其动态的、整体的、具有中医特色的施治方案，最终使病人的生活质量得到很大的改善。《圣济总录·治法·本标》云："病有标本，治有缓急，知所先后，乃得其宜。"对于压疮，要根据标本缓急进行施治与护理。就其病因与症状而言，原发病为本，压疮为标；以邪正关系言，正虚为本，损伤外因为标。此病人处于肠癌之进展期，兼有压疮，故东方医院肿瘤科将重点先放在治疗肠癌的症状上，同时兼顾了压疮的治疗与护理，根据压疮的分期运用不同的方法施治，以中西医结合治疗为主，在西医方面给予营养支持等对症治疗，在中医外治方面给予生理盐水清洗创面、解毒生肌膏外涂创面、油纱条填塞窦道、无菌纱布外敷创面等治疗，其辨证运用解毒生肌膏起到了快速清热解毒、去腐生肌的作用，使病人的症状得到了快速的缓解。

参考文献:

[1] 郭萍．压疮的护理学研究新进展 [J]. 临床医药文献电子杂志 ,2017,4(21):4147–4149.

[2] 杨茹琴．中医护理预防压疮的进展 [J]. 医学美学美容（中旬刊）,2015(2):775.

附:

使用要点。

中药外涂: 用生理盐水棉球清洁皮肤，用棉签蘸取膏剂涂擦在溃疡面，涂药厚薄均匀，以 2~3mm 为宜；再用镊子夹取油纱条填塞进窦道，外敷无菌纱布。病人涂药后如出现痛、痒、胀等不适，应及时告知护士，勿擅自触碰或抓挠局部皮肤。

典型病例 19　下肢血管、神经病变

方某，女，68 岁。

病人 2014 年 6 月体检时发现左肾占位，进一步行腹部增强 CT 检查,结果提示: 左肾占位。于当地医院行左肾切除术，术后病理: 左肾透明细胞癌（Ⅱ期）。经 12 周干扰素治疗好转后出院，定期复查，病情平稳。2018 年 6 月因咳嗽就诊于当地医院，行 PET–CT 检查，结果示: 左肺下叶转移。于 7 月行胸腔镜下肺楔形切除术，术后未行其他治疗，定期复查。病人此次因双足麻木、发凉 6 个月余就诊。就诊时症见: 双下肢乏力，畏寒肢冷，腰部轻微疼痛，双足麻木、发凉，心烦，眠差，舌淡，苔白，脉沉细无力。

查体: 双下肢皮温降低，双侧足背动脉搏动正常，余未见明显不适。

辅助检查: 双下肢血管彩超未见明显异常。

中医诊断: 肾癌（肾元亏损，瘀血内阻）。

西医诊断: 左肾透明细胞癌；肺转移。

治疗: 西医给予营养神经治疗。中医以引火归原、活血荣筋为法，口服引火汤加减，同时配合双足中药泡洗每日 1 次、涌泉穴艾灸每日 2 次治疗，以期温通静脉、引火归原，同时利用气压式血液循环驱动仪改善下肢供血。

处方：

熟地黄 90g　　　巴戟天 30g　　　茯　苓 15g　　　麦　冬 30g

五味子 10g　　　酸枣仁 20g　　　远　志 15g

7 剂，水煎服，日 2 次。

透骨草 15g　　　当　归 20g　　　艾　叶 15g　　　细　辛 6g

鸡血藤 30g　　　丹　参 15g　　　党　参 15g　　　狗　脊 15g

7 剂，水煎 500ml，外用泡洗。

治疗第 3 日

病人主诉双下肢乏力，腰部疼痛较前稍减轻，双足麻木，足部发凉较前稍有缓解。查体：足温较前回升，但较正常温度偏低。考虑病人瘀血阻滞较重，故于内服中药里加入牛膝 15g、肉桂 15g、红花 15g，以温阳行气、通经活血，余治疗暂不变。

治疗第 5 日

病人主诉双下肢无乏力，腰部稍有疼痛，双足麻木较前好转，无足部发凉。查体：足温正常。继续用温经通络、活血化瘀汤药泡洗双足，涌泉穴艾灸，以温通经脉。

治疗第 7 日

病人主诉双下肢无乏力症状，腰部无疼痛，双足麻木减轻，无足部发凉。查体：足温正常。准许出院，嘱病人在家中继续坚持中药足浴。

【体会】

肿瘤病人常见双足发凉、发麻等症状，西医学认为这主要由神经压迫、下肢血液循环障碍等引起，中医学认为其病机主要在于久病入络，气血运行不畅，滞缓为瘀，痰瘀互结，脉络痹阻，肢体筋脉失于气血濡养。

在本病例中，病人以双下肢乏力，畏寒肢冷，双足麻木、发凉为主要症状，下肢血管超声未见明显异常，故给予营养神经治疗，并配合中医外治法缓解症状。考虑病人患病日久，并经多次手术治疗，气血耗伤，脏腑虚损，阴阳失衡，肾元亏虚不足以温煦，致脉络瘀滞不行，肢体筋脉失养，故辨证为肾元亏损、瘀血内阻，治以引火归原、活血荣筋。中医整体治疗为：用引火汤加减内服以调整阴阳、引火归原，同时配合双下肢中药泡洗和涌泉穴艾灸疗法，并借助气压式血液循环驱动仪以改善下肢供血。涌泉穴在人体足底部，乃肾经的首穴，

《黄帝内经》云："肾出于涌泉，涌泉者足心也。"肾经之气犹如源泉之水，来源于足下，从足下涌出而灌溉周身四肢各处。中药泡洗可运用草木之性，浴取其气，使药效从毛孔而入腠理，循经贯络，内达脏腑，发挥通经走络、开窍透骨、开结行滞、直达病所之作用。艾灸是借其温热刺激及药物本身的性能达到温通经络、运行气血、扶正祛邪、增加局部血液循环的目的。现代研究表明，艾灸涌泉穴能有效地改善局部毛细血管、毛细淋巴管的通透性和运动性，从而促进血液和淋巴液在体内的循环，调整人体的代谢，促进静脉血液回流心脏，防止下肢静脉瘀血，确保下肢静脉血液的良好循环，缓解病人麻木、发凉等症状。双下肢的气压式血液循环驱动仪则通过空气压力，加速下肢的血液循环，改善下肢血液瘀阻症状。口服方以熟地黄为君补肾，麦冬、五味子为佐滋肺，金水相资，水足制火。加入巴戟天目的在于阳中求阴；增茯苓前导，则水火同趋，共安肾宫。病人虚烦不得眠，加入酸枣仁、远志以安神助眠。外用方中透骨草、艾叶、细辛温经通络；当归、鸡血藤、丹参活血祛瘀；党参、狗脊健脾补中益气。

在治疗双足麻木、发凉方面，西医较多运用扩张血管、营养神经的药物治疗，起效慢，效果欠佳，而东方医院肿瘤科治疗时注重中西医结合，注重整体辨证与局部辨证相结合，注重内治法与外治法相结合，于全身调理的同时注重扶助正气，恢复阴阳平衡。《通俗伤寒论·伤寒要义》曰："郁火宜发，实火宜泻，虚火宜补，阴火宜引。"用引火归原的理论治疗肿瘤病人久病诸脏虚损、虚火上炎所致下肢不温等症效果理想。中医外治疗法操作简单，安全系数高，毒副作用小，可直达病所，快速缓解症状。内外治法合用可为治疗双足麻木、发凉提供新的思路，当为临床所借鉴。

附：

使用要点。

①中药泡洗: 泡洗桶内加入适量温水，水位以没过浸泡部位为宜，将外用汤剂倒入桶内，插电源，开机，按照病人耐受度调温度；协助病人将双足浸泡于药液中，浸泡30分钟，将浴巾盖于双腿上，以微微汗出为宜，如病人出现心慌等不适症状，及时处理；泡洗后，协助病人用浴巾擦拭局部皮肤，观察局部皮肤变化，饮用温开水300~500ml。

②温灸器灸: 打开温灸器，取6cm艾条放入温灸器内，调整高度，充分点燃艾条，盖紧温灸器，置于治疗巾内，携至床旁；关闭门窗，协助病人暴露涌泉穴，并将灸具固定于双足涌泉穴，每穴灸5分钟。施灸过程中若病人出现头昏、眼花、恶心、颜面苍白、心慌出汗等不适现象，立即停止。施灸完毕后检查病人双足皮肤，协助病人穿鞋袜，开窗通风。

典型病例 20　丹毒

都某，女，63 岁。

病人 2015 年 5 月出现食欲差、恶心、腹痛及腹胀，胃镜检查示胃角溃疡，病理提示中分化腺癌，经保守治疗后症状好转。8 月，行根治性远端胃大部切除术，术后病理：溃疡型中低分化腺癌，侵及黏膜下层，淋巴结可见癌转移。术后出现胃瘫，经留置胃肠减压管、鼻胃管，以及抑酸、补液、肠内营养支持等治疗后逐渐恢复流食。2016 年 2 月，因频繁恶心呕吐，几乎不能进食，极度虚弱乏力于当地住院治疗，完善检查后接受补液、中药腹部穴位贴敷、灌肠、针灸等治疗，症状好转。未再行抗肿瘤治疗，规律复查，病情基本稳定。情绪激动后间断出现恶心、呕吐等症状，复查未见肿瘤复发，考虑胃肠功能紊乱，经治疗后症状缓解。2018 年 3 月出现黏液血便，乙状结肠镜提示直肠占位，病理提示结肠绒毛管状腺癌，部分区有恶变。5 月行直肠占位切除术，术后恢复良好。此次因发热、右下肢肿痛就诊。考虑病人患丹毒，予中西医联合治疗，效果良好，在此记录丹毒的治疗过程，供临床借鉴。

查体：病人体温 38.4℃，右下肢皮肤有鲜红色片状皮疹，直径约 10cm，边缘不规则，局部有少量水疱，伴疼痛，无瘙痒。

辅助检查：全血细胞分析 +CRP 示 C 反应蛋白 126.4mg/L，白细胞 11.6×10^9/L，中性粒细胞 79.6%，血红蛋白 132g/L；降钙素原 0.091ng/ml；胸片显示无异常。

中医诊断：胃癌（肝郁脾虚，痰瘀互阻）；流火（湿热毒蕴）。

西医诊断：胃癌；术后胃肠功能紊乱；丹毒。

治疗：西医给予头孢呋辛、硝酸咪康唑（达克宁）、赖氨匹林等抗感染合并退热治疗；中医内治以清热解毒祛湿为主，予汤剂口服；外治给予右下肢中药外涂疗法每日 1 次，以清热利湿、解毒散瘀。

处方：

茯　苓 30g	车前子 30g	金银花 90g	牛　膝 15g
萆　薢 30g	薏苡仁 30g	赤茯苓 15g	紫花地丁 30g
黄　柏 15g	牡丹皮 15g	泽　泻 15g	滑　石 30g
通　草 6g			

7 剂，口服。

大黄粉 10g　　　熊胆粉 0.5g　　　松花粉 3g　　　黄连粉 10g

6 剂，以重楼解毒酊调配外涂。

治疗第 3 日

病人体温正常，右下肢皮疹经治疗后颜色变暗，痛感减轻，直径约 8cm，边缘不规则，局部水疱消失，无瘙痒。考虑病人丹毒症状较前好转，治疗有效，继续维持原治疗方案不变。

治疗第 6 日

病人体温正常，下肢皮疹基本痊愈，颜色稍红，皮肤出现褶皱，无水疱及皮损，无疼痛。考虑丹毒症状较前好转，停止抗感染治疗，继续右下肢中药外涂以清热利湿、解毒散瘀，继续用硝酸咪康唑治疗足癣。

治疗第 8 日

病人体温正常，丹毒基本痊愈，余留少量色素沉着，无水疱及皮损，无疼痛。停止中药外涂疗法，继续用硝酸咪康唑治疗足癣。嘱病人注意皮肤清洁，勿搔抓皮肤，以防复发。

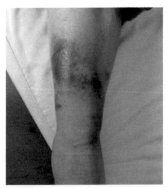

治疗前：右下肢皮肤有鲜红色片状皮疹，直径约 10cm，边缘不规则，局部有少量水疱

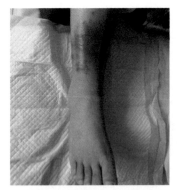

治疗第 3 日：右下肢皮疹颜色变暗，痛感减轻，直径约 8cm，边缘不规则，局部水疱消失

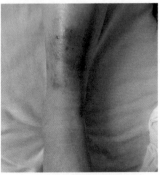

治疗第 6 日：下肢皮疹基本痊愈，颜色稍红，皮肤出现褶皱，无水疱及皮损

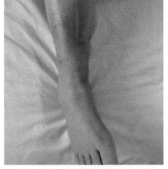

治疗第 8 日：丹毒基本痊愈，余留少量色素沉着，无水疱及皮损

【体会】

丹毒是临床比较常见的急性感染性疾病，肿瘤病人由于自身免疫力低下，更容易外感毒邪。西医学认为下肢丹毒主要由机体遭受溶血性链球菌感染引起。中医学认为，下肢丹毒的病机主要是由于皮肤破损或素体血分有热，外感湿热毒邪侵犯血分，侵袭下肢，阻滞肌肤经络。其临床表现为寒战，发热，头痛，局部淋巴结肿大，白细胞增多，大片鲜红色水肿性斑块，边缘清楚，高于皮肤，皮温增高，压痛明显，皮表紧且发亮，严重时出现水疱或大疱，甚至引起皮肤坏死。

本病人由于足部湿气糜烂，搔抓双足及右下肢致肌肤破损，湿热火毒之邪乘隙侵入，郁阻肌肤。湿热下注化火，先发于小腿，故诊断为湿热毒蕴，治则以清热利湿、解毒散瘀为主。本案例中所用重楼解毒酊具有清热解毒、散瘀止痛之功效，大黄粉清热泻火、解毒散瘀，熊胆粉平肝清热、消肿止痛，黄连粉清热燥湿、泻火解毒，松花粉燥湿收湿。将4种粉剂以重楼解毒酊调和成膏剂，外涂于右下肢丹毒处，使药物通过透皮吸收直接作用于患病部位，可快速缓解病人的丹毒症状。

下肢丹毒，中医学又称为"流火"，西医主要使用抗生素治疗，可在较短时间内改善全身症状，但对改善下肢红、肿、疼、痛疗效欠佳，部分病人会出现皮肤红肿褪不尽的僵化现象。东方医院肿瘤科在治疗丹毒方面运用中西医结合疗法，标本同治，取得了较好的疗效。急则治其标，丹毒属于热毒所致之病，且病势发展较快，在西医抗感染的同时运用苦寒性清热解毒剂外涂，能够釜底抽薪，迅速起到解毒清热散瘀之功效，从而取得较满意的疗效。在缓解病人的红肿热痛之表证时，应考虑原发疾病的治疗，故积极运用硝酸咪康唑治疗足癣，控制浅表皮肤感染，防止病情复发。东方医院肿瘤科治疗丹毒的中医外治疗法具有操作简便、成本低、见效快，且作用直接、毒副作用小的优点，值得临床借鉴。

参考文献:

[1] 袁由军，蔡晓盛，尤荣开 . 芒硝冰片外敷辅助治疗下肢丹毒效果观察 [J]. 中国乡村医药 ,2018,25(13):19.

[2] 张青凤 . 蒲公英外敷治疗丹毒 . [J] 实用医技杂志 ,2005(10A):2832–2833.

[3] 郭宪伟 . 桃红四物汤合五味消毒饮加减联合抗生素治疗下肢丹毒的疗效观察 [J]. 实用中西医结合临床 ,2016,16(1):35.

附：

（1）药物制备。

中药外涂：将中药粉剂、重楼解毒酊倒入油膏罐，二者用量比例为 1 ：1，加温搅拌成膏状备用。

（2）使用要点。

中药外涂：用生理盐水棉球清洁皮肤，用棉签蘸取膏剂涂擦在丹毒皮肤表面，涂药厚薄均匀，以 2~3mm 为宜。病人涂药后如出现痛、痒、胀等不适，应及时告知护士，勿擅自触碰或抓挠局部皮肤。

典型病例 21　乳腺浅表肿块

王某，女，53岁。

病人 2015 年 9 月发现右侧腋下肿块，超声检查示右侧乳腺实性结节，右侧腋下低回声团。后行右侧肿块穿刺活检，病理结果提示乳腺癌，住院行紫杉醇单药化疗 2 个周期，化疗过程中出现白细胞下降、口腔溃疡、局部烧灼样疼痛等副作用，评估前期化疗效果差，未再行治疗，定期复查。2017 年 2 月病人右侧乳腺出现红枣大小肿块并破溃，有脓性分泌物流出，于外院就诊，除局部换药外，未再接受进一步治疗。现因右侧乳腺肿块进一步增大来东方医院治疗。就诊时见：右侧乳房外上象限有一 3.5cm×3cm×4cm 大小菜花样肿物，右侧乳房外下象限有一 1.5cm×2cm×1.5cm 大小菜花样肿物，右乳房局部散在黄豆大小疱疹，有瘙痒感，触痛明显，纳可，眠可，小便可，舌质暗，苔薄白，脉沉滑。

查体：右侧乳房外上象限有一 3.5cm×3cm×4cm 大小菜花样肿物，右侧乳房外下象限有一 1.5cm×2cm×1.5cm 大小菜花样肿物，触痛，有热痛感，并有脓性分泌物流出，未闻及腥臭味；右侧乳房局部散在黄豆大小疱疹，有瘙痒感，触痛明显，余未见明显异常。

辅助检查：2017 年 3 月 8 日胸部 CT 示右侧乳腺见不规则肿块影，密度欠均匀，边缘毛糙，增强后不均匀强化；右侧腋窝多个淋巴结影，最大者最短径约 2cm。

中医诊断：乳癌（肝郁脾虚，痰瘀互结）。

西医诊断：右侧乳腺癌化疗后。

治疗：西医给予提高免疫力、止痛等对症支持治疗；中医以内外治法相结合为主，内治以消癥散结为法，给予通关藤注射液静脉滴注治疗，外治以截断肿块血脉、收敛邪气、抑制肿物生长及传变为法，将药线结扎于肿块根部。

治疗第 2 日

病人右侧乳房外上象限及外下象限可见菜花样肿物，色紫暗，肿物底部可见药线套扎圈，有热痛感；右侧乳房局部散在疱疹，色红，有瘙痒感，触痛明显。根据肿物色紫暗，考虑结扎后局部血运不畅，溃后腐肉难脱，亦难以生肌敛口，增加软坚散结、消肿生肌中药外敷。

处方：

浙贝母 15g　　土贝母 12g　　夏枯草 15g　　鳖　甲 30g

乳　香 10g　　没　药 10g

7 剂，配方颗粒，外敷。

治疗第 5 日

病人右侧乳房外上象限及外下象限可见菜花样肿物，局部皮肤变黑，有黄色液体流出，肿物底部可见药线套扎圈；右侧乳房局部散在疱疹，色红，伴瘙痒感，触痛明显。根据菜花样肿物色变黑，判断已有截断肿物与机体血脉联系的趋势，保持现有中医治疗不变。

治疗第 10 日

病人右侧乳房外上象限菜花样肿物局部变黑、出现干结痂，右侧乳房外下象限菜花样肿物局部变黑、体积缩小，肿物底部可见药线套扎圈；右侧乳房局部散在疱疹，色变淡，无瘙痒感，无触痛感。继续原治疗方案不变。

治疗第 13 日

病人右侧乳房外上象限菜花样肿物局部变黑、出现干结痂，右侧乳房外下象限菜花样肿物局部变黑，萎缩，体积缩小至入院时的 1/2；右侧乳房局部散在疱疹，较前缩小，无瘙痒感，无触痛感。继续原治疗方案不变。

治疗第 15 日

病人右侧乳房外上象限菜花样肿物已萎缩变黑、出现干结痂，体积缩小至入院时的 1/2，右侧乳房外下象限菜花样肿物已完全萎缩脱落，可见花生大小凹陷性溃疡面；右侧乳房局部散在疱疹，无瘙痒感，无触痛感。继续原治疗方案不变。

治疗第 20 日

病人右侧乳房外上象限菜花样肿物已完全萎缩脱落，右侧乳房外下象限菜花样肿物脱落后的花生大小凹陷性溃疡面已愈合完好；右侧乳房局部散在疱疹，无瘙痒感，无触痛感。

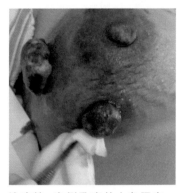

治疗前：右侧乳房外上象限有一3.5cm×3cm×4cm大小菜花样肿物，右侧乳房外下象限有一1.5cm×2cm×1.5cm大小菜花样肿物，并有脓性分泌物流出；右侧乳房局部散在黄豆大小疱疹

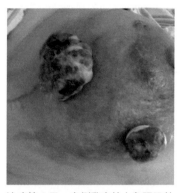

治疗第2日：右侧乳房外上象限及外下象限可见菜花样肿物，色紫暗，肿物底部可见药线套扎圈；右侧乳房局部散在疱疹，色红

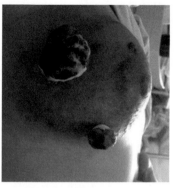

治疗第5日：右侧乳房外上象限及外下象限可见菜花样肿物，局部皮肤变黑，有黄色液体流出，肿物底部可见药线套扎圈；右侧乳房局部散在疱疹，色红

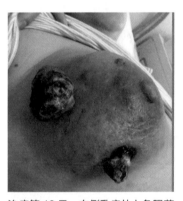

治疗第10日：右侧乳房外上象限菜花样肿物局部变黑、出现干结痂，右侧乳房外下象限菜花样肿物局部变黑、体积缩小，肿物底部可见药线套扎圈；右侧乳房局部散在疱疹，色变淡

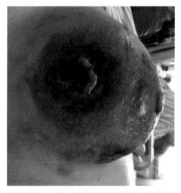

治疗第15日：右侧乳房外上象限菜花样肿物已萎缩变黑、出现干结痂，体积缩小至入院时的1/2，右侧乳房外下象限菜花样肿物已完全萎缩脱落，可见花生大小凹陷性溃疡面；右侧乳房局部散在疱疹

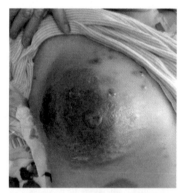

治疗第20日：右侧乳房外上象限菜花样肿物已完全萎缩脱落，右侧乳房外下象限菜花样肿物脱落后的花生大小凹陷性溃疡面已愈合完好；右侧乳房局部散在疱疹

【体会】

　　皮肤与乳腺组织发源于不同胚层，乳腺癌肿块表面的皮肤不会因为靠近乳腺癌组织而发生癌变，但乳腺癌肿块可突破肿块与皮肤间的包膜，发生皮肤直接浸润。有研究证实腋窝淋巴结转移病人的乳腺癌肿块表面皮肤更易发生癌细胞浸润。根据癌症皮肤浸润的表现，皮肤癌当属中医学"翻花疮""石疽""恶疮"等范畴。汉代神医华佗最早在《华佗神方》中提出"翻花疮，疮口内肉突出如菌如蕈，故有此名。虽无痛苦，然久流鲜血，则易致虚损"。巢元方在《诸病源候论》中也提到"反花疮者，由风毒相搏所为。初生如饭粒，其头破则血出，便生恶肉，渐大有根，脓汁出。肉反散如花状，因名反花疮"。究其病因病机，乃肿

瘤导致肝失条达，肝气郁结，或脾失健运，痰湿不化，气血痰湿凝结，阻于肌肤或腠理。

本病例中，病人处于乳腺癌晚期，乳房内生菜花样肿块，东方医院肿瘤科结合既往治疗经验，采用中药扎敷法治疗：首先将药线结扎于乳房肿物的根部，利用药线结扎来阻断局部血液供应，使赘生物自然干瘪、脱落；其次在结扎的基础上进行中药外敷。外敷所用中药浙贝母、土贝母味苦，性微寒，有散结消肿之功，可软坚解毒；鳖甲具有能散能行、咸以入血的特性，可消壅滞、散癥结；夏枯草、乳香、没药有消肿生肌的功效。采用中药外敷方式将药物直接作用于局部可直达病所。

东方医院肿瘤科在治疗体表肿物时，以截法、拔法理论为指导，通过结扎法使患部经络阻塞，气血不通，截断肿块血脉、收敛邪气、抑制肿物生长，并联合消肿散结中药外敷，使患部逐渐坏死脱落，遗留创面收敛生肌。截法的首要任务是截断肿瘤与机体的血脉联系，达到箍集围聚、收束疮毒、结扎止血的效果；其后利用提脓去腐药将内蓄之毒邪拔出，使腐肉迅速脱落。针对较大的肿块、溃疡创面，分次逐步清除毒邪，避免一次性根治加重感染、出血风险，这也符合"大毒治病十去其六""大积大聚，衰其大半而止"的肿瘤绿色治疗理念。

参考文献：

[1] 李文仿，张丹峰，王群，等.乳腺癌肿块表面皮肤浸润情况的临床研究 [J]. 中国普外基础与临床杂志,2014,21(8):976-979.

附：

（1）药物制备。

中药贴敷：将中药配方颗粒 40~50g 倒入油膏罐，按 4：1：1 的比例依次加入赋形剂黄酒、香油、蜂蜜，调成糊状，盖好，常温放置 2 小时，将药剂取出置于纱布上，面积10cm×10cm，敷药厚度约为 2mm，折叠纱布呈饼状置于无纺布敷料上。

（2）使用要点。

①中药缠扎：根据扎敷部位，协助病人取适宜体位，充分暴露患处，必要时用屏风遮挡病人。局部消毒、铺洞巾，打开一次性治疗巾，戴无菌手套，由助手打开换药弯盘、无菌剪刀、无菌手术缝合线，将缝合线结扎在肿物根部，松紧度合适。

②中药贴敷：将制备好的敷贴贴于右侧乳房外上象限及外下象限，保留 4~6 小时，每日 1 次。

附：肿瘤绿色调护常用穴位图例

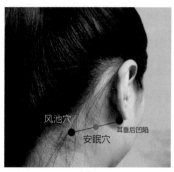

图例 1

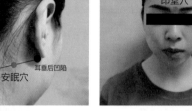

图例 2

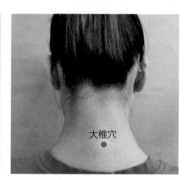

图例 3

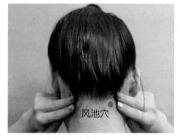

图例 4

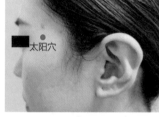

图例 5

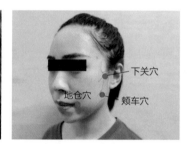

图例 6

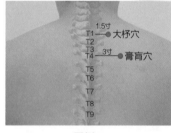

图例 7

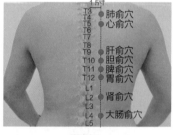

图例 8

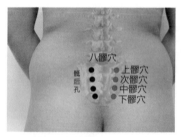

图例 9

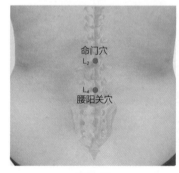

图例 10

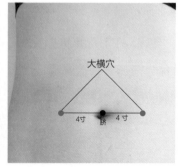

图例 11

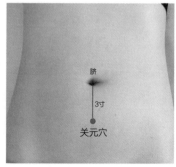

图例 12

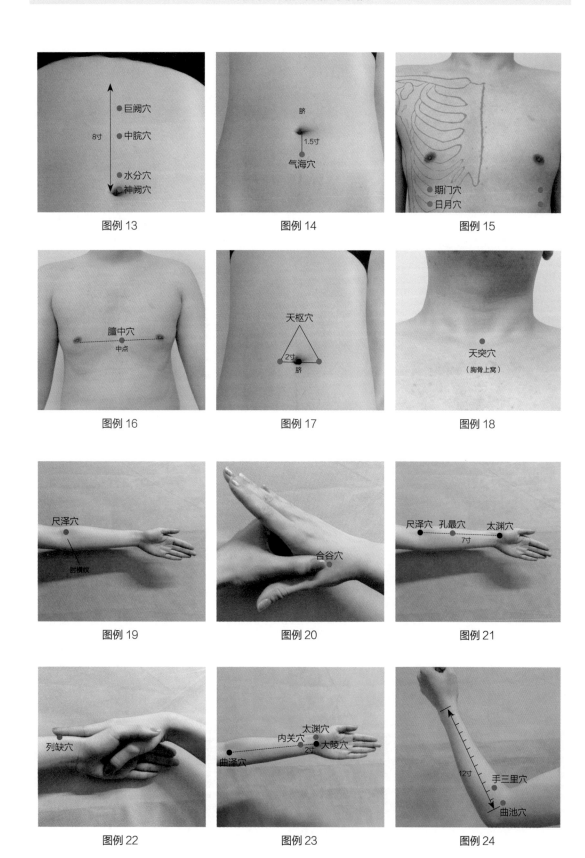

图例 13

图例 14

图例 15

图例 16

图例 17

图例 18

图例 19

图例 20

图例 21

图例 22

图例 23

图例 24

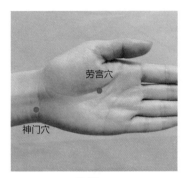

图例 25

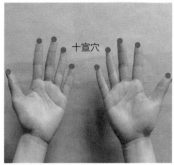

图例 26

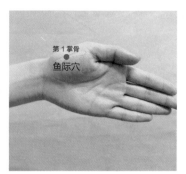

图例 27

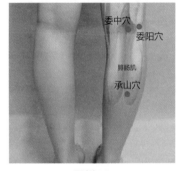

图例 28

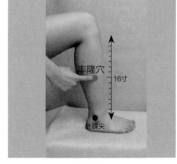

图例 29

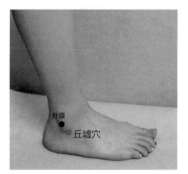

图例 30

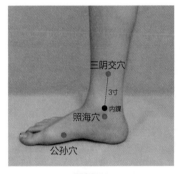

图例 31

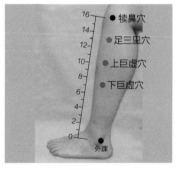

图例 32

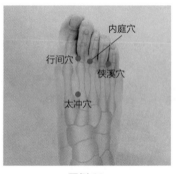

图例 33

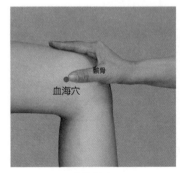

图例 34

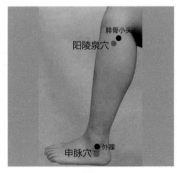

图例 35

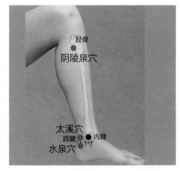

图例 36

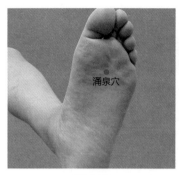

涌泉穴

图例 37

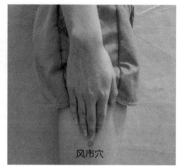

风市穴

图例 38